"十二五"职业教育国家规划教材
经全国职业教育教材审定委员会审定

供高等职业教育药学类、药品制造类等相关专业使用

天然药物化学

（第三版）

主　编　魏　红
副主编　李　喆　刘　亮　项贵贤
编　者　（按姓氏汉语拼音排序）
　　　　薄纯光　滨州职业学院
　　　　韩忠耀　黔南民族医学高等专科学校
　　　　李　喆　沧州医学高等专科学校
　　　　李子静　山东医学高等专科学校
　　　　梁光平　遵义医药高等专科学校
　　　　刘　亮　遵义医药高等专科学校
　　　　马宇春　江苏食品药品职业技术学院
　　　　舒　阳　长沙卫生职业学院
　　　　魏　红　山东医学高等专科学校
　　　　项贵贤　邢台医学高等专科学校
　　　　杨光丽　四川卫生康复职业学院
　　　　殷　蕾　惠州卫生职业技术学院
　　　　张天超　山东医学高等专科学校

科学出版社

北　京

内 容 简 介

本书为"十二五"职业教育国家规划教材之一。天然药物化学是应用现代科学理论、方法与技术研究天然药物中化学成分的学科。本书重点讲述了天然药物有效成分的提取和分离方法及操作技术、天然药物中各类成分的结构类型、理化性质、提取分离和鉴别的方法；简要介绍了天然药物活性成分的研究方法。本书力求深入浅出，突出职业教育的特点，兼顾学生后续发展。

本书可供高等职业教育药学类、药品制造类等相关专业的教师和学生使用，可供中药研发和生产的专业技术人员参考。

图书在版编目（CIP）数据

天然药物化学 / 魏红主编. —3 版. —北京：科学出版社，2021.1
"十二五"职业教育国家规划教材
ISBN 978-7-03-066638-3

Ⅰ. 天… Ⅱ. 魏… Ⅲ. 生药学-药物化学-高等职业教育-教材 Ⅳ. R284

中国版本图书馆 CIP 数据核字（2020）第 214177 号

责任编辑：邱　波　谷雨擎 / 责任校对：杨　赛
责任印制：赵　博 / 封面设计：涿州锦晖

版权所有，违者必究。未经本社许可，数字图书馆不得使用

科 学 出 版 社 出版
北京东黄城根北街 16 号
邮政编码：100717
http://www.sciencep.com

天津新科印刷有限公司 印刷
科学出版社发行　各地新华书店经销
*
2009 年 12 月第 一 版　开本：850×1168　1/16
2021 年 1 月第 三 版　印张：14
2021 年 1 月第六次印刷　字数：424 000
定价：**49.80 元**
（如有印装质量问题，我社负责调换）

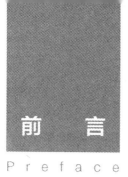

前言

《天然药物化学》(第三版)是"十二五"职业教育国家规划教材之一。本教材是在《国家教育事业发展"十三五"规划》、《国家职业教育改革实施方案》、教育部最新《高等职业学校专业教学标准》等文件精神和内容的指导下,契合新的《中华人民共和国药品管理法》和《中华人民共和国药典》2020年版的内容,在充分调研使用《天然药物化学》第二版教材的基础上,突出职业教育的特点,满足经济社会发展对高素质技术技能人才的需求,对第二版教材进行的修订。

本教材的编写和修订,紧扣高职高专药学专业培养目标,密切联系生产实际,并将国家考试(执业药师考试和药士/药师资格考试)内容融入其中,突出实用性。在原教材基础上,调整了教材知识结构,将全书分为上、中、下三篇。上篇——方法与技能篇(天然药物化学成分的一般提取、分离与鉴定方法);中篇——各类成分篇(新增了其他类成分一章,并将海洋天然药物作为一节合并在其中);下篇——研究篇(介绍了天然药物化学成分研究的一般方法,并将中药标准提取物作为一节,并入其中)。调整后的内容更加便于学生学习、理解与应用。

本次修订,采用了教材编写与数字化课程开发相结合的一体化开发模式,配套数字化资源将在"中科云教育"平台同步推出,并配有教学用的PPT。

本书编写任务由山东医学高等专科学校魏红(第1章)、黔南民族医学高等专科学校韩忠耀(第2章)、长沙卫生职业学院舒阳(第3章)、四川卫生康复职业学院杨光丽(第4章)、惠州卫生职业技术学院殷蕾(第5章)、山东医学高等专科学校张天超(第6章)、山东医学高等专科学校李子静(第7章)、滨州职业学院薄纯光与山东医学高等专科学校李子静(第8章)、邢台医学高等专科学校项贵贤(第9章)、江苏食品药品职业技术学院马宇春(第10章)、遵义医药高等专科学校刘亮(第11章)、沧州医学高等专科学校李喆(第12章)、滨州职业学院薄纯光(第13章)及遵义医药高等专科学校梁光平(第14章)合作完成。本书由魏红担任主编,李喆、刘亮和项贵贤担任副主编,张天超和李子静担任编写秘书。

本教材参考和引用了以往本、专科教材、专著和文献,对原作者(特别是第二版教材编委)谨表谢意。本教材在编写过程中,得到了编者所在单位大力支持和科学出版社的鼎力相助,在此一并致谢!

由于编者水平有限,书中可能存在不当之处,敬请同仁及使用本教材的师生不吝指正,不胜感激。

魏 红
2020年8月于济南

配 套 资 源

欢迎登录"中科云教育"平台，**免费**数字化课程等你来！

本系列教材配有图片、视频、音频、动画、题库、PPT 课件等数字化资源，持续更新，欢迎选用！

"中科云教育"平台数字化课程登录路径

电脑端

- 第一步：打开网址 http://www.coursegate.cn/short/9QBFJ.action
- 第二步：注册、登录
- 第三步：点击上方导航栏"课程"，在右侧搜索栏搜索对应课程，开始学习

手机端

- 第一步：打开微信"扫一扫"，扫描下方二维码

- 第二步：注册、登录
- 第三步：用微信扫描上方二维码，进入课程，开始学习

PPT 课件，请在数字化课程中各章节里下载！

目 录
Contents

第1章 绪论 /1
第1节 天然药物化学的概念和内容 /1
第2节 天然药物化学在天然药物发展中的作用 /3
第3节 天然药物化学发展简史 /6
第4节 天然药物中各类化学成分简介 /7

第2章 天然药物化学成分提取方法 /10
第1节 溶剂提取法 /10
第2节 其他提取法简介 /16

第3章 分离与精制的一般方法 /20
第1节 两相溶剂萃取法 /20
第2节 沉淀法 /22
第3节 结晶法 /23
第4节 其他方法简介 /24

第4章 色谱分离法与结构鉴定 /26
第1节 吸附色谱法 /26
第2节 分配色谱法 /31
第3节 离子交换色谱法 /32
第4节 凝胶色谱法和大孔吸附树脂法 /34
第5节 高效液相色谱法和气相色谱法 /36
第6节 结构鉴定简介 /39

第5章 糖和苷类 /42
第1节 糖类 /42
第2节 苷类 /45

第6章 黄酮类 /52
第1节 概述 /52
第2节 结构与分类 /53
第3节 理化性质 /57
第4节 提取与分离 /59
第5节 鉴别与结构测定 /62
第6节 提取分离实例 /69

第7章 蒽醌类 /74
第1节 概述 /74
第2节 结构与分类 /74
第3节 理化性质 /76
第4节 提取与分离 /79
第5节 鉴定与结构测定 /80
第6节 提取分离实例 /82

第8章 苯丙素类 /85
第1节 香豆素类 /85
第2节 木脂素类 /89

第9章 萜类和挥发油 /94
第1节 萜类 /94
第2节 挥发油 /100

第10章 强心苷类 /108
第1节 概述 /108
第2节 结构与分类 /108
第3节 理化性质 /111
第4节 提取与分离 /113
第5节 鉴别 /114
第6节 提取分离实例——西地兰的提取分离 /116

第11章 皂苷类 /119
第1节 概述 /119
第2节 结构与分类 /119
第3节 理化性质 /122
第4节 提取与分离 /123
第5节 鉴别 /124
第6节 提取分离实例——穿山龙中薯蓣皂苷元的提取 /125

第12章 生物碱类 /128
第1节 概述 /128
第2节 结构类型 /128
第3节 理化性质 /132
第4节 提取分离 /136
第5节 鉴别 /140

第 6 节　提取分离实例　/ 141

第 13 章　其他类成分　/ 148
第 1 节　鞣质　/ 148
第 2 节　有机酸　/ 150
第 3 节　氨基酸　/ 152
第 4 节　蛋白质　/ 153
第 5 节　海洋天然药物简介　/ 154

第 14 章　天然药物化学成分的研究方法　/ 157
第 1 节　天然药物研究开发的一般程序　/ 157
第 2 节　天然药物化学成分预试验　/ 160
第 3 节　天然药物有效成分提取分离的一般步骤　/ 163
第 4 节　有效成分结构鉴定技术简介　/ 165
第 5 节　天然化合物的结构修饰和结构改造　/ 171
第 6 节　中药标准提取物简介　/ 175

实训指导　/ 179
实训一　两种有效成分混合物的薄层色谱分离与鉴别　/ 180
实训二　槐花中芦丁的提取、精制和鉴别　/ 181
实训三　大黄中羟基蒽醌的提取与鉴别　/ 183
实训四　水蒸气蒸馏法提取牡丹皮挥发油　/ 185
实训五　八角茴香中挥发油的提取与鉴别　/ 186
实训六　粉防己中生物碱类成分的提取、分离与鉴别　/ 187
实训七　三颗针中小檗碱的提取、精制与鉴别　/ 191
实训八　苦参碱的高效液相色谱法鉴别　/ 193
实训九　天然药物化学成分预试验　/ 194
实训十　几类常见天然药物化学成分的鉴别　/ 197

附录　常用检识试剂的配制和应用　/ 199

参考文献　/ 209

教学基本要求　/ 210

自测题（选择题）参考答案　/ 216

第1章 绪 论

案例 1-1

远古时代，人类在寻找食物的同时，发现自然界中存在许多能够缓解"病痛"的物质，这种药食同源的能缓解病痛的物质就是最原始的"天然药物（natural medicine）"，后来将其称为"中草药（Chinese herbal medicine）"。中草药从古代的"丸散膏丹汤"剂型到现代的片剂和注射剂等剂型的变化过程，是人类对天然药物中防病治病的基础物质有效成分的不断认识和升华的过程，也是天然药物化学的发展过程。屠呦呦研究团队从天然药物黄花蒿中提取分离并鉴定出了抗疟有效成分青蒿素，是天然药物化学理论和技术有机结合的典型实例。

问题： 天然药物防病治病的基础物质是什么？

第1节 天然药物化学的概念和内容

天然药物化学是应用现代科学理论和方法研究天然药物中化学成分（主要是活性成分又称有效成分）的一门学科。研究的主要内容包括：天然药物中各类型化学成分的结构特点、理化性质、提取分离方法与技术及化学成分的鉴定等。此外，还涉及天然药物活性成分研究的一般途径和中药标准提取物研究等内容。

考点：天然药物化学的概念

一、天然药物化学的有关概念

（一）天然药物

天然药物来自植物、动物、矿物、海洋生物和微生物等，以植物来源为主，种类繁多，是药物的重要组成部分。在中国，天然药物主要是中草药，早在《本草纲目》（明·李时珍）中就记载有1892种，《本草纲目拾遗》（清·赵学敏）又补充了921种，中草药与中医形成了具有一定特色的体系，是人类共同拥有的宝贵财富，对整个人类的繁衍昌盛起着重要作用。

中国的天然药源极为丰富，据现代统计植物类药有11 146余种，动物类药有1580余种，矿物类药有80余种。我国海域辽阔，生物物种丰富，近年来，在海洋生物中发现了大量的多肽类、大环聚酯类、萜类、聚醚类等具生物活性的化合物，从中发现了一批重要的抗癌、抗病毒活性物质，显示出海洋药物利用的广阔前景。近年来的研究发现，许多苔藓植物中具有大量的抗霉菌、抑制肿瘤生长等活性的化合物。随着生命科学的进步，许多内源性生物活性物质也在被不断揭示出来。

（二）有效成分和无效成分

天然药物中防病治病的基础物质是其中的活性成分，又称有效成分。有效成分是指从天然药物中提取分离出的能用分子式和结构式表示、具有一定的理化常数、具有生物活性的单体化合物。含有生物活性的混合物称为有效部位。

考点：有效成分的概念

一种天然药物中往往含有一种至多种有效成分，故可有多种临床用途。例如，天然药物罂粟中有三种有效成分：吗啡（morphine）具有镇痛作用，罂粟碱（papaverine）具有解痉作用，而可待因（codeine）

具有止咳作用，因此罂粟中的这三种有效成分，具有不同的临床用途。又例如，中药麻黄中含有麻黄碱（L-ephedrine）和伪麻黄碱（D-pseudoephedrine）等多种有机胺类生物碱，其中麻黄碱具有平喘、解痉作用，而伪麻黄碱则有升压、利尿作用，是麻黄中具有不同药理作用的有效成分。

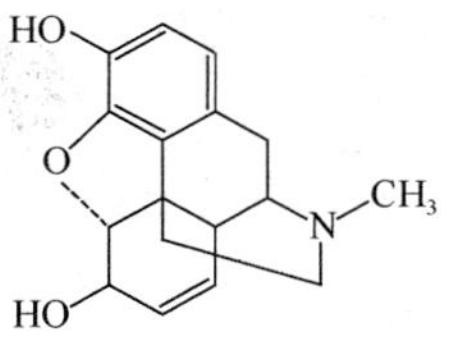

吗啡 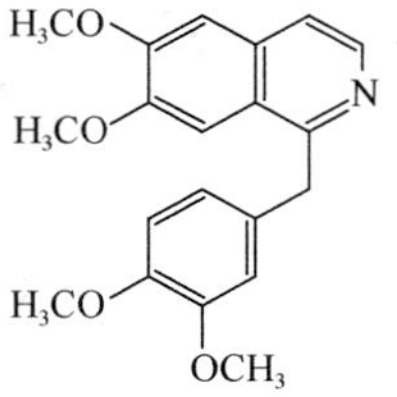　　　　　罂粟碱 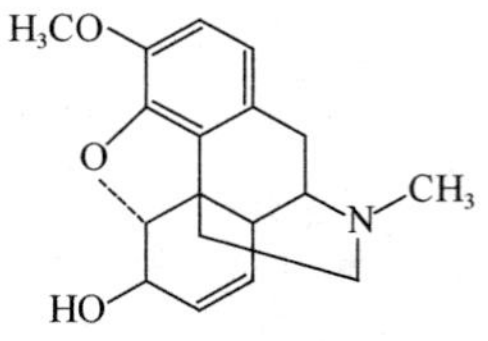　　　　　可待因

在天然药物中还有一些与有效成分共存的、无生物活性的成分，称为无效成分或杂质。一般认为天然药物中的鞣质、氨基酸、蛋白质、多糖、树脂、色素、油脂等成分是无效成分。所以，在提取有效成分之后，一般要将有效成分与无效成分分开，并除去无效成分。

（三）有效成分与无效成分的关系

所谓有效成分与无效成分不是绝对的，是相对的。以鞣质为例，鞣质几乎存在于每一种中草药中，一般情况下，由于其含量低、生物活性不显著，所以被视为无效成分。若上述无效成分在某中药中含量高、有显著生物活性时，则又被视为有效成分。例如，中药五倍子中的鞣质含量在40%以上，最高可以达70%，具有显著的抗菌、抗病毒、清除自由基和抗氧化等作用，则鞣质是五倍子中主要的有效成分。再例如，中药中多糖一般被视为无效成分，而在猪苓和香菇等中药中多糖成分含量高，已被证明是抗肿瘤的有效成分。

（四）现代科学理论

天然药物中化学成分的研究需要运用现代科学理论、方法和技术。主要运用：基础化学（无机化学、有机化学、分析化学）、天然药物学、生物化学、分子生物学、药物化学、药物分析学、药理学等学科的理论、方法和技术。

课堂活动

1. 天然药物包括哪些？
2. 天然药物中有效成分的概念是怎样描述的？有效成分主要包括哪些类型？

二、天然药物化学研究的主要内容

如前介绍，天然药物化学研究的主要内容包括天然药物中各类型化学成分的结构特点、理化性质、提取分离的方法与技术、化学成分的结构鉴定、天然药物活性成分研究的一般途径及中药标准提取物研究等内容。以黄酮化合物为例，说明如下。

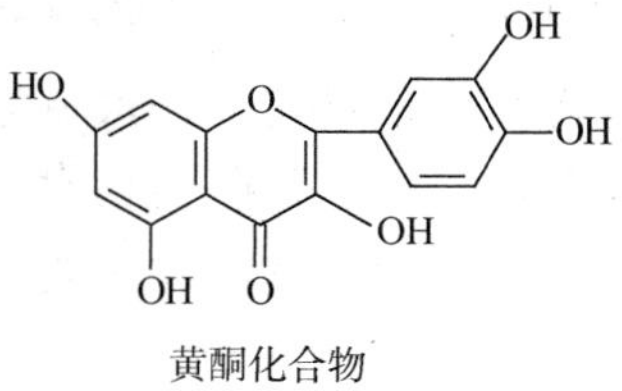

黄酮化合物

研究的主要内容：

成分类型 → 结构 → 性质 → 提取分离 → 鉴定 → 新药研究

黄酮类→结构中含有酚羟基等→酚羟基具有酸性和一定的极性等→可以利用碱溶酸沉法等进行提取和分离→运用化学鉴别法和四大光谱法等对结构进行鉴定→最后以其为先导化合物对结构进行改造创制新药。

考点：天然药物化学研究的主要内容

第 2 节　天然药物化学在天然药物发展中的作用

古代的四大文明古国（古巴比伦、古埃及、古印度和中国），都有使用天然药物的漫长历史，但是随着现代医学和化学制药的发展，天然药物逐渐淡出人们的视野。当代天然药物（中药）的再次崛起，离不开天然药物化学的发展和进步。天然药物化学研究在促进中药发展，促进中药现代化，提高中药国际竞争力等方面发挥了巨大作用，主要表现在以下几个方面。

一、开辟扩大药源、促进新药开发

（一）扩大药源

天然药物有效性的基础在于它的有效成分。当某一种天然药物资源匮乏时，如果弄清楚其中的有效成分，即可根据有效成分的化学结构和理化性质，研究其他植物中是否含有此类化学成分，从而寻找其代用品。例如，毛茛科植物黄连中的小檗碱因具有抗菌消炎作用而被广泛应用，但是，由于黄连生长缓慢，药源缺乏，供不应求。科学家们对黄连中的小檗碱进行了提取、分离和结构鉴定，从而发现小檗属的三颗针、防己科的古山龙、芸香科的黄柏等药物中也含有此成分，因此，三颗针、古山龙和黄柏等成为制药工业上提取小檗碱的主要原料。

小檗碱的结构

黄连（小檗碱含量低）→ 三颗针（小檗碱含量高）
　　　　　　　　　　→ 古山龙（小檗碱含量高）
　　　　　　　　　　→ 黄柏（小檗碱含量高）

（二）将有效成分作为先导化合物，改造其结构研制新药

开发利用天然药物有效成分的另一有效途径，是以天然药物有效成分作为先导化合物，进行结构修饰或改造，并最终开发成为高效低毒的现代合成新药。例如，具有抗疟作用的青蒿素，由于在水中和油中溶解度均较小，因此不能做成注射剂。为改善其溶解度，对其结构进行改造，合成了速效、低毒的双氢青蒿素，又进一步对双氢青蒿素甲基化，合成油溶性的蒿甲醚（artemether），制成蒿甲醚胶囊；对双氢青蒿素进行酯化反应，合成了水溶性的青蒿琥珀酸单酯（artesunate），加专用溶剂碳酸氢钠的灭菌水溶液后，形成青蒿琥珀酸单酯钠盐而溶解，制成注射剂疗效提高了数倍。

青蒿素 —还原→ 双氢青蒿素 —甲基化→ 蒿甲醚

双氢青蒿素 —(1) 酯化 (2) 碳酸氢钠→ 青蒿琥珀酸单酯钠盐

再例如，镇痛药吗啡（morphine），有较强的依赖性（成瘾性），而哌替啶（pethidine）为吗啡镇痛作用的合成代用品，它既保留了吗啡镇痛有效的结构部分，又比吗啡的依赖性小得多。

哌替啶

二、探索天然药物防治疾病原理

用现代科学方法探索中药治病的原理，使中药被世界医学所接受，是当今天然药物化学和中药药理研究工作者的一项重大任务。

（一）研究思路

目前的研究思路是在明确了中药有效成分的基础上，利用天然药物化学技术将有效成分提取出来，进一步探讨其作用原理、结构、疗效、毒性之间的关系，以及其在生物体内的吸收、分布、代谢等情况，从而以现代药理学和毒理学来表述天然药物的功效。

（二）天然药物化学与现代药理学和分子生物学结合

中药人参药物学筛选已证明人参可以使肿瘤细胞停止生长，具有抗癌作用。但近代药理学和药物动力学研究证明人参的有效成分人参皂苷-Rb_1（ginsenoside-Rb_1）的生物利用度极低，口服给药在血液中检测不出人参皂苷-Rb_1等原形皂苷，故对人参的作用产生怀疑。近年来科学工作者将人参皂苷-Rb_1与人肠内细菌在体外共温孵，得到命名为 M1 或化合物 K（C-K）的代谢产物，并且发现无论是给大鼠灌胃人参皂苷-Rb_1（200mg/kg）还是灌胃 C-K（56.2mg/kg），在血浆中均检出 C-K 的存在，从而得出人参皂苷-Rb_1与人肠内细菌的代谢产物 C-K 才是发挥抗肿瘤的主要成分。分子生物学研究证明，C-K 可以通过使细胞色素 c 进入胞质、激活半胱天冬酶-3（caspase-3）、调节细胞周期相关分子（如细胞周期因子 D 或细胞周期因子依赖性激酶抑制剂）使肿瘤细胞的生长停止在 G_1 期，从而诱导如白血病 HL-60、Lewis 肺癌、B16-BL6 黑色素瘤等肿瘤细胞的凋亡。

（三）现代毒理学的运用

传统医学中使用有毒药物治病的例子很多，但由于药物中夹杂的毒性成分的含量和毒性反应不明确，因此毒性成分问题一直影响中药现代化进程。现代毒理学和药理学对极低剂量有毒物质生物效应（如 Hormesis 现象）的研究表明，只要毒性物质使用得当，就能够表现出特殊的药效。20 世纪 70 年代我国用砒霜静脉注射和雄黄口服给药，结果发现二者对治疗白血病都表现出一定疗效，但不被当时医学界接受。到 20 世纪 90 年代，我国科学家报告砒霜、雄黄和雌黄可诱导白细胞凋亡，由于此次实验经过了科学设计、实验条件进行了严格控制、实验结果进行了科学统计，且所做的解释是现代医学所能理解的，所以，世界医学在实验和临床结果面前，不但接受了砷化合物（砒霜、雄黄和雌黄）治疗早幼粒细胞白血病的效果，而且认识了中医用药的经验和准则。

三、控制天然药物及其制剂的质量，促进中药的现代化进程

（一）天然药物有效成分的含量控制

天然药物发挥药效的基础物质是其有效成分，而有效成分的含量受天然药物的品种、产地、采收季节、加工方法、储存条件等因素的影响而有所变化，故临床疗效往往也随之不同，制剂的质量也难稳定。例如，麻黄中有效成分麻黄碱（L-ephedrine），山西产的麻黄中含量最高，其他地区产的含量几乎减少一半；麻黄碱主要存在于麻黄的茎部，春季含量较低，八、九月份含量最高，随后含量又逐渐降低；吴茱萸（Evodia rutaecarpa）样品中所含吴茱萸碱（evodiamine）含量高低与品种无关，而与产地有关。如果从天然药物中分离出有效成分作为对照品，对药材进行定性和定量测定，则可有效地控

制中药材的质量，确保临床疗效。例如，《中国药典》规定人参含人参皂苷 Rg_1 和人参皂苷 Re 的总量不得少于 30%，人参皂苷 Rb_1 不得少于 0.20%，这比以形态为主的质量标准更为科学和客观。

（二）中药标准提取物

中药经过长期发展逐步形成了中药材、中药饮片和丸散膏丹汤等传统中药产品，但由于中草药产地、种植条件和炮制方法不同会导致有效成分含量的差异，这些缺陷严重制约着我国中药现代化进程。

中药产业的原料药生产规范化和质量标准化是解决上述问题的关键所在。世界各国在探索中药材品种标准化、种植科学化和生产流通过程无公害化等《中药材生产质量管理规范》（good agriculture practices，GAP）过程中发现，由于自然因素的不可控性，GAP 并不能完全解决中药材质量均一性的问题。中药标准提取物可以在一定程度上实现产品质量的有效控制并保证疗效，使其被世界各国广泛接受，成为当前国际植物药市场上主要商品形态。同时，中药标准提取物作为中药制剂的投料越来越受到人们的关注。例如，用标准提取物来生产银黄注射液，即是由金银花（*Lonicera japonica*）、黄芩（*Scutellaria baicalensis*）两味中药中提取的有效部位配制而成，可以用高效液相色谱法测定黄芩苷和绿原酸的含量，以控制银黄注射液的质量。

四、改进药物剂型，提高临床疗效

制剂的安全性、有效性、合理性，是衡量药物质量的重要指标。中药传统剂型丸、散、膏、丹、汤剂，由于起效慢、应用不方便等问题，已不能完全适应现代医学防治疾病的需要。要提高疗效，方便用药，降低毒副作用，与国际接轨，就必须在研究有效成分的基础上，研究中药新剂型。首先将中药有效成分进行提取和分离，再制成片剂和注射剂等现代药物剂型，通过研究药物在体内的吸收、分布、代谢、排泄规律，最终创制出遵循中医用药特点、生物利用度高、起效快、使用方便的新剂型。

五、为中药炮制提供现代科学依据

（一）中药炮制的目的

中药炮制是中医药学中传统的制药技术。通过炮制，不仅可以达到便于储存和易于制剂等目的，而且可以使中药中的化学成分发生变化，增强疗效，降低毒副作用。同一味中药运用不同的炮制方法，可发挥不同的疗效，如酒制大黄使泻下作用减弱，增强了清热、消炎、活血化瘀的作用；蜜制大黄适用于老年体弱者的便秘；石灰制大黄则适用于外伤出血；大黄炭适用于体内出血；醋制大黄活血化瘀的作用特别突出等。

（二）中药炮制的科学依据

传统炮制法往往没有客观统一的标准，只有清楚中药炮制前后化学成分的变化，用现代实验技术和方法对其进行定性定量分析，阐明炮制原理，才能有效地提供科学的炮制方法。

例如，传统黄芩炮制有冷浸和蒸煮两种方法，现代药理学实验和对有效成分黄芩苷分析显示：黄芩冷浸炮制时，存在于黄芩植物中的酶，会催化水解黄芩苷为苷元和黄芩素，黄芩素的邻位酚羟基易被氧化为醌式结构而显绿色，抗菌作用下降；黄芩经蒸煮炮制时，植物中共存酶的活性因加热而被破坏，防止了黄芩苷被酶催化水解，因此抗菌作用保持不变，药材保持黄色。为传统的炮制"应以黄为佳"提供了科学的理论依据。

黄芩苷 —黄芩苷酶→ 黄芩素（黄色） —[O]→ 醌式结构（绿色）

第3节 天然药物化学发展简史

天然药物化学作为药学及其相关专业的必修课,始于20世纪后半叶,先后更名为植物化学、中草药成分化学、中草药化学、中药化学、天然药物化学。天然药物化学历史悠久,主要经历了以下几个阶段。

一、古代"本草化学"的经验阶段

10~18世纪中叶,天然药物的应用和发展处于经验阶段。

李时珍著《本草纲目》(1590年)、宋应星著《天工开物》(1637年)中记载了用炼丹术和冶金术制备药物,造就了世界上最早的无机合成药物(矿物药)。至今黄降汞(HgO)、白降汞$[Hg(NH_2)Cl]$软膏、甘汞等一直作为药物应用。朱砂(HgS)至今仍是《中国药典》收录药材。

李时珍《本草纲目》中记载,用升华法提取精制樟脑,而欧洲18世纪下半叶才提取得到樟脑纯品。

《太平圣惠方》(992年)记载,用菘蓝、蓼蓝、马蓝、木蓝植物,经过酶、酸、碱水解制备青黛。明代李梴的《医学入门》(1575年)中就记载了用发酵法从五倍子中得到没食子酸的过程,这是世界上最早制得的有机酸结晶,较瑞典化学家舍勒要早200多年。

《本草纲目拾遗》(1765年)引用《白猿经》(17世纪初)中记载了从新鲜草乌汁中提取白色结晶(乌头碱)制作箭毒的技术——"射罔膏",此物挑起取用,上箭最快,到身走数步即死,而欧洲1860年才制得其结晶。

《本草纲目》中,黑火药能治"疮癣杀虫、辟淫气湿变",为硝石(KNO_3)、硫黄(S)、木炭(C)三者的粉末混合物加火炼制而成,炼制过程中发现了"烟火"和"炸药",从而成为世界上制造弹药、爆破剂、火箭的先导。

二、天然药物化学的建立与形成阶段

18世纪末,各种有机酸和脲等被相继发现。国外文献记载,瑞典药师、化学家舍勒(K.W.Schelle)于1769年将酒石(酒石酸氢钾)转化为钙盐,再用硫酸分解成酒石酸。后来,相继得到了苯甲酸(1775年)、乳酸(1780年)、苹果酸(1785年)、没食子酸(1786年)等有机酸类。卢勒(Rouelle)得到了尿素(脲)(1773年)。柏格曼(Bargmann)得到了尿酸(脲)(1776年)。

19世纪,各种生物碱和其他活性成分被相继发现。1804~1806年,德国药师Sertürner从鸦片中分离出吗啡,开辟了生物碱治疗疾病的新纪元。此后数十年间,科学家们从天然药物中发掘了大量的活性成分,如吐根碱、奎宁、马钱子碱、咖啡因、阿托品、洋地黄毒苷、毒毛旋花苷等,以生物碱居多,都具有显著的生物活性,多数至今仍用作药物。

20世纪初至20世纪40年代,科学家们完成了对麻黄碱、四氢帕马丁(延胡索乙素)等有效成分的研究;完成了对中药洋金花、延胡索、防己、除虫菊、雷公藤、三七、广地龙、贝母、陈皮、细辛、钩吻、柴胡、远志、前胡、丹参、射干、使君子等有效成分的分离;完成了对常山生物碱的母核和分子式的确定。

三、现代天然药物化学的衰败和迅速发展阶段

20世纪30年代,合成药磺胺药、维生素问世;40年代,青霉素开始应用;50年代,形成了合成新药上市的黄金时代,由于这些合成药物的疗效显著、作用迅速,当时在很大程度上抑制了对天然药物的进一步开发。1956年西德出售的孕妇镇吐药"反应停"(沙利度胺),引起了数千例"海豹胎儿"的药害事件,科学家们开始反思,天然药物也因此又一次进入了人们的视线并得到了迅速发展。

20世纪50年代科学家们先后从印度萝芙木中获得的降压成分利血平,从长春花中获得的抗癌活性成分长春碱和长春新碱,重新引起了国际科学界对民间植物药和植物成分研究的重视。利血平从发现、确定结构,到人工全合成,前后只用了几年时间(1952~1956年)。由于各种色谱技术及光谱学技术的发展及广泛应用,天然药物化学的发展取得了显著的进步。以生物碱为例,1952~1962年发现的新生物碱的数目(1107种)就已超过了在此之前100年中发现的总数(950种),而1962~1972年

发现的新生物碱数（3443种）又比前10年超出了2倍之多，20世纪80年代发现生物碱成分总数达2.69余万种，目前分离鉴定生物碱类成分总数已达13万种之多。

与此同时，研究人员还对300余种中药进行较为系统的化学成分、药理作用的研究，发现了600余种有生物活性的单体化合物，其中近100种已开发成为新药而广泛应用于临床。例如，①抗疟疾药：20世纪70年代从黄花蒿中提取分离的青蒿素，成为世界上最有效的抗疟药物；②作用于免疫系统的药物：灵芝多糖、雷公藤甲素；③作用于心、脑血管药物：丹参酚酸A、丹参酚酸B、丹参酚酸C、芹菜甲素、蝙蝠葛碱；④作用于肝脏的药物：五味子丙素；⑤作用于中枢神经的药物：山莨菪碱、樟柳碱；⑥抗癌药：高三尖杉酯碱，20世纪90年代从红豆杉中发现紫杉醇、羟喜树碱；⑦抗生育药：天花粉蛋白、棉酚；⑧抗老年痴呆药：人参皂苷 Rg_1 和 Rb_1；等等。

利血平（reserpine）

长春碱（vinblastine）R=CH_3
长春新碱（vincristine）R=CHO

随着科学技术的不断发展，许多过去不敢涉足的领域，如机体内源性生理活性物质，微量、水溶性、不稳定的成分及大分子物质，目前已进行了广泛的研究；生物活性跟踪分离方法已成为研究天然活性成分的主流，研究工作者选用多指标活性筛选体系，以得到真正的活性成分；天然药物在生物体内的分布和代谢过程，以及生物体内源性环境对天然药物化学成分的影响等得到了深入的研究。

质谱与核磁共振技术的应用，特别是近年来发展起来的核磁共振二维和三维技术，以及质谱中的快原子轰击（fast atom bombardment，FAB）技术，二次离子质谱（secondary ion mass spectrometry，SIMS）技术，场解析质谱（field desorption-MS，FD-MS）技术等，结合紫外与红外光谱往往能很快地确定分子量在1000以下的化合物的结构。如果配合一些必要的化学转化或降解反应则准确度更高，能测定的化合物分子量更大。这些现代化技术加快了天然活性成分的研究进程。

天然药物化学与药物分析、药物化学、生药学、分子生物学、生物工程、微生物学、药理学、毒理学多学科密切配合，充分利用相关学科的理论、方法和技术，可促进天然药物的进一步开发。

第4节　天然药物中各类化学成分简介

天然药物的化学成分极为复杂，一种天然药物往往含有许多种化学成分。但并非所有的成分都有生物活性。通常把存在于天然药物中含量相对较高的、具有明显生物活性的单体成分看作有效成分，把与有效成分共存的、含量相对低的、无明显生物活性的其他物质看作无效成分或杂质。

一、常见的有效成分及其溶解性

通常有效成分主要包括生物碱及其盐类、苯丙素及其苷类、黄酮及其苷类、蒽醌及其苷类、皂苷元及其苷类、强心苷元及其苷类、萜类及挥发油类等。其结构特征和溶解性见表1-1。

考点：常见的有效成分及其溶解性

表1-1　常见的有效成分及其溶解性

类型	结构特征	水	亲水性溶剂（醇）	亲脂性溶剂
生物碱	含N有机化合物	−	+	+
生物碱盐	$[NH]^+$	+	+	−

续表

类型	结构特征	水	亲水性溶剂（醇）	亲脂性溶剂
黄酮苷元	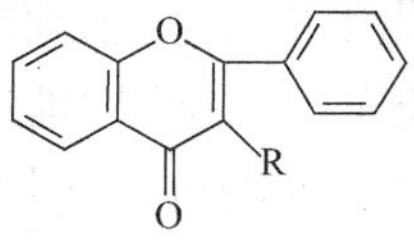 R=H 或 OH	-	+	+
黄酮苷	R=O—糖	+	+	-
蒽醌苷元	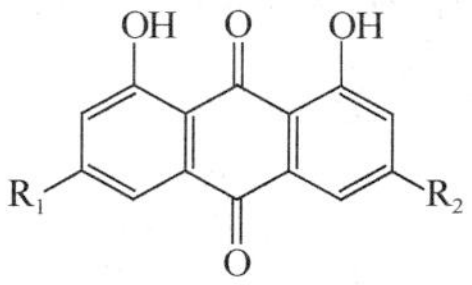 R=H 或 OH	-	+	+
蒽醌苷	R=O—糖	+	+	-
香豆素苷元	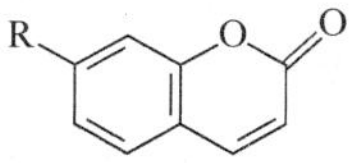 R=H 或 OH	-	+	+
香豆素苷	R=O—糖	+	+	-
强心苷元	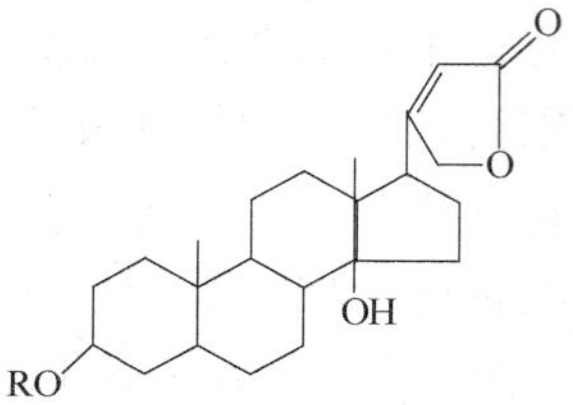 R=H	-	+	+
强心苷	R=糖	+	+	-
皂苷元	甾体类和三萜类	-	+	+
皂苷	糖与皂苷元成苷	+	+	-
萜类和挥发油类	挥发油主要由萜类组成，另外还有芳香族、脂肪族、含S含N等成分	-	±（难溶于低浓度醇，在高浓度醇中溶解）	+

注："-"难溶，"+"易溶。

二、常见无效成分及其溶解性

通常无效成分主要包括鞣质、氨基酸、蛋白质、多糖、有机酸、油脂、色素、树脂等。其结构特征和溶解性见表1-2。

表1-2 常见的无效成分及其溶解性

类型	结构特征	溶解性
鞣质	大分子多酚性	溶于水和醇等
氨基酸	既含氨基又含羧基	溶于水，等电点时水溶性最小
蛋白质	多个氨基酸缩合而成的大分子化合物	溶于冷水，热水中变性而凝固，在80%以上醇中沉淀
多糖	10个以上单糖缩合而成的大分子化合物	溶于热水，在80%以上醇中沉淀
有机酸	含羧基的有机化合物酸性化合物	一般低级脂肪酸及其盐易溶于水、乙醇等，难溶于有机溶剂；高级脂肪酸及芳香酸较易溶于有机溶剂而难溶于水
油脂、色素、树脂等	略	脂溶性杂质

注：鞣质、氨基酸、蛋白质、多糖等为水溶性杂质；油脂、色素、树脂等为脂溶性杂质。

自 测 题

一、选择题

（一）A 型题（最佳选择题）。每道题的备选项中，只有一个最佳答案。

1. 《本草纲目》记载了世界上最早用升华法制取的有效成分是（　　）
   A. 大黄素　　B. 苯甲酸　　C. 咖啡因
   D. 樟脑　　　E. 麻黄碱

2. 关于有效成分最确切的叙述是（　　）
   A. 天然药物中具有生物活性的混合成分
   B. 天然药物中具有生物活性、能用分子式或结构式表示的单体化合物
   C. 从天然药物中提取后未经分离纯化的成分
   D. 天然药物中含量高的成分
   E. 天然药物中具有生物活性的成分含量高

3. 水溶性的成分是（　　）
   A. 挥发油　　B. 苷类　　C. 苷元
   D. 游离生物碱　E. 甾体类

4. 既溶于亲脂性溶剂又溶于醇的成分是（　　）
   A. 挥发油　　B. 苷类　　C. 生物碱盐
   D. 甾体类　　E. 游离生物碱

5. 脂溶性成分是（　　）
   A. 糖类　　　B. 苷类　　C. 鞣质
   D. 挥发油　　E. 生物碱盐

6. 1804～1806 年德国药师 Sertürner 从鸦片中分离出的成分是（　　）
   A. 吗啡　　　B. 利血平　　C. 黄酮类
   D. 甾体类　　E. 香豆素类

7. 20 世纪 50 年代从印度萝芙木中获得的降压成分是（　　）
   A. 吗啡　　　B. 黄酮类　　C. 利血平
   D. 甾体类　　E. 香豆素类

（二）X 型题（多项选择题）。每道题的备选项中至少有两个正确答案。

1. 天然药物化学研究的主要内容包括（　　）
   A. 有效成分结构特点　　B. 理化性质
   C. 提取分离的方法　　　D. 结构鉴定
   E. 新药研究

2. 天然药物包括（　　）
   A. 植物药　　B. 动物药　　C. 矿物药
   D. 海洋生物药　E. 微生物药

3. 下列属于水溶性成分的是（　　）
   A. 鞣质　　　B. 苷类　　　C. 苷元
   D. 生物碱盐　E. 糖

4. 下列属于脂溶性成分的是（　　）
   A. 挥发油　　B. 苷类　　　C. 苷元
   D. 游离生物碱　E. 甾体类

5. 一般有效成分包括（　　）
   A. 生物碱及其盐类
   B. 苯丙素、黄酮、蒽醌及其苷类
   C. 皂苷元、强心苷元及其苷类
   D. 萜类及挥发油类
   E. 树脂

6. 一般无效成分包括（　　）
   A. 鞣质　　　　　　B. 氨基酸、蛋白质
   C. 多糖　　　　　　D. 萜类及挥发油类
   E. 油脂、色素

二、问答题

1. 试说明有效成分、有效部位和无效成分的概念。
2. 如何正确理解有效成分和无效成分？
3. 天然药物化学对天然药物的发展所起的作用有哪些？

（魏　红）

第 2 章

天然药物化学成分提取方法

> **案例 2-1**
>
> 　　中国中医科学院终身研究员屠呦呦由于在青蒿素发现及其应用方面做出的杰出贡献，于 2015 年 10 月荣获诺贝尔生理学或医学奖。青蒿素的发现与研制，解决了 20 世纪 70 年代全球疟疾疫情严重而无特效药的重大医学难题。屠呦呦研究团队临危受命，经过翻阅大量祖国医学文献与亲身试药，最终受东晋时期葛洪的《肘后备急方》记载的"青蒿一握，水渍一升，绞取汁服，可治久疟"启发，改用沸点较低的有机溶剂乙醚对青蒿素进行提取，成为青蒿素研制过程中的关键点。
> 问题：1. 天然药物不同的提取方法会对其化学成分，尤其是活性成分产生什么影响？
> 　　　2. 天然药物化学成分提取时，如何选择最佳的提取溶剂与提取方法？

　　天然药物化学成分研究的环节主要包括有效成分或生物活性化合物的提取、分离、结构鉴定及构效关系研究等，提取是第一个环节，关系到后续研究的成败。天然药物化学成分种类繁多，极性差别较大，因此，选择合适的提取溶剂、提取方法与提取技术，是提取天然药物中化学成分的关键。

　　天然药物提取方法分为两大类：溶剂提取法和其他提取方法。

第 1 节　溶剂提取法

一、基本原理和影响因素

（一）基本原理

　　溶剂提取法是根据天然药物中各类化学成分在溶剂中的溶解性不同，选择对有效成分溶解度大而对其他成分溶解度小的溶剂，将有效成分从药材组织中溶解出来的一种方法。其基本原理为"相似相溶原理"，即亲脂性的化学成分易溶于亲脂性溶剂；亲水性的化学成分易溶于亲水性溶剂。只要化学成分的极性与提取溶剂的极性相似，就会在其中有较大的溶解度。提取的过程，是溶剂不断渗透到植物组织细胞中溶解化学成分，之后靠细胞内外的浓度差，使化学成分从植物组织细胞内扩散到细胞外的动态循环过程（图 2-1）。

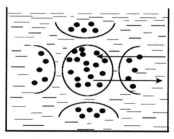

图 2-1　溶剂提取法的过程

溶剂穿透细胞壁溶解化学成分

含有化学成分的溶液利用细胞内外浓度差向细胞外扩散

考点：溶剂提取法的原理

（二）影响因素

　　1. 溶剂选择　　选择合适的溶剂是溶剂提取法的关键，应遵循"相似相溶"的规律。溶剂对有效成分的溶解度越大，提取效率越高。

　　2. 细胞内外浓度差　　浓度差是扩散的主要动力，故在提取过程中要保持较高的浓度差，以利于提高提取效率。当浓度差变小时，要及时更换新溶剂，增大浓度差。

　　3. 温度　　温度增高，化学成分分子运动速度加快，渗透、溶解、扩散速度也加快，故可提高提取效率。

4. 粉碎度 药材应适当粉碎,以增加其表面积,易于溶剂的渗透、溶解和扩散,有利于提高提取效率。

5. 提取时间 适当延长提取时间可使有效成分提取量增大。

考点:溶剂提取法的影响因素

二、溶剂的性质与选择

溶剂提取法的关键是选择适当的溶剂,溶剂极性的大小与介电常数 ε 有关,介电常数越大,极性越大(表 2-1)。常用溶剂的极性大小顺序排列如下:

石油醚<苯(C_6H_6)<乙醚(无水,Et_2O)<氯仿($CHCl_3$)<乙酸乙酯(EtOAc)<正丁醇(n-BuOH)<丙酮(Me_2CO)<乙醇(EtOH)<甲醇(MeOH)<水(H_2O)

考点:常用溶剂极性大小顺序及与水是否出现分层

表 2-1 常用溶剂的介电常数

溶剂名称	介电常数(ε)
石油醚	1.8
苯(C_6H_6)	2.3
乙醚(无水,Et_2O)	4.3
氯仿($CHCl_3$)	5.2
乙酸乙酯(EtOAc)	6.1
正丁醇(n-BuOH)	17.5
丙酮(Me_2CO)	21.5
乙醇(EtOH)	26.0
甲醇(MeOH)	31.2
水(H_2O)	80.0

依据极性的大小,常用的溶剂分为以下三类:

1. 水 为提取中最常用的强极性溶剂。它对植物细胞有较强的穿透能力,故能够将植物组织中的水溶性成分溶出,如盐类(包括无机盐、有机酸盐、生物碱盐)、糖类、蛋白质、氨基酸、黏液质、果胶等。在实际医药工业中,可利用水与乙醇的极性差异特点,进行"水提醇沉"或"醇提水沉"操作,以便去除杂质的同时,保留有效天然化学成分。用水提取价廉、安全、易得,但杂质较多,溶剂回收较困难且水提取液易发生霉变,难以保存。

2. 亲水性有机溶剂 此类溶剂有较大的极性,能与水以任意比例混溶。常用的有甲醇、乙醇、丙酮等,其中以乙醇最常用。乙醇对植物细胞不仅有较强的穿透能力,而且由于植物内多种成分间的相互助溶作用,所以乙醇对大多数化学成分都有较好的溶解性能,故用乙醇提取的有效成分极性范围广。乙醇具有毒性低、价格便宜、回收方便的特点,因此用不同比例的乙醇提取是国内较常用的方法。通常,70%~80%的乙醇可作为广谱的提取溶剂,极性较强的亲水性成分、极性适中与极性较弱的脂溶性成分均可同时提取出来;提取脂溶性成分时选择 90%~95%的乙醇;而提取水溶性成分时则选择较低浓度的乙醇。但另一方面,用乙醇提取时杂质较多,给后续的分离工作带来了一定困难,故在安全防护较好的实验条件下,选择甲醇提取则有提取完全、杂质少的优点。

3. 亲脂性有机溶剂 此类溶剂的极性较小,与水之间有较小的溶解性,较大比例混溶时往往会分层,大多数比水密度小(氯仿除外),故在上层,水在下层。常用的溶剂有石油醚、苯、乙醚、氯仿、乙酸乙酯、正丁醇等,这些溶剂虽然均为亲脂性有机溶剂,但极性差别较大,可以把不同极性的化学成分从植物细胞中提取出来,如极性小的石油醚可以把极性小的脂肪油、蜡、脂溶性色素、挥发油、甾醇类、皂苷元类成分溶出;极性较大的乙酸乙酯或正丁醇则可将极性较大的苷类成分溶出。这类溶剂一般沸点低,浓缩回收方便,但易燃、毒性大、价贵、对设备要求较高,且穿透植物细胞的能力较差,因此,大量提取天然药物时,直接应用这类溶剂有一定的局限性,但在粗分时应用比较广泛。

三、提取方法分类

溶剂提取法根据溶剂和被提取成分的理化性质不同,可采用不同的提取技术或方法。常用的溶剂提取法主要包括六种:煎煮法、浸渍法、渗漉法、回流提取法、连续回流提取法(索氏提取法)、超声提取法。下面分别从操作技术、适用范围、特点、注意事项进行介绍。

(一)煎煮法

此法适用于有效成分能溶解于水,且对水、热稳定的天然药物化学成分的提取。提取溶剂为水。

1. 操作技术 将药材切片、切段或研成粗粉,置适当容器(勿使用铁器)中,加水浸没药材,通常浸泡30分钟后,先武火(大火)加热煮沸后,再文火(小火)保持微沸,第一次煎煮1~2小时,分离煎煮液,药渣同法煎煮2~3次,第2、3次煎煮时间可酌减,合并煎煮液,浓缩即得。

特殊天然药物的煎煮方法:①先煎:含毒性成分的天然药物(如生川乌、生草乌等)为了降低其毒性,矿物、动物骨甲、金石、介壳类天然药物质地坚硬,有效成分不容易在短时间内溶出,需要采用"先煎"的方法;②后下:一些含有芳香气味或挥发性成分,久煎易失效的药物必须后下,如薄荷、钩藤等;③包煎:即把某些天然药物装在纱布袋中,扎紧袋口后,再与群药共同煎煮,如蒲黄、海金沙等;④另煎:需要另煎的多是一些比较贵重的天然药物,如人参。

2. 煎煮器具 煎药器具以砂锅为好,也可选用搪瓷锅、不锈钢锅或玻璃器皿等。不可使用铜、铁、铝、锡等材质器具。煎药器具选择时,一方面应考虑材质稳定,不会与药物成分发生化学反应,兼顾导热均匀;另一方面须具有抗酸耐碱的性能。

3. 特点 该法操作简便,大部分成分可被提取出来,提取效率高于冷浸法,但此法对挥发性、加热易破坏的成分及多糖类成分含量较高的不宜使用。水提液易霉变,应及时处理。

(二)浸渍法

本法适用于有效成分遇热易破坏的水溶性成分的提取,以及含淀粉、果胶、黏液质、树胶等多糖类成分较多的药材的提取,提取溶剂为水或稀醇等。

1. 操作技术 根据温度条件的不同,可分为冷浸法与温浸法两种。

(1)冷浸法:取药材粗粉,置适宜容器中,加入一定量的溶剂,如水、酸水、碱水或稀醇等,密闭,时时搅拌或振摇,在室温条件下浸渍1~2天或规定时间,使有效成分浸出,过滤,用力压榨残渣,合并滤液,静置过滤即得。

(2)温浸法:操作方法与冷浸法基本相同,但浸渍温度一般在40~60℃,浸渍时间较短,能浸出较多的有效成分。由于温度较高,浸出液冷却后放置至室温时常析出沉淀,应滤出沉淀,沉淀若为无机盐则常弃去,若为有机物则保留以备进一步研究。

上述两种方法,可重复提取2~3次,第2、3次浸渍的时间可以适当缩短,合并浸出液,浓缩即得。

2. 提取器具 烧杯、玻璃漏斗、玻璃棒、铁架台、纱布等。浸渍容器可采用加盖密闭容器,以陶瓷、玻璃等器具为宜,不宜使用铅、铁器具。

3. 特点 本法操作方便,简单易行,但耗时,提取效率低,水浸提液易霉变,应及时处理,必要时加入适当防腐剂。

(三)渗漉法

本法的适用范围同浸渍法的适用范围。提取溶剂为水或稀醇等,在常温下进行,一般采用单一溶剂,也可使用几种溶剂依次进行渗漉。本法的原理同浸渍法,但需要使用渗漉装置(图2-2)。

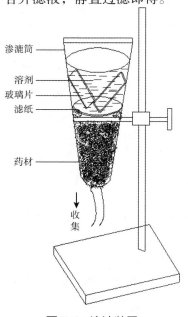

图2-2 渗漉装置

1. **操作技术**

（1）粉碎及浸润：先将药材打成粗粉，称取一定量置于烧杯中，根据药粉性质，用一定量的溶剂润湿（至捏之成团，搓之即散），密闭放置15分钟至6小时，使药粉充分溶胀。浸润用溶剂与后续操作步骤中所用溶剂保持一致。

（2）装筒：取适量脱脂棉（用相同溶剂湿润）垫在渗漉筒底部，严格控制脱脂棉用量，保证厚薄均匀，呈"圆饼状"，与渗漉筒内径大小相当，注意不要堵塞出口；分次装入已润湿的药粉，每次装粉后用木槌均匀压平，力求松紧适宜，药粉装量一般以不超过渗漉筒体积的2/3为宜；药面上盖滤纸或纱布，再均匀覆盖一层清洁的细石块或玻璃球。

（3）排气：装筒完成后，打开渗漉筒下部的出口，缓缓加入适量溶剂，使药粉间隙中的空气受压由下口排出。

（4）浸渍：待气体排尽后，关闭出口。继续加溶剂使液面保持高出药面，浸渍一定时间（常为24～48小时）。

（5）渗漉：浸渍完成后，打开出口，调流速，上口注意添加溶剂，控制流速，一般以1000g药材每分钟流出1～3ml为慢漉，3～5ml为快漉，实验室控制在每分钟2～5ml为宜。流速调好后开始渗漉，同时补充提取溶剂。

（6）收集渗漉液：通常，收集渗漉液为药材量的8～10倍或以有效成分的鉴别试验决定是否渗漉完全，收集于烧杯或其他容器中即可。

2. **特点**　此法由于随时保持浓度差，故提取效率高于浸渍法，但较耗时。

3. **注意事项**

（1）采用渗漉法进行提取时，药材外形应呈"锯末样"的粗粉，而非"粉末样"的细粉，因此对粉碎设备的筛网具有一定的要求。

（2）由于渗漉筒底部脱脂棉起过滤的效果，因此本法得到的提取液不需要过滤操作。

（四）回流提取法

此法适合大多数对热稳定成分的提取，所用溶剂为亲脂性和亲水性有机溶剂，加热提取。回流提取装置包括圆底烧瓶和冷凝管（图2-3）。

1. **操作技术**　将适当粉碎后的药材加入圆底烧瓶中，添加适当提取溶剂浸没过药材；安装冷凝管（蛇形或球形冷凝管），并用铁架台固定，同时，按照"下进上出"（即下口进水，上口出水）连接冷凝水，并调节适宜流速；实验室中一般采用水浴加热，加热至冷凝管内壁水珠连续滴下时，记录时间，加热回流一定时间后，过滤提取液，药渣同法操作2～3次，合并滤液，回收有机溶剂后即得浓缩提取液。

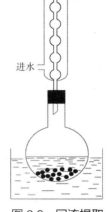

图2-3　回流提取装置

2. **特点**　本法提取效率高，杂质较水提取法少；有机溶剂大多易燃，不能用明火加热。

（五）连续回流提取法

连续回流提取法又称为"索氏提取法"，该方法通常应用于脂溶性化学成分的提取，是在回流提取法的基础上改进而来，能用少量溶剂进行连续循环回流提取，充分将有效成分溶出完全。

1. **操作技术**　实验室中常用索氏提取器（图2-4）提取，操作时先在圆底或平底烧瓶内加入提取溶剂（一般至烧瓶容积1/2～2/3处），同时放入几粒沸石，以防暴沸，然后将装好药材粉末的滤纸袋或筒放入提取器中，滤纸袋或筒中药粉高度应略低于虹吸管顶部，然后进行水浴加热。溶剂受热蒸发，遇冷后变为液体回滴入提取器中，接触药材开始进行浸提，待溶剂液面高于虹吸管上端时，出现虹吸现象，浸出液流入烧瓶，溶剂在烧瓶内因热继续气化蒸发，如此不断

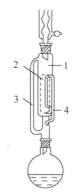

图2-4　索氏提取器
1. 提取器；2. 滤纸筒（盛放药物）；3. 蒸气上升管；4. 虹吸管

反复循环4～10小时,至有效成分充分溶出,提取液回收有机溶剂即得浓缩液或提取粗品。为了防止长时间受热破坏成分,也可在提取1～2小时后更换新溶剂继续提取。

2. **适用范围** 适用于对热稳定的脂溶性化学成分,常用溶剂为丙酮、氯仿、甲醇、乙酸乙酯等有机溶剂。

3. **特点** 本法提取效率高,溶剂用量少;但操作较麻烦,浸出液受热时间较长,故对热不稳定的成分不宜采用。

4. **注意事项** 该方法提取时,加入的提取药材量比较少,目前主要应用于实验室,不适合工业生产中大范围推广使用。

(六) 超声提取法

超声提取法是一种利用超声波辅助溶剂提取天然药物化学成分的提取方法。其基本原理是利用超声波的空化作用,破坏植物药材的细胞,使溶剂易于渗入细胞内,同时,超声波的强烈振动能传递巨大能量给浸提的药材和溶剂,使其做高速运动,加强了细胞内物质的释放、扩散和溶解,加速有效成分的浸出,极大地提高了提取效率。

1. **操作技术** 将药材粉末置适宜容器内(通常用玻璃具塞锥形瓶),加入适量溶剂,置超声提取器内,选择适当超声频率(一般为低频大功率超声)提取一定时间(一般为10～30分钟)即得。

2. **适用范围** 大多数成分均适用,尤其适用于遇热不稳定成分的提取。

3. **特点** 超声提取法与传统提取法相比,具有提取时间短、提取效率高、无需加热、可避免高温高压对有效成分破坏的优点。目前,超声提取法在实验室小量样品制备中的效果很好并已经广泛应用,特别是在药品质量控制的处理中,其快速、高效的特点已被广泛认同。但此法对容器壁的厚薄要求较高,过去仅限实验室小规模使用,近年来,大规模生产所需的设备问题已基本得到解决。

4. **注意事项** 采用本法时,要注意超声波提取器内蒸馏水或自来水的加入量,避免因水量大导致操作过程中锥形瓶或其他盛药设备跌倒灌水情况,同时,采用本法时,可辅助加热功能考察提取工艺或提高提取效率。

> **考点:** 常用溶剂提取法的类型、操作要点、适应范围、特点及注意事项

四、提取液的浓缩

天然药物经提取后得到的提取液通常体积大、浓度较稀,需要对提取液进行浓缩,经过浓缩,既可以有效地减少提取液体积,便于后续的分离纯化操作,又可以回收溶剂,以便于再利用。

(一) 常压蒸发和蒸馏浓缩

常压蒸发和蒸馏浓缩是在常规大气压下的蒸发浓缩,耗时较长,易导致某些成分破坏。适用于对热较稳定的天然药物提取液的浓缩。

1. **水提取液的浓缩** 常用的设备为敞口倾倒式夹层蒸汽锅,浓缩过程中应加强搅拌,避免表面结膜。

2. **乙醇或其他有机溶剂提取液的浓缩** 可采用常压蒸馏装置回收溶剂。

(二) 减压蒸馏浓缩

减压蒸馏浓缩适合于对热不稳定成分的浓缩。当蒸发器内的压力降低(减压)时,被浓缩液的沸点也降低,在较低温度下使药液得到浓缩,并且蒸馏速度加快,可有效地避免对热不稳定的成分的破坏。常用的减压浓缩方法如下。

1. **实验室中减压蒸馏** 实验室中采用的减压蒸馏装置见图2-5。

2. **工业生产减压蒸馏**

(1) 乙醇精馏塔:可提高回收乙醇的浓度,此设备回收乙醇的浓度一般在80%～85%,用

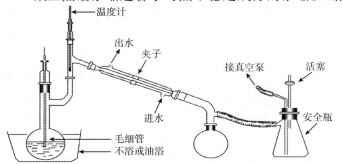

图2-5 减压蒸馏装置

水流喷射泵抽气减压，也适用于水提液的浓缩。

（2）真空浓缩罐：用水流喷射泵抽气减压，适用于水提液的浓缩。

（3）管式蒸发器：蒸发器的加热室由管件构成，药液通过由蒸汽加热的管壁而被蒸发浓缩。有蛇管式、外加热式、中央循环管式及泵强制循环式。

（4）多效浓缩器：将前效所产生的二次蒸汽作为加热蒸汽引入另一串联的后效蒸发器组成的蒸发装置，由于二次蒸汽的反复利用，可组成多效蒸发器，节省能源，提高蒸发效率。

现在药厂多采用外加热式三效浓缩罐，因加料方式的不同，三效浓缩可分为四种流程：①顺流加料法；②逆流加料法；③平流加料法；④错流加料法。适用于易起泡、易跑料、易结垢天然药物提取液的浓缩。三效浓缩器有多种规格，各效真空度和蒸发温度一般为：一效，-0.07MPa，75℃；二效，-0.08MPa，65℃；三效，-0.09MPa，50℃。不同天然药物提取液浓缩时，一效～三效的负压与温度视实际情况而定。药液可浓缩至相对密度1.20～1.35。

（三）薄膜浓缩

薄膜浓缩系指药液在快速流经加热面时，形成薄膜并且因剧烈沸腾产生大量的泡沫，达到增加蒸发面积，显著提高蒸发效率的浓缩方法。其特点是：①浸提液的浓缩速度快，受热时间短；②不受液体静压和过热影响，成分不易被破坏；③可在常压或减压下进行连续操作；④溶剂可回收重复使用。各种薄膜浓缩器均适用于热敏性药液的浓缩和溶剂的回收，但由于结构不同而具有不同的特点与适用性。薄膜浓缩装置见图2-6。

（四）旋转蒸发浓缩

本法主要是采用旋转蒸发器（图2-7），提取液在负压条件下不断被旋转、加热而蒸发，应用于化学、化工、生物医药等领域。

旋转蒸发器通过电子控制，使蒸发烧瓶在一定速度下旋转以增大蒸发面积，转速为50～160转/分。通过真空泵使蒸发烧瓶内处于负压状态，旋转蒸发器运行中系统可以减压至400～600mmHg。蒸发烧瓶在旋转同时置于水浴锅中恒温加热，加热温度可接近该溶剂的沸点。此外，在高效冷却器作用下，可将热蒸汽迅速液化，加快蒸发速率。

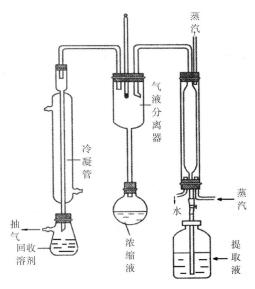

图2-6 薄膜浓缩装置

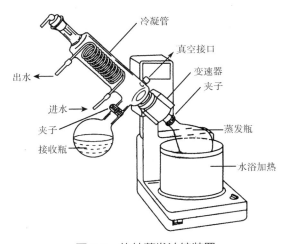

图2-7 旋转蒸发浓缩装置

考点：常用提取液浓缩方法类型及区别

考点：旋转蒸发浓缩装置的结构与操作要点

第2节 其他提取法简介

一、超临界流体萃取法

超临界流体萃取技术（supercritical fluid extraction，SFE）是近年来发展起来的一种新的提取分离技术，是利用某种物质在超临界区域形成的流体（如 CO_2）具有特殊溶解能力的特点，对天然药物中有效成分进行萃取分离的新型技术。

> **考点**：超临界流体萃取法的原理及常用的超临界流体

某些物质处于其临界温度（T_c）和临界压力（P_c）以上时，形成一种既非液体又非气体的特殊相态，称为超临界流体（SF）。此状态下流体的密度、黏度、扩散系数与常温常压下的气体、液体比较表明（表 2-2）：超临界流体的密度接近液体，黏度和扩散力却接近气体，所以具有气液双重性。溶剂的溶解性能与其密度、扩散能力成正比，与黏度成反比，所以超临界流体对成分的溶解性比一般溶剂高几倍至几十倍。

表 2-2 超临界流体与常温常压下的气体、液体比较

流体	密度（kg/m³）	黏度（Pa·s）	扩散系数（m²/s）
气体（15～30℃）	0.6～2.0	$(1～3)\times 10^{-5}$	$(0.1～0.4)\times 10^{-4}$
超临界流体	$(0.4～0.9)\times 10^3$	$(3～9)\times 10^{-5}$	0.2×10^{-7}
有机溶剂（液态）	$(0.6～1.6)\times 10^3$	$(0.2～3.0)\times 10^{-3}$	$(0.2～2.0)\times 10^{-13}$

常用作超临界流体的物质有二氧化碳、氧化亚氮、乙烷、乙烯和甲苯等，由于二氧化碳具有无毒、无臭、不易燃易爆、价廉、临界点低（P_c=7.37MPa，T_c=31.4℃）、对大多数化合物不反应、可循环使用等优点，故最常用于天然产物的提取。

超临界萃取技术的原理就是控制超临界流体（如 CO_2）在高于临界温度和临界压力的条件下，从天然药物中萃取有效成分，当恢复到常压和常温时，之前溶解在超临界流体中的成分立即与气态物质（如 CO_2）分开，从而达到分离目的。

1. 操作技术 超临界流体萃取工艺流程由萃取和分离两大部分组成。原料经除杂、粉碎或轧片等一系列预处理后装入萃取釜中，以超临界流体 CO_2 为例，系统中的气体 CO_2 经过加压、升温变为 SF 进入物料筒，药材与 SF 充分接触，可溶成分进入 SF，即为萃取过程；萃取完成后，流出萃取釜的 SF 经减压、降温，CO_2 气化，溶解在超临界流体 CO_2 中的成分成为液体并与气态 CO_2 分开，从而达到分离。气态 CO_2 再经升温和加压回到萃取釜循环使用，不污染环境。整个工艺过程可以是连续的、半连续的或间歇的。超临界流体萃取过程见图 2-8。

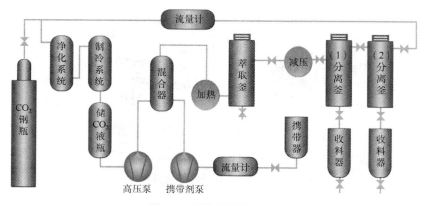

图 2-8 超临界流体萃取

2. 适用范围 由于超临界流体 CO_2 的极性小,故本法特别适合于非极性或极性较小物质(如精油类成分)的提取,若要提取极性较大的成分,需要加入合适的调节剂(夹带剂)与 CO_2 混合提高极性,以增强超临界流体 CO_2 对极性成分的选择性和溶解性,从而改善萃取效果。目前常用的夹带剂有甲醇、乙醇和水等。

考点:超临界流体萃取法的的适用范围

3. 特点与应用 本法操作简便、选择性高且溶解性能优、无溶剂残留,绿色无污染,提取物纯度较高,提取速度较快,是集提取与分离于一体的高效提取操作技术。

本法目前已成功用于挥发油、生物碱、内酯类、萜类、黄酮类、醌类、皂苷类、糖类等中草药有效成分的萃取分离。

除了医药工业外,超临界流体萃取技术还广泛应用于食品、香料等领域。但由于所用设备为高压设备,投资较大,运行成本高,给工业化带来一定的难度和限制。尽管如此,随着超临界流体 CO_2 萃取技术的不断发展和进一步的完善,基础理论和应用研究的不断深入,其优越性必将进一步体现,在推动天然药物萃取技术的现代化中将发挥更大的作用。

考点:超临界流体萃取法的特点及应用

二、水蒸气蒸馏法

水蒸气蒸馏法是将水蒸气通入含有挥发性成分的天然药物中,使天然药物中挥发性成分随水蒸气一起蒸馏出来的提取方法。

1. 操作技术 水蒸气蒸馏装置见图 2-9。该装置由水蒸气发生器、蒸馏瓶、冷凝管和接收瓶四部分组成。将药材粗粉装入蒸馏瓶内,加入水使药材充分浸润,体积不超过蒸馏瓶容积的 1/3,然后加热水蒸气发生器使水沸腾,产生的水蒸气通入蒸馏瓶,药材中挥发性成分随水蒸气蒸馏被带出,经冷凝后,收集于接收瓶中。蒸馏过程中需对蒸馏瓶采取保温措施,以免进入蒸馏瓶的水蒸气冷凝增加蒸馏瓶内体积。蒸馏完成或中断时,应先打开三通管,使与大气压相通后,再关热源,以防液体倒吸。对于某些在水中溶解度较大的挥发性成分,馏出液可再蒸馏一次,以提高纯度。

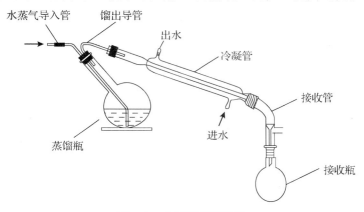

图 2-9 水蒸气蒸馏装置

2. 适用范围 水蒸气蒸馏法适用于具有挥发性,能随水蒸气馏出而不被破坏,不溶或难溶于水,与水不发生化学反应的天然药物化学成分。这些成分大多数分子量较小、与水不相混溶或仅微溶,且在约 100℃时有一定的蒸气压,如挥发性的萜类成分、麻黄碱(ephedrine)、烟碱(nicotine)、槟榔碱(arecoline)等小分子生物碱,丹皮酚(paeonolum)等小分子酚类成分。

3. 特点 本法操作简便、工艺简单、实用性强,不需要复杂的设备且易于推广,在医药工业得到了一定的应用,如从牡丹皮药材中提取丹皮酚,所得产物纯度高且提取率较高。

4. 注意事项 实验室采用本法操作时,应确保各玻璃仪器连接部位的密封性,避免因未连接严密导致提取率低或得不到提取物。同时,冷凝管应采用"直形冷凝管",而非蛇形或球形冷凝管,且冷凝水采用"下进上出",确保提取过程中的冷凝效果。

> 考点：水蒸气蒸馏法的原理、适应范围特点及注意事项

三、升华法

某些天然药物中的成分,加热时不需要经过熔融就可直接气化,放冷时不经过液态直接凝结为固体,这种性质称为升华性。例如,樟脑、小分子生物碱、香豆素、丹皮酚等即具有升华性。具有升华性的成分可以用升华法提取和分离。

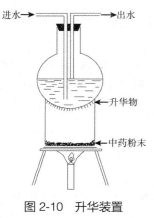

图 2-10 升华装置

1. **操作技术** 天然药物经粉碎等预处理后,放置于升华器皿中,平铺均匀,上面放置冷凝器(如特种夹套式冷凝器、列管式表面冷凝器或金属片等),加热升华器皿,天然药物中易于升华的成分开始升华,在冷凝器表面遇冷直接凝结为结晶。简单的升华装置见图 2-10。

2. **适用范围** 本法适用于具有升华性的某些生物碱类、香豆素类、有机酸类化学成分的提取。

3. **特点** 本法操作简单易行,但操作时间长,产率低,药材炭化后产生的焦油状物黏附在升华物上不易精制。

4. **注意事项** 本法由于升华不完全,效率低,有时还伴随成分的分解现象等缺点,故较少采用。同时,采用本法时,应尽可能避免"炭化"情况的发生。

> 考点：升华法的适用范围

四、微波提取法

1. **操作技术** 微波提取又称微波辅助提取(microwave-assisted extraction,MAE),是指使用适当的溶剂在微波反应器中从天然药物中提取各种化学成分的技术和方法。微波是指频率在 300MHz 至 300GHz 的电磁波,利用电磁场的作用使固体或半固体物质中的某些有机物成分与基体有效分离,并能保持分析对象的原本化合物状态。

2. **适用范围** 本法只适用于对热稳定的有效成分,且微波处理具有一定的选择性。具体主要用于多糖成分、皂苷类成分及黄酮、生物碱、多酚、萜类等化学成分。例如,微波提取法提取青钱柳多糖。

3. **特点** 本法具有穿透力强、选择性高、加热效率高且操作简便、溶剂消耗少、节能、加热均匀、有效成分损失少、得率高等特点。

4. **注意事项**

(1) 选择萃取溶剂时,通常以"相似相溶"方式进行选择。

(2) 操作时严格控制微波萃取时间。微波萃取过程中,一般加热 1～2 分钟即可达到所要求的温度。

(3) 由于溶液的 pH 影响微波萃取效率,因此,针对不同天然药物样品,应严格控制萃取的酸碱度。

(4) 萃取温度通常不高于溶剂沸点。

(5) 其他操作时应当注意的问题,如天然药物样品的含水量或湿度影响提取效率,对于不含水分的样品,可采取增湿的方法,保证其具有适当的水分。

> 考点：微波提取法的适用范围与特点

自 测 题

一、选择题

(一) A 型题(最佳选择题)。每道题的备选项中,只有一个最佳答案。

1. 下列各组溶剂,按极性大小排列,正确的是( )

A. 水＞丙酮＞甲醇

B. 乙醇＞乙酸乙酯＞乙醚

C. 乙醇＞甲醇＞乙酸乙酯

D. 丙酮＞乙醇＞甲醇

E. 苯＞乙醚＞甲醇
2. 从天然药物中提取对热不稳定性成分宜选用（　　）
   A. 回流提取法　　B. 煎煮法　　C. 渗漉法
   D. 连续回流法　　E. 蒸馏法
3. 连续回流提取法所用的仪器名称为（　　）
   A. 旋转蒸发仪　　　　B. 超声提取器
   C. 渗漉装置　　　　　D. 索氏提取器
   E. 分液漏斗
4. 通常，可将天然药物水提液中的亲水性成分萃取出来的溶剂是（　　）
   A. 乙醚　　　B. 乙酸乙酯　　C. 丙酮
   D. 正丁醇　　E. 乙醇
5. 在水液中不能被乙醇沉淀的是（　　）
   A. 蛋白质　　B. 多肽　　C. 多糖
   D. 酶　　　　E. 鞣质
6. 不属于亲脂性有机溶剂的是（　　）
   A. 氯仿　　　B. 苯　　　C. 正丁醇
   D. 丙酮　　　E. 乙醚
7. 下列能够与水互溶的有机溶剂是（　　）
   A. 正己烷　　B. 氯仿　　C. 丙酮
   D. 乙酸乙酯　E. 石油醚
8. 影响提取效率最主要的因素是（　　）
   A. 药材粉碎度　B. 温度　　C. 时间
   D. 细胞内外浓度差　E. 药材干湿度
9. 下列溶剂极性最小的是（　　）
   A. 乙酸乙酯　B. 氯仿　　C. 石油醚
   D. 甲醇　　　E. 丙酮
10. 下列对溶剂极性大小描述错误的是（　　）
    A. 甲醇＞乙醇　　　　B. 甲醇＞正丁醇
    C. 氯仿＞苯　　　　　D. 水＞甲醇
    E. 石油醚＞正丁醇（n-BuOH）

（二）X型题（多项选择题）。每道题的备选项中至少有两个正确答案。
1. 下列能与水分层的有机溶剂是（　　）
   A. 甲醇　　　B. 乙酸乙酯　C. 丙酮
   D. 石油醚　　E. 正丁醇
2. 下列溶剂极性比正丁醇极性小的有（　　）
   A. 水　　　　B. 乙酸乙酯　C. 氯仿
   D. 苯　　　　E. 无水乙醚
3. 天然药物提取液的浓缩可以采用的方法有（　　）
   A. 常压蒸发　　　　B. 旋转蒸发
   C. 薄膜浓缩　　　　D. 减压蒸馏浓缩
   E. 蒸馏浓缩
4. 下列不属于溶剂提取法的有（　　）
   A. 渗漉法　　　　　B. 超临界流体萃取法
   C. 索氏提取法　　　D. 回流提取法
   E. 微波提取法
5. 下列溶剂极性由强到弱顺序正确的是（　　）
   A. 乙醚＞水＞甲醇　　B. 水＞乙醇＞乙酸乙酯
   C. 水＞石油醚＞丙酮　D. 甲醇＞氯仿＞石油醚
   E. 水＞正丁醇＞氯仿

二、问答题
1. 溶剂提取的方法有哪些？它们都适合哪些溶剂的提取？
2. 常用溶剂的亲水性或亲脂性的强弱顺序如何排列？哪些与水混溶？哪些与水不混溶？
3. 简述超临界流体萃取法的原理及在天然药物化学成分提取中的应用。

（韩忠耀）

第3章

分离与精制的一般方法

> **案例 3-1**
>
> 罂粟是罂粟科的一年生植物,它的花很漂亮。在罂粟的果实还没有成熟的时候,划破它的果皮会流出白色乳汁,乳汁干燥之后会成为黑色的凝胶状物,这就是阿片,它有另一个更为人熟知的音译名,即"鸦片"。阿片中富含有毒生物碱,包括吗啡、可待因、蒂巴因、罂粟碱、牛心果碱、罂粟壳碱、斯氏紫堇碱等。1804~1806 年,德国药师 Sertürner 首次从鸦片中分离出单体化合物吗啡,它的活性是鸦片的 10 倍,这是现代药学的一个里程碑,在此之前,药物大多不是单体化合物。
>
> **问题:** 1. 结合上述案例,讨论天然药物分离的意义。
> 2. 生活中哪些现象用到了分离技术?

天然药物经提取后得到的提取液多为包含各种物质的混合物,必须要经过反复的分离、纯化处理,才有可能得到单体化合物。分离的方法有两相溶剂萃取法、沉淀法、结晶法、透析法、盐析法、分馏法等。

第 1 节 两相溶剂萃取法

两相溶剂萃取法是分离天然药物化学成分最常用的方法之一。在提取液中加入一种与其不相混溶的溶剂,充分振摇增加两相溶剂相互接触的机会,使原提取液中的某种成分逐渐转溶到新加入的溶剂中,而其他成分仍留在原提取液中,待两相溶剂完全分层后,分离两相溶剂,即得所需的成分。

一、基本原理

利用混合物中各种成分在两种互不相溶的溶剂中分配系数的差异而获得分离。某物质在一定的温度和压力下,溶解在两种互不相溶的溶剂中,当达到动态平衡时,根据分配定律,该物质在两相溶剂中的浓度之比为一常数,称为分配系数(K),可用下式表示:

$$K = C_U / C_L$$

K 表示分配系数;C_U 表示溶质在上层溶剂中的浓度;C_L 表示溶质在下层溶剂中的浓度。萃取时各成分在两相溶剂中分配系数相差越大,则分离效率越高。

考点: 两相溶剂萃取法的基本原理

二、萃取溶剂选择原则

1. **与提取液互不相溶** 萃取剂与提取液(被萃取溶液)应不相混溶(一般是指亲脂性有机溶剂与水提取液),且充分振摇静置后,能较好地分层。

2. **分配系数相差大** 有效成分(或其他成分)在萃取剂中应具有较大的溶解度,而其他成分(或有效成分)在萃取剂中的溶解度要小,即二者的分配系数相差越大越好。

根据"相似相溶"原理,萃取水提取液中的强亲脂性成分时,应选用强亲脂性有机溶剂做萃取剂,如苯、氯仿或乙醚等;萃取水提取液中的弱亲脂性成分时,应选用弱亲脂性有机溶剂做萃取剂,如正丁醇、异戊醇和乙酸乙酯;萃取亲脂性溶剂提取液中的水溶性成分时,选用水做萃取剂。

一般有机溶剂亲水性越强,萃取水提取液中有效成分的效果就越不好,因为较多的亲水性杂质会伴随而出,对进一步精制影响很大。

> **课堂活动**
> 某水提取液中含有水溶性有效成分和弱亲脂性杂质,如何选择萃取剂除去杂质?

考点:萃取剂的选择原则

三、操作技术

萃取法根据操作方式的不同分为简单萃取法、逆流连续萃取法、逆流分溶法和液滴逆流分配法等,本节只介绍简单萃取法和逆流连续萃取法。

(一)简单萃取法

简单萃取法是一种常用的萃取技术,小量萃取一般在分液漏斗中进行,中量萃取在较大的下口瓶中进行,工业生产的大量萃取在密封罐(萃取罐)中进行。

1. 操作方法

(1)检漏:选择大小合适的分液漏斗,在活塞上涂适量凡士林,之后旋转数圈至透明,注意凡士林不能堵塞气孔。关好活塞,倒入少许水,观察活塞口是否有漏水或渗水,然后 180° 旋转活塞,再观察活塞口是否有漏水或渗水。最后将分液漏斗倒置,观察上口是否有漏水或渗水。

(2)装样与萃取:装入待萃取液和溶剂,装入量约占分液漏斗体积的 1/3,盖好塞子,倒转,开启活塞,排气后关紧,开始轻轻振摇,振摇几次后,注意打开活塞放出因振摇产生的气体,如此重复数次,最后再剧烈振摇 2~3 分钟。

(3)静置:将分液漏斗放在铁架台上静置,待分层后,调节下口活塞使下层液缓缓流出,而上层液则从上口倒出,即完成了一次萃取。没有特殊规定,一般反复萃取三次即可完成分离。

2. 注意事项

(1)萃取剂的加入量:采用"少量多次"原则,如总量 60ml 萃取剂,分 3 次加入,第一次加入 1/2 量,第二次加入 1/3 量,第三次加入 1/6 量。

(2)振摇方式:对于振摇后容易发生乳化的溶液(如碱性水溶液与三氯甲烷两相溶液萃取),可采用"旋转式"振摇,减轻乳化现象的发生;对于振摇后不易发生乳化的溶液则可采用"倒转式"振摇,以提高萃取效率。

(3)水提液的浓度:控制水提液的浓度,使其相对密度在 1.1~1.2。

(4)破乳的方法:操作中应尽量避免乳化现象的发生。若乳化现象已形成,破乳的方法有:①机械破乳(玻璃棒或细铁丝)搅动乳化层;②加入饱和食盐水;③滴加数滴醇类(如戊醇)改变表面张力,破坏乳化层;④热敷法(热毛巾热敷乳化层);⑤分出乳化层,添加新溶剂萃取。

(二)逆流连续萃取法

逆流连续萃取法是一种连续的两相溶剂萃取法,利用被分离物质在两种相对密度不同且互不相溶的溶剂中分配系数不同而达到分离目的。该法使相对密度小的溶剂作为移动相(或分散相),而使相对密度大的溶剂作为固定相(或连续相),根据分离效率可选用一根或数根萃取管制成连续萃取装置(图 3-1)。管内填充小瓷环等填充物,以增加移动相液滴上升的路程和在固定相中停留的时间,同时,上升的液滴因撞击填充物而被分散,扩大了萃取接触面积,从而使萃取更完全。此法由于避免了振摇操作,因此可有效地防止乳化现象的发生。

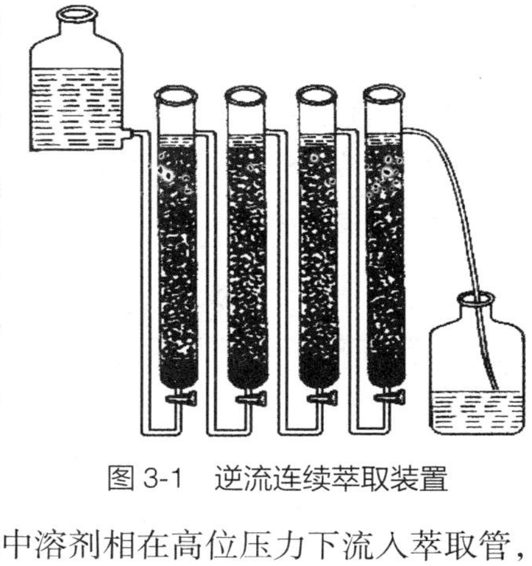

操作时,将相对密度小的溶剂相作为移动相置高位贮存器中,而相对密度大的作为固定相置萃取管内,开启活塞,则高位贮存器中溶剂相在高位压力下流入萃取管,液滴因遇瓷圈撞击而分散成细滴,增大了两相溶剂萃取的接触面积,两相溶剂在萃取管内可自然分层。最后,判断萃取是否完全,可取试样用薄层色谱、显色反应或沉淀反应等进行检查。

图 3-1 逆流连续萃取装置

第2节 沉 淀 法

沉淀法是在天然药物的提取液中，加入某些试剂使产生沉淀，从而获得有效成分或除去杂质的方法。如果生成的沉淀是有效成分，那么该沉淀反应必须是可逆的。常用的沉淀法包括酸碱沉淀法、水提醇沉法、醇提水沉法、铅盐沉淀法和其他试剂沉淀法。

一、酸碱沉淀法

（一）基本原理

酸碱沉淀法是最经典、最常用的分离方法之一。利用某些成分在酸或碱中溶解，又在碱或酸中沉淀的性质实现分离。

（二）适用范围

本法主要应用于生物碱类、具有羧基或酚羟基的酸性成分、具有内酯或内酰胺结构的成分。

天然药物中游离的酸性（或碱性）成分可与碱性（或酸性）试剂反应生成可溶于水的盐，再加酸性（或碱性）试剂，重新生成原来的游离酸性（或碱性）成分而从溶液中沉淀。酸性、碱性和内酯类有机化合物，如黄酮、蒽醌类、酚酸性成分、香豆素、部分生物碱等都可以用酸碱沉淀法分离或纯化。

考点：酸碱沉淀法的适用范围

二、水提醇沉法和醇提水沉法

（一）水提醇沉法

水提醇沉法又称为"水/醇法"，天然药物加水煎煮，提取出有效成分的同时也将蛋白质和多糖类（树胶、果胶、黏液质、淀粉等）等水溶性杂质提取出来。向水煎液中加入乙醇，浓度达80%以上时，可将蛋白质和多糖类等水溶性杂质沉淀除去，保留苷类等既溶于水又溶于醇的有效成分。

（二）醇提水沉法

醇提水沉法又称为"醇/水法"，天然药物中加入一定浓度的乙醇，用渗漉法、回流法提取，提取出有效成分的同时树脂、叶绿素等杂质也被提取出来。醇提取液经回收乙醇后，再加水处理，并冷藏一定的时间，可除去树脂、叶绿素等水不溶性杂质，保留生物碱盐、苷类、有机酸类等有效成分。

考点：水提醇沉法的原理、醇提水沉法的原理

三、铅盐沉淀法

（一）基本原理

本法利用中性乙酸铅和碱式乙酸铅在水和稀醇溶液中能与许多天然药物化学成分生成难溶性的铅盐或铅络合物的性质，使有效成分和杂质分离。此法可使杂质生成铅盐沉淀除去，或使有效成分生成铅盐沉淀与杂质分离。

（二）适用范围

1. 中性乙酸铅 可用于沉淀天然药物成分中的有机酸、蛋白质、氨基酸、黏液质、鞣质、树脂、酸性皂苷、部分黄酮苷、蒽醌苷、香豆素苷和某些色素等具有羧基、邻二酚羟基的酸性或酚性物质，如图3-2中沉淀A。

2. 碱式乙酸铅 沉淀范围相对较广，除上述物质外，还能沉淀某些大分子中性成分如中性皂苷、糖类、某些异黄酮及其苷、某些碱性较弱的生物碱等，如图3-2中沉淀B，具体操作工艺流程见图3-2。

生成的铅盐沉淀通常使用硫化氢法做脱铅处理，该法脱铅彻底，但脱铅液需通入空气或二氧化碳驱除剩余的硫化氢。也可加入中性硫酸盐脱铅，但生成的硫酸铅在水中有一定的溶解度，故脱铅不彻底。

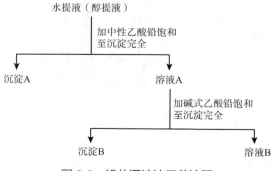

图3-2 铅盐沉淀法工艺流程

四、其他试剂沉淀法

本法是利用提取液中化学成分可与某些试剂产生沉淀的特性，通过加入特定试剂，使生成沉淀，与其他成分分离的方法。

例如，含氮杂环类生物碱与生物碱沉淀试剂反应生成沉淀、季铵类生物碱与雷氏铵盐试剂反应生成沉淀、甾体皂苷类与胆甾醇试剂反应生成沉淀等，从而实现与其他成分之间的分离和纯化。

第3节 结晶法

大多数天然药物化学成分在常温下为固体，具有结晶性。结晶法是分离纯化固体成分的重要方法之一，可获得较纯的单体，有利于对天然药物化学成分进行结构鉴定研究，对于需要通过X射线衍射方法确定分子结构的化合物来说，制备好的单晶更加重要。物质形成结晶需要有较高的纯度，能利用结晶法分离的成分一般在天然药物中含量较高，且大多为已知化合物，对于微量成分，结晶法往往难以奏效。尽管如此，结晶法仍然是化学研究中必备的基本技能。

考点：结晶与重结晶的原理

一、结晶法的原理

结晶法是利用混合物中各成分在某种溶剂（或混合溶剂）中溶解度的差异，使某一成分以结晶状态析出，从而与其他成分分离的方法。当溶液温度或极性改变时，某些成分溶解度变小，析出结晶。将物质由非结晶状通过处理得到结晶状物的过程称为结晶。第一次形成的晶体往往由于杂质较多，一般为粗晶，此时可选用适当的溶剂进一步处理以获得纯度更高的结晶状物质，此过程称为重结晶。

二、操作技术

（一）结晶溶剂的选择

常用的溶剂有水、甲醇、乙醇、丙酮、乙酸乙酯、氯仿、冰醋酸等。

1. 单一溶剂的选择 根据欲结晶成分的性质及在溶剂中溶解度大小来选择。理想的溶剂必须具备以下条件。

（1）不与结晶物质发生化学反应。

（2）对结晶物质的溶解度随温度不同有显著性差异，即热时溶解度很大，冷时溶解度很小。

（3）对杂质的溶解度非常大或非常小。若非常大，则在冷却后结晶物质形成结晶时杂质也不会形成晶体，滤过后杂质即留在母液中；若非常小，则在加热时，结晶物质能完全溶解，而杂质不溶，此时可通过趁热滤过除去杂质。

（4）溶剂沸点适中，不宜过高或过低。过低则易挥发过快造成挥尽溶剂而导致操作失败；过高则不易去除溶剂，难以形成过饱和溶液。

（5）能形成良好结晶。

2. 混合溶剂的选择 若无适宜的单一溶剂，可选用两种或两种以上溶剂组成混合溶剂来获得较好的结晶。选用混合溶剂须注意以下两点。

（1）混合溶剂必须互溶，不能分层。

（2）溶剂的使用顺序，一般先加入一种使混合物中所有成分易溶的较低沸点的溶剂，再添加另一种使有效成分难溶的较高沸点的溶剂，当两种溶剂比例恰当时，有效成分就能析出结晶。

混合溶剂结晶法，是利用溶剂极性的变化，使有效成分溶解度变小析出结晶，而其他成分溶解度不变，仍留在母液中，从而得以分离。例如，游离生物碱的结晶纯化，先加入丙酮使其溶解，再加入纯化水，调节极性，由于游离生物碱在水中难溶，随着水分的加入，极性变大，游离生物碱析出结晶。

（二）制备饱和的结晶溶液

溶液浓度越高，越易形成结晶。将已经过适当分离得到的混合物置锥形瓶或圆底烧瓶中，加入比需要量略少的溶剂，接上冷凝管，水浴加热至微沸，观察欲结晶物的溶解情况。若未完全溶解（注意判断是否存在不溶性杂质，以免误加过多溶剂），可分次逐渐自冷凝管上端加入溶剂，直至欲结晶物质刚好完全溶解，制成近饱和溶液。在加热溶解过程中，为了避免欲结晶物质出现成油珠状及液化现象，常选择沸点低于欲结晶物质熔点的溶剂，并适当加大溶剂的用量；若欲结晶物质的熔点较所选溶剂沸点低，则应制成在熔点温度以下的饱和溶液。

当使用水作为溶剂进行结晶时，可以在烧杯内将样品溶解，置于石棉网上直火间断加热，同时估计并补加因蒸发而损失的水，其他操作同前。

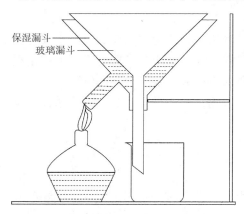

图3-3 保温常压过滤装置

（三）趁热滤过

物质形成结晶需要有较高的纯度。将制备好的饱和热溶液趁热滤过，除去不溶性杂质。操作应当迅速，注意避免在滤过过程中析出结晶。若热溶液含有色杂质，可加活性炭煮沸脱色后趁热滤过。过滤方法有常压滤过（图3-3）和减压滤过。

（四）静置冷却，析出结晶

若想获得的结晶纯度较高，宜逐渐降低温度，最后可放入冰箱冷藏，使结晶缓慢析出。放置过程中，先塞紧瓶塞，若久置后尚无结晶析出，可打开瓶塞，使溶剂自然挥发后析出结晶；也可用玻璃棒摩擦容器内壁或投入晶种以诱导结晶析出；某些化合物含量高且纯却不易结晶时，可将其制备成易于结晶的衍生物。

（五）减压滤过，得到结晶

用减压滤过的方法使结晶与溶液分离后，滤纸上的结晶表面通常还吸附有母液，需用少量溶剂洗涤，洗涤时，抽气应暂时停止，用玻璃棒或刮刀小心拨动挑松，使晶体润湿，静置片刻后再抽气把溶剂滤去。母液适当浓缩，放置一段时间后又可析出一部分结晶。

上述操作所得的结晶为粗结晶，仍含有杂质，需反复进行重结晶后才可得到较纯晶体。

第4节 其他方法简介

一、透 析 法

透析法是利用小分子物质在溶液中可通过半透膜，而大分子物质（多糖、蛋白质、鞣质、树脂等）不能通过半透膜的性质，达到分离目的的方法。本法用于分离和纯化皂苷、蛋白质、多肽、多糖等大分子成分时，可除去无机盐、单糖、双糖等小分子杂质。反之，也可将大分子杂质留在半透膜内，而将小分子物质通过半透膜进入膜外溶液中，实现分离精制。

透析是否成功与透析膜的规格关系很大。透析膜的膜孔有大有小，要根据欲分离成分的具体情况而选择。透析膜有动物性膜、火棉胶膜、羊皮纸膜（硫酸纸膜）、蛋白质胶膜、玻璃纸膜等。

透析时先将半透膜扎成袋状，外面用尼龙网袋加以保护，小心加入欲透析的样品溶液，悬挂在清水容器中。经常更换清水使透析膜内外溶液的浓度差加大，必要时适当加热，并加以搅拌，以加快透析速度。

二、盐 析 法

盐析法是在天然药物的水提液中，加入无机盐使之达一定的浓度或饱和状态，使提取液中的某些成分在水中溶解度降低而析出沉淀，与水溶性杂质分离的方法。常用于盐析的无机盐包括氯化钠、硫酸钠、硫酸镁、硫酸铵等。其中硫酸铵具有盐析能力强、饱和溶液浓度大、溶解度受温度影响小、不引起蛋白质变性等优点，多用于蛋白质等高分子物质的盐析分离。例如，从黄藤中提取掌叶防己碱、从三颗针中提取小檗碱，生产上都是用氯化钠或硫酸铵采用盐析法进行。有些成分如原白头翁素、麻黄碱、苦参碱等水溶性较大，在提取时，往往先在水提取液中加入一定量的氯化钠，再用有机溶剂萃取。盐析后，滤液和沉淀物中易混入无机离子，可用透析法或离子交换法进行脱盐处理。

三、分馏法

分馏法是利用各成分沸点不同而达到分离的一种方法。例如，在分离毒芹总碱中的毒芹碱（coniine）和羟基毒芹碱（conhydrine），或分离石榴皮中的伪石榴皮碱（pseudopelletierine）、异石榴皮碱（isopelletierine）和甲基异石榴皮碱（methylisopelletierine）时，均可利用它们沸点不同进行常压或减压分馏，然后再精制纯化即可得到单体化合物。

自 测 题

一、选择题

（一）A型题（最佳选择题）。每道题的备选项中，只有一个最佳答案。

1. 两相溶剂萃取法的分离原理是利用混合物中各组分在两种互不相溶的溶剂中（　　）
   A. 结构类型的差异　　B. 分配系数的差异
   C. 化学性质的差异　　D. 酸碱性的差异
   E. 存在状态的差异

2. 从不纯的结晶经过进一步精制处理得到较纯的结晶的过程称为（　　）
   A. 分馏　　B. 重结晶　　C. 结晶
   D. 纯化　　E. 浸渍

3. 采用乙醇沉淀法除去水中多糖和蛋白质等，应使乙醇浓度达到（　　）
   A. 50%以上　　B. 60%以上　　C. 70%以上
   D. 80%以上　　E. 90%以上

4. 下列成分中可被醇提水沉法沉淀的是（　　）
   A. 淀粉　　B. 蛋白质　　C. 多糖
   D. 树脂　　E. 鞣质

5. 被提纯的有效成分要求在结晶溶剂中溶解度（　　）
   A. 热时大，冷时小　　B. 冷热均大
   C. 冷热均小　　D. 冷时大，热时小
   E. 没有规律

（二）X型题（多项选择题）。每道题的备选项中至少有两个正确答案。

1. 结晶法精制固体成分时，要求（　　）
   A. 溶剂对欲纯化的成分应热时溶解度大，冷时溶解度小
   B. 溶剂对欲纯化的成分应热时溶解度小，冷时溶解度大
   C. 溶剂对杂质应冷热都不溶
   D. 溶剂对杂质应冷热都易溶
   E. 固体成分加溶剂加热溶解，趁热过滤后的母液要迅速降温

2. 可被水提醇沉法沉淀的是（　　）
   A. 淀粉　　B. 蛋白质　　C. 多糖
   D. 树脂　　E. 黏液质

二、问答题

1. 两相溶剂萃取法的原理是什么？萃取时如何选择溶剂？
2. 影响结晶的主要因素有哪些？当结晶不易析出时，可用什么方法处理？

（舒　阳）

第 4 章
色谱分离法与结构鉴定

案例 4-1

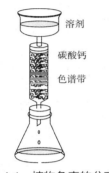

图 4-1 植物色素的分离

1906 年，俄国植物学家 Tswett 为了分离植物色素，将植物绿叶的石油醚提取液倒入装有碳酸钙粉末的玻璃管中，并用石油醚自上而下淋洗。由于不同色素在碳酸钙颗粒表面的吸附力不同，随着淋洗的进行，不同色素向下移动的速度不同，从而形成一圈圈不同颜色的色带（图 4-1），故将该法命名为色谱法。在此后的 20 多年里，几乎无人问津这一技术。直到 1931 年，Kuhn 等利用氧化铝和碳酸钙成功分离了胡萝卜素，色谱法才开始为人们所重视，并得到了快速发展。

问题： 1. 不同色素移动速度不同的根本原因是什么？
2. 色谱法在天然药物化学研究中有什么作用？

色谱法（chromatography）又称层析法，是利用样品各组分与固定相和移动相相互作用的大小不同，使各组分通过固定相的速率不同而得以分离的方法。色谱法具有样品用量少、分离效率高的特点，是目前被广泛应用的分离纯化和鉴定化合物的有效方法。用一般分离方法无法分离的化合物，如天然药物中结构相似、性质相近的成分，使用色谱法往往能获得很好的分离效果。

色谱法可按照不同方法分类，若按分离原理可分为吸附色谱、分配色谱、离子交换色谱和凝胶色谱等；若按操作方式可分为柱色谱、纸色谱和薄层色谱等；若按固定相种类可分为氧化铝色谱、硅胶色谱、聚酰胺色谱和凝胶色谱等；若按移动相种类来分，移动相为气体的称气相色谱，移动相为液体的称液相色谱。具体应用时，可根据被分离化合物的性质和色谱法的特点进行选择。

考点： 色谱法的概念

第 1 节 吸附色谱法

一、方 法 原 理

吸附色谱法（adsorption chromatography）是利用吸附剂对混合物中各种成分吸附能力差异来实现分离的色谱方法。

（一）基本原理

吸附剂与被分离化合物之间的吸附作用主要是物理吸附、化学吸附和半化学吸附。物理吸附也称表面吸附，是由吸附剂表面分子与被分离化合物之间的范德瓦耳斯力作用产生，吸附作用的强弱基本遵循"相似者易于吸附"的规律。以硅胶、氧化铝和活性炭为吸附剂进行的吸附色谱即属于这一类型。化学吸附是由吸附剂与被分离成分发生化学反应而产生，吸附力强，难以逆转，应用较少。半化学吸附如聚酰胺与黄酮化合物之间的氢键吸附，介于化学吸附与物理吸附之间，有一定的选择性，过程可逆。

应用吸附色谱法时，各成分在吸附剂和移动相之间连续地发生"吸附、解吸附、再吸附、再解吸附"的过程。对极性吸附剂而言（如氧化铝和硅胶），化合物的极性越大，被吸附得越牢固，解吸附的速度就慢，反之解吸附速度快，因此可将被分离成分中极性不同的化合物分离。对于非极性吸附剂而言（如活性炭），化合物的极性越小，被吸附得越牢固，解吸附的速度就慢，反之解吸附速度快，因此可将被分离成分中极性不同的化合物分离。对于移动相来说，解吸附能力遵循"相似相溶"原理，即移动相的极性与被分离成分极性越接近，解吸附能力就越大。

考点： 色谱法分离原理

（二）基本要素

吸附色谱有三个基本构成要素：吸附剂（固定相）、移动相（展开剂、洗脱剂、流动相）及被分离成分。

1. 吸附剂　一般来说，吸附剂的材料需要有较大的表面积和足够的吸附能力，颗粒均匀，不与展开剂、溶剂及被分离物中各成分发生化学反应。常用的吸附剂有以下几种。

（1）硅胶：为常用的极性吸附剂，是一种坚硬无定型立体网状结构的硅酸聚合物颗粒，常用 $SiO_2 \cdot xH_2O$ 表示。硅胶的内部具有很多的小孔，这种孔的存在使得硅胶具有较大的表面积，与被分离化合物之间形成范德瓦耳斯力；结构骨架表面具有很多硅羟基（图4-2），呈弱酸性，适用于中性或酸性成分的分离（包括非极性化合物和极性较小的化合物），如挥发油、黄酮、蒽醌、强心苷、皂苷、有机酸及酚性化合物和氨基酸等。分离碱性成分（如生物碱）时，需要对硅胶表面进行碱化处理。

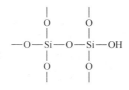

图4-2　硅胶表面结构

硅羟基容易通过氢键与水结合，随着含水量的增加，硅羟基较多地与水形成氢键，硅胶表面的游离硅羟基数量减少，硅胶的吸附能力随之减弱。硅胶的吸附能力大小可根据含水量，用不同的活度级别来表示（表4-1）。含水量越高，活性越低，吸附能力越弱。若含水量高达17%以上，硅胶几乎没有吸附能力，不能用作吸附色谱的吸附剂使用，此时，应将硅胶在100～110℃温度下加热半小时，除去大部分硅羟基吸附的水，使硅胶恢复吸附能力至Ⅱ～Ⅲ级活性，此过程称为硅胶的活化。应特别注意控制活化的温度和时间，当温度升至500℃时，硅胶将永久失去吸附能力，即使再用水处理亦不能恢复其吸附活性。

此外，硅胶的吸附能力还与硅胶的颗粒大小有关，颗粒直径越小，与被分离化合物直接接触的表面积越大，吸附力越强，分离效果越好，但如果硅胶的颗粒直径太小，则会严重影响层析的速率，使移动相溶剂流速太慢，甚至不能流出色谱柱，因而达不到分离目的。

常用硅胶有硅胶H（不含黏合剂）、硅胶G（含有黏合剂煅石膏）、硅胶GF_{254}（含煅石膏，另含有一种无机荧光剂）、硅胶HF_{254}（含荧光物质，不含有黏合剂）。GF_{254}在254nm紫外光下呈强烈黄绿色荧光背景，在荧光背景下通过紫外光照射成分斑点为暗斑，常用于一般显色手段不易显色的化合物分离。

（2）氧化铝：为极性亲水性吸附剂，有酸性、中性、碱性三种规格。酸性氧化铝（pH4～5）适用于有机酸和氨基酸等酸性成分及对酸稳定的中性成分的分离；中性氧化铝（pH6.5～7.5）适用于醛、酮、萜、生物碱和皂苷等中性或对酸碱不稳定成分的分离；碱性氧化铝（pH9～10）适用于生物碱和甾醇类等碱性或中性成分的分离，但部分酚性和酸性化合物因能与氧化铝发生化学结合而不宜使用。

氧化铝的吸附力与含水量及颗粒大小相关。氧化铝的活性与含水量的关系，见表4-1。常用的活度范围在Ⅲ～Ⅳ级。与硅胶类似，国产氧化铝有粗颗粒（100目）和细颗粒（200～300目）之分，粗氧化铝与被分离成分的接触面积小，吸附作用相对较弱，分离效果较差，但移动相流动快，耗时少；反之，细氧化铝与被分离成分的接触面积大，吸附作用相对较强，分离效果较好，但移动相流动慢，耗时多。

表4-1　氧化铝、硅胶活度与含水量关系

活度等级	氧化铝（含水量%）	硅胶（含水量%）
Ⅰ	0	0
Ⅱ	3	5
Ⅲ	6	15
Ⅳ	10	25
Ⅴ	15	38

（3）活性炭：属于非极性吸附剂，其吸附能力与颗粒大小及所用溶剂有关。常见的活性炭有两种，即粉末状活性炭与颗粒状活性炭。颗粒状活性炭在色谱过程中流速易于控制，不需加压或减压操作，为首选。活性炭在水溶液中的吸附力最强，在有机溶剂中吸附力较弱。

> **考点**：色谱法基本要素及常用吸附剂种类；硅胶吸附原理、硅胶活化的概念与方法；氧化铝适用范围

2. 移动相 是一种或一种以上的溶剂组成的溶剂系统。所选溶剂应具备纯度高、与试样和吸附剂不起化学反应、对被分离成分有适当的溶解度、黏度小和易挥散等特点。常用的溶剂分为亲脂性有机溶剂（如石油醚、环己烷、四氯化碳、苯、甲苯、乙醚、三氯甲烷、乙酸乙酯和正丁醇等）、亲水性有机溶剂（丙酮、乙醇和甲醇等）和水。对于极性吸附剂，若选择的移动相溶剂极性越大，则其展开或洗脱能力越强；而对于非极性吸附剂，则刚好相反，选择的移动相溶剂极性越小，其展开或洗脱能力越强。

> **考点**：移动相的要求

3. 被分离成分 被分离成分的结构和极性大小决定了其与吸附剂和展开剂之间的相互作用力的大小。例如，对于极性吸附剂，被分离成分的极性越大，被吸附越强，移动相进行展开或洗脱就越困难。化合物的极性与其官能团的种类、数目及位置有关，一些官能团常见的极性大小顺序如下：

烷基（—CH_3）< 烯基（—CH=CH—）< 醚键（R—O—R'）< 硝基（—NO_2）< 二甲氨基[—N(CH_3)$_2$] < 酯基（—COO—）< 酮基（—CO—）< 醛基（—CHO）< 巯基（—SH）< 氨基（—NH_2）< 酰氨基（—NH—CO—）< 羟基（—OH）< 酚羟基（Ar—OH）< 羧基（—COOH）

被分离成分、吸附剂、展开剂三者关系密不可分，一般而言，若被分离物质的极性较大，可选用活度较低的吸附剂，而移动相的极性较大；若被分离物质的极性较小，可选用活度较高的吸附剂，而移动相的极性较小。

二、吸附薄层色谱

薄层色谱法是一种微量、快速、简便、灵敏的分离检识方法，其中以吸附薄层色谱法应用最广，在天然药物的分离鉴定、定量分析、微量制备等方面成为必不可少的技术。

（一）操作技术

用于吸附薄层色谱的吸附剂常用的有硅胶、氧化铝和聚酰胺，薄层色谱的具体操作步骤包括制板、点样、展开、显色和计算比移值五个部分。

1. 制板 用于制备薄层的载板可以选择玻璃板、塑料膜或铝箔。吸附薄层板分为硬板和软板，软板由吸附剂直接涂铺于载板上制成，硬板则将吸附剂加黏合剂调成糊状后涂铺载板制成，现使用较为普遍。

湿法铺制硬板时，将吸附剂、黏合剂和水等溶剂按一定比例混合，均匀铺在一块玻璃板上形成薄层板。例如，硅胶 G-CMC-Na 板是按硅胶 G 重量（W）：CMC-Na 水溶液体积（V）比例 1:3 制备，如用 1g 硅胶 G 加 3ml 浓度为 0.5%～0.8% 的 CMC-Na 水溶液调成糊状涂铺载板制成，铺好的薄层板要求无气泡，厚度均匀（一般为 0.25～0.50mm），放置水平台面自然干燥后，通常在 100～110℃ 活化 30～60 分钟，置于干燥器中保存备用。

2. 点样 将试样溶于少量溶剂中，用毛细管把试样溶液点在薄层板上。溶解试样的溶剂最好与展开剂极性相近，易挥发，尽量避免用水。点样位置在距薄层板底 1.0～1.5cm 处，斑点直径不超过 3mm，若在同一板上点几个试样，每个斑点间距应保持在 0.5～1.0cm 为宜。

3. 展开 展开的方式有上行、下行、近水平、环形、单向二次展开、双向或多次展开等，常用上行法。具体操作时，预先用展开剂将密闭的展开缸饱和片刻，然后将点样后的薄层板置缸内支架上，预饱和一定时间，使与缸内饱和的展开剂气体达到平衡。饱和后，将薄层板点有试样的一端浸入展开剂中约 0.5cm 深处（注意勿使展开剂浸泡点样斑点），开始展开。随着展开剂的上行，试样中不同成分因迁移速度不同而得到分离。待展开剂上行迁移到规定高度时取出，放置通风处使展开剂自然挥干或用吹风机冷风吹干，若试样对热稳定也可用热风、红外线干燥箱快速烘干。

4. 显色 薄层板可在日光、紫外灯（254nm 或 365nm 波长）或荧光灯下观察斑点位置并作好标

记，必要时可选择显色剂显色观察。

5. 计算比移值 试样经色谱分离并显色后，分离所得物质在薄层色谱上的斑点位置可用比移值 R_f 来表示。

$$R_f = \frac{原点至斑点中心的距离}{原点至溶剂前沿的距离}$$

考点：薄层色谱操作步骤；湿法制板方法；展开方法；R_f 值计算方法

（二）应用

薄层色谱既可用于分离又可用于鉴定，也可为柱色谱等提供色谱分离参考条件。主要用于混合物中各成分的鉴定，如利用对照品法对中药制剂中有效成分进行分离和鉴别（图4-3）。

近年来，随着薄层色谱技术的不断发展，出现了烧结薄层色谱法、高效薄层色谱法、有浓缩区的薄层色谱法、双波长薄层色谱扫描定量法等新技术，大大提高了分离的效能。

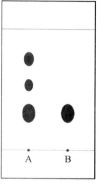

图4-3 对照品法鉴别中药提取液中有效成分
A. 中药提取液；B. 标准品

三、吸附柱色谱法

吸附柱色谱是指将吸附剂装入色谱柱中，以适当的洗脱剂进行洗脱而使不同成分得到分离的色谱分离方法。

（一）操作技术

常规的柱色谱使用的色谱柱一般为玻璃柱，柱内径与柱长的比例一般在1∶15～1∶20，分离样品与吸附剂的用量比为1∶30～1∶60。

吸附柱色谱的操作步骤包括装柱、上样和洗脱三部分。装柱的方法一般分为干法和湿法两种。硅胶和氧化铝可用干法装柱，也可用湿法装柱，聚酰胺和活性炭一般用湿法装柱。

1. 装柱 装柱前先将空色谱柱清洗干净，干燥后，在色谱柱管底部铺一层脱脂棉，再加一层厚约0.5cm的石英砂（有筛板的色谱柱可直接铺石英砂）。干法装柱时用小漏斗将吸附剂均匀装入柱内，橡皮槌轻轻敲打色谱柱，使吸附剂装填连续均匀、紧密。湿法装柱时先往柱内加入少量的洗脱剂，打开色谱柱下方的活塞，让柱内溶剂以较小的速度向下移动，将吸附剂的混悬液沿上口漏斗在不断搅拌下缓慢、均匀、连续地倒入色谱柱中。当柱中溶剂层接近吸附剂层3～4cm时，剪一张与柱直径大小相当的滤纸置于吸附剂层表面，然后均匀地铺一层细砂，关闭色谱柱活塞，柱的填装即告完成，色谱柱中应无气泡且填充均匀。

2. 上样 将试样溶于洗脱剂中制成体积小、浓度高的溶液。上样时，打开色谱柱活塞，让柱内溶剂以较小的速度向下移动，当柱内溶剂即将全部没入砂面时，用吸管小心地将试样液沿着柱内壁均匀地加到吸附剂上端表面，待试样液全部没入砂面后，再用吸管吸取少量洗脱剂添加至上端表面。

3. 洗脱 洗脱剂可通过薄层色谱筛选，一般薄层展开时 R_f 值为0.2～0.3的溶剂系统较为适宜，采用梯度洗脱法，逐渐提高洗脱能力，使试样中各成分得以分离（图4-4）。洗脱时将色谱柱下口打开，从上口注入洗脱剂，从下口收集洗脱液，可通过下口的活塞控制流速，一般2～4ml/min较合适，若流速太慢，可在上口加压。洗脱后所得的各份洗脱液分别进行浓缩，经薄层色谱检测后，合并相同流分，回收溶剂，获得单体。若为混合物，可进一步分离纯化。

考点：柱色谱操作步骤

（二）应用

吸附柱色谱法具有分离试样量大的特点，故常用于制备性分离，如用吸附柱色谱分离长春花中长春碱（vinblastine）和长春新碱（vincristine），可采用氧化铝

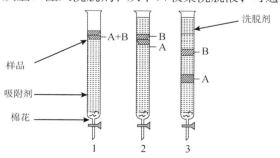

图4-4 柱色谱示意图

吸附色谱柱，苯：三氯甲烷（1：2）为洗脱剂洗脱。

四、聚酰胺色谱法

（一）原理

聚酰胺色谱是以聚酰胺作为固定相的色谱。色谱用的聚酰胺常为聚己内酰胺（锦纶6），难溶于水及其他有机溶剂，可溶于浓盐酸和甲酸，对碱较稳定。其结构如下：

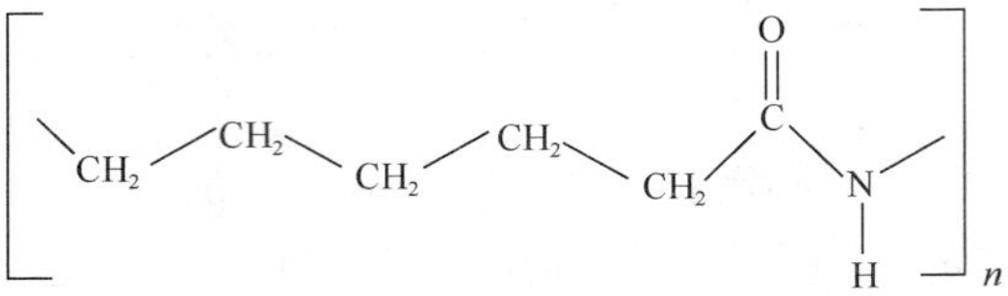

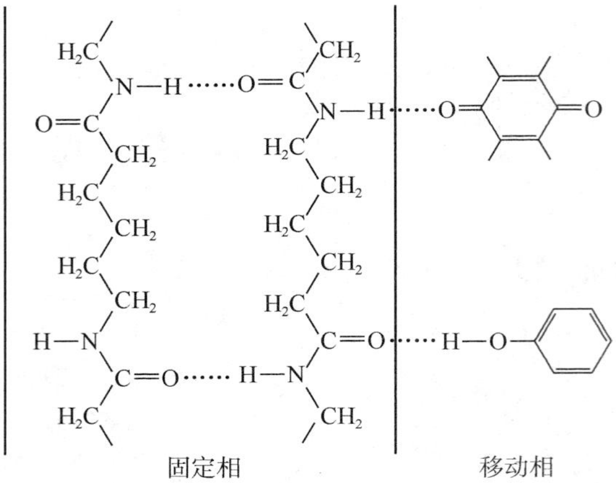

$$[-CH_2-CH_2-CH_2-CH_2-CH_2-C(=O)-NH-]_n$$

聚酰胺分子中存在很多的酰胺键，它们可与酚类、酸类、醌类、硝基化合物等形成氢键（图4-5），因而对含有这些结构的化合物产生不同的吸附作用而达到分离目的。移动相溶剂通过氢键竞争来洗脱吸附在聚酰胺上的被分离成分。

图4-5 聚酰胺吸附色谱原理

（二）影响氢键形成的因素

聚酰胺对化合物吸附力的强弱取决于形成氢键的能力，形成氢键的能力受以下因素影响：

1. 溶剂的种类 聚酰胺形成氢键的能力在水中最强，在有机溶剂中较弱，在碱性溶剂中最弱。各种溶剂在聚酰胺柱色谱中洗脱能力由弱到强的顺序如下：

水＜甲醇/乙醇＜丙酮＜稀氢氧化钠液/稀氨溶液＜甲酰胺＜二甲基甲酰胺＜尿素水溶液

聚酰胺柱色谱时一般先用水装柱，然后用浓度由低至高的乙醇或甲醇洗脱，分离结束后，可用10%乙酸、3%氨水或5%氢氧化钠水溶液进行再生处理。薄层色谱也常用含水、甲醇、乙醇或丙酮的混合溶剂展开。

2. 化合物分子结构 在含水溶剂中，化合物分子结构对氢键缔合的影响有以下几点规律：

（1）形成氢键的基团数目越多，吸附力越强。

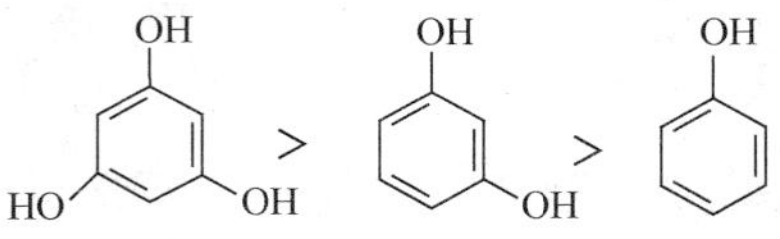

（2）成键基团所处的位置不同，被吸附的强度也不同。

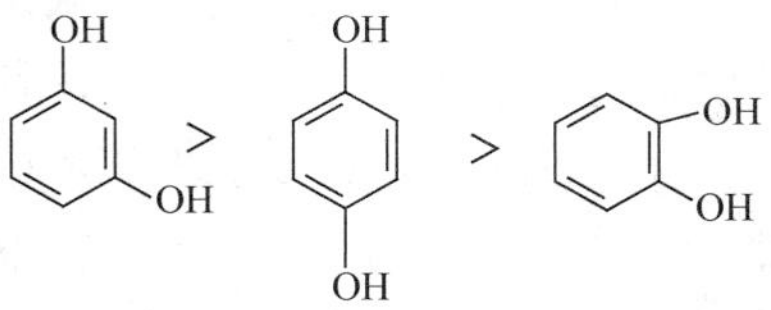

（3）能形成分子内氢键者，吸附力减弱。

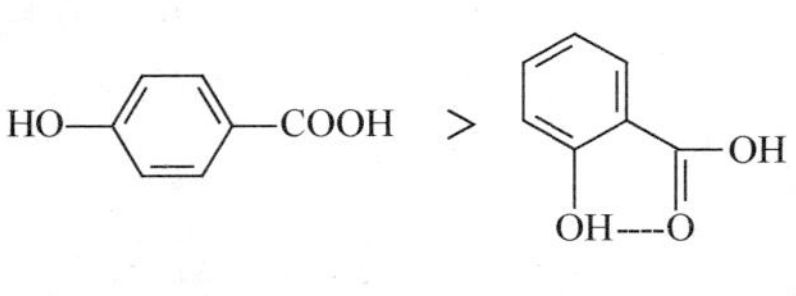

（4）分子中芳香核、共轭双键多者吸附性增强，反之则减弱。

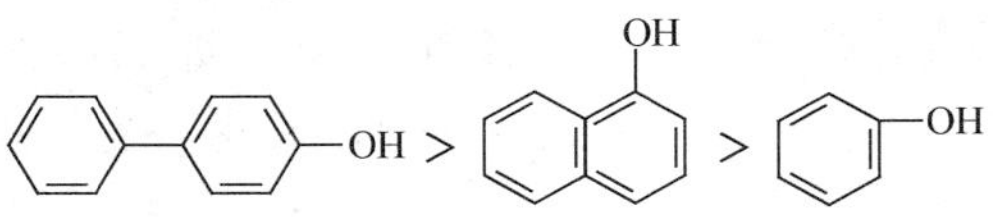

（三）应用

聚酰胺吸附容量大，特别适合于化合物的制备性分离。常用于分离黄酮类、蒽醌类及其他酚类化合物。此外，对生物碱、萜类、甾体、糖类、氨基酸等其他极性与非极性化合物的分离也有着广泛的应用。由于鞣质分子中有大量的酚羟基和羧基，可在聚酰胺上形成不可逆吸附，可利用聚酰胺将植物粗提取物中的鞣质除去。

考点： 聚酰胺色谱法的吸附原理及应用范围；溶剂洗脱能力；化合物分子结构对氢键缔合的影响规律

第2节　分配色谱法

分配色谱法（partition chromatography）是一种利用混合物中各成分在互不相溶的两相溶剂中的分配系数不同而实现分离的色谱方法。

一、原　　理

（一）基本原理

分配色谱法通常是以一种多孔的物质为支持剂，表面吸附具有一定黏度的溶剂，该溶剂固定在支持剂表面，构成了色谱分离过程中的固定相，而另一与固定相互不相溶的溶剂作为移动相进行展开或洗脱。分离物质的难易程度主要取决于待分离化合物在两相溶剂中的分配系数差异，分离原理实质上与两相溶剂萃取相同。

根据固定相与移动相的极性不同，分配色谱又分为正相分配色谱和反相分配色谱。当固定相的极性大于移动相的极性时，称为正相分配色谱或正相色谱；当固定相的极性小于移动相的极性时，称为反相分配色谱或反相色谱。

（二）基本要素

1. **支持剂**　支持剂又称载体，在分配色谱中仅作为载负固定相的介质。作为支持剂的固体物质要求为中性多孔的粉末，无吸附作用，可吸收一定量的固定相，且不影响移动相的通过。常用的有硅胶、硅藻土、纤维素粉和滤纸等。

2. **固定相**　常用作固定相的极性和亲水性溶剂如水、各种水溶液（酸、碱、盐与缓冲液）、甲醇、甲酰胺等，亲脂性溶剂如硅油、液体石蜡和石油醚等。分离亲水性成分时，选用极性和亲水性溶剂为固定相；分离亲脂性成分时，选用亲脂性溶剂为固定相。

3. **移动相**　移动相通常是由两种或两种以上溶剂按一定比例组成的复合两相溶剂系统。常用的亲脂性溶剂如石油醚、苯、卤代烃类、脂类、酮类等或其混合物，极性和亲水性溶剂如水、各种水溶液及与水相混溶的有机溶剂等。分离亲水性成分时，选用亲脂性溶剂为移动相；分离亲脂性成分时，选用极性和亲水性溶剂为移动相。

4. **被分离成分**　一般情况下，被分离成分的极性大，选用极性大的固定相和极性小的流动相（正相分配色谱）；被分离成分的极性小，选用极性小的固定相和极性大的流动相（反相分配色谱）。

考点： 分配色谱法原理；正相色谱与反相色谱的概念；分配色谱法基本要素内容

二、分类与应用

（一）纸色谱

纸色谱（paper chromatography，PC）是以滤纸作为支持体，以滤纸上吸附的水作为固定相，以用水饱和的有机溶剂作为移动相进行展开，从而使混合物中各成分得以分离的一种分配色谱方法。分离过程中，被分离化合物的极性越小，随移动相迁移的速度越快。

应用时需根据实际情况，选用合适的色谱纸及移动相溶剂系统。具体操作步骤如下：

1. **点样**　点样方法与薄层色谱基本相似。点样量一般是几毫克至几十毫克。

2. **展开**　一般纸色谱展开的器具有纸色谱管、市售的色谱缸或具盖的标本瓶等。常用上行法展开（图4-6）。

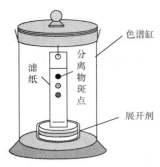

图4-6 纸色谱示意图

3. **显色** 展开结束后，先在日光或紫外灯光下观察有无有色或荧光斑点，标记其位置，然后再根据所需检查成分喷洒相应的显色剂，显色后再定位，注意不能用腐蚀性的显色剂。

纸色谱广泛应用于定性、定量分析，也可用于微量成分的制备性分离，主要用于分离糖类和氨基酸等极性较大的化合物，对亲水性和弱亲脂性成分的分离效果比薄层色谱更好。

考点：纸色谱的概念

（二）分配薄层色谱

分配薄层色谱的装置及操作与吸附薄层色谱相同，包括制板、点样、展开和显色等步骤，由于分配薄层色谱所用固定相为液体而非固体，故制板方法不同。

对于正相薄层色谱，若固定相为水，制板时可用纤维素或硅藻土为支持剂，以水按一定比例混合后均匀涂布于薄板上，自然晾干。使用前将薄层板用沸水浴的蒸汽熏至水分饱和，放置空气中蒸发掉多余的水分，即可使用。若固定相为水以外的其他溶剂，可用浸渍法、展开法或喷雾法将固定相涂布于铺有支持剂的薄层板上。

对于反相薄层色谱，固定相常选用脂肪族碳氢化合物，如5%～10%的正十一烷的石油醚液或1%液体石蜡的乙醚溶液及5%硅酮油的乙醚溶液进行涂布制板，挥去有机溶剂后即得。

（三）分配柱色谱

分配柱色谱装置与吸附柱色谱相同，具体操作如下：

1. **装柱** 将所选的固定相与支持剂以0.5：1～1：1的比例充分混匀，使支持剂吸着固定相，再与移动相混合装柱。装柱时先将用固定相饱和后的移动相溶剂加入色谱柱内，再按湿法装柱操作装入吸着固定相的支持剂。

2. **加样** 在分配柱色谱中，一般支持剂的用量为试样量的100～1000倍，其载样量较吸附柱色谱少。根据试样溶解性能的不同，有三种加样方法可供选择：

（1）易溶于固定相者，将试样溶于少量固定相后，加入少量支持剂拌匀，装入柱顶。

（2）可溶于移动相者，直接溶于移动相溶剂后加入柱顶。

（3）对于在两相中均难溶者，以使用的低沸点溶剂溶解后，加入干燥的支持剂拌匀，挥去溶剂，再用一定量的固定相拌匀，装入柱顶。

3. **洗脱** 洗脱所用的移动相均需先与固定相饱和。洗脱方法与吸附柱色谱相同。

正相柱色谱主要用于分离极性较大的成分，如糖类、皂苷、强心苷、有机酸、生物碱、氨基酸等。反相柱色谱主要用于分离极性较小的脂溶性化合物，如游离甾体、高级脂肪酸、极性小的黄酮类、蒽醌类及其苷类等。

考点：分配柱色谱装柱方法

第3节 离子交换色谱法

离子交换色谱（ion exchange chromatography，IEC）是以离子交换树脂作为固定相，使混合成分中离子型与非离子型物质、或具有不同解离度的离子化合物得到分离的一种色谱方法。常用于分离具有解离能力的酸性、碱性及两性化合物，如生物碱盐、氨基酸、有机酸、酚类、肽类等天然药物化学成分，工业上常用于去离子水的制备及水溶性各类成分的分离。

一、离子交换树脂的分类与选择

离子交换树脂是一类含有解离性功能基团的特殊高分子化合物，一般呈球状或无定形粒状。根据其所含解离性功能基团的不同，可分为阳离子交换树脂和阴离子交换树脂两类。

(一)阳离子交换树脂

阳离子交换树脂分强酸型、中强酸型和弱酸型三种。以强酸型阳离子交换树脂为例，交换基团是磺酸（—SO_3H），又称为磺酸型阳离子交换树脂，交换基团中的氢离子（H^+），能与溶液中的正电荷离子进行可逆交换。若被分离物质带正电荷（如生物碱盐或无机阳离子），应选择阳离子交换树脂。交换后树脂柱用稀盐酸溶液洗脱即可使离子型物质与非离子型物质分离。

(二)阴离子交换树脂

阴离子交换树脂分强碱型和弱碱型两种。以强碱型阴离子交换树脂为例，交换基团为—$N^+(CH_3)_3 \cdot OH^-$，又称为季铵型阳离子交换树脂，交换基团中的氢氧根离子（OH^-），能与溶液中的负电荷离子进行可逆交换，若被分离物质带负电荷（如酸根离子等），选择阴离子交换树脂。交换后树脂柱用稀氢氧化钠或氨水溶液洗脱，即可使离子型化合物与其他物质分离。

此外，还需注意树脂的交换容量及颗粒的大小。通常均选用交换容量大的树脂。如果用于一般的色谱分离，树脂粒度为200~400目；若用于提取离子性成分，则树脂粒度应在100目左右；若用于制备去离子水，则粒度在16~60目。

二、离子交换原理

离子交换色谱以离子交换树脂为固定相，以水或含水溶剂作为移动相，移动相携带的离子性化合物与树脂上同电荷离子进行交换而被吸附，由于不同的离子在树脂上的交换能力不同，混合离子在色谱上随着移动相移动的速度不同而达到分离目的。下面以 NaCl 水溶液，通过强酸型阳离子交换树脂后，再通过强碱型阴离子交换树脂为例，说明阴、阳离子在离子交换树脂上的交换原理。

$$R—SO_3^-H^+ + Na^+ \rightleftharpoons R—SO_3^- + Na^+ + H^+$$

$$R—N^+(CH_3)_3OH^- + Cl^- \rightleftharpoons R—N^+(CH_3)_3Cl^- + OH^-$$

三、操 作 技 术

离子交换色谱法常用柱色谱进行分离，具体操作方法与柱色谱相似。

(一)树脂的预处理

离子交换树脂由于为合成高分子制备而来，含有较多的杂质，故装柱前均应进行预处理，除去所含的可溶性小分子有机物及铁、钙等杂质。根据分离试样中离子的性质，按酸→碱→酸的步骤用适当试剂处理阳离子交换树脂，按碱→酸→碱的步骤用适当试剂处理阴离子交换树脂，使树脂达到分离的要求。

(二)装柱

先将树脂用蒸馏水充分溶胀，赶尽气泡，清洗至上层液透明，然后将溶胀后的树脂加少量水搅拌，连续倒入色谱柱中，打开活塞，缓缓放出水液，使树脂均匀下沉。

(三)上样

将试样配成浓度较稀的溶液，按柱色谱的上样方法将试样液加入柱内，打开活塞，当试样溶液流经离子交换树脂时，溶液中的离子与树脂上的解离性基团进行交换，被吸附于树脂上，至试样溶液流出后，用蒸馏水冲洗树脂柱，将残液洗净。

(四)洗脱

常用的洗脱剂有酸、碱、盐的水溶液或各种不同离子浓度的缓冲液等。对于不同类型的树脂，宜适当控制所选洗脱剂的pH，并选择一种能解离出比被吸着的成分更活泼的离子或基团的洗脱剂，将吸着成分通过洗脱替换下来。洗脱速度通常为 1~2ml/min。

(五)再生

离子交换树脂上的交换是可逆的，对使用过的树脂可用与预处理相同的方法使其再生而恢复原状，再生后的树脂能反复使用。阳离子交换树脂常用的再生剂为 HCl 和 NaCl；阴离子交换树脂的再生剂一般为 NaOH。

考点：树脂的预处理方法；树脂再生的方法

第4节 凝胶色谱法和大孔吸附树脂法

一、凝胶色谱法

凝胶色谱法（gel filtration chromatography，GFC）是一种利用凝胶作为"分子筛"，使混合物中分子量大小不同的化合物得到分离的色谱方法。

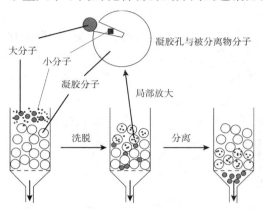

图4-7 凝胶色谱法分离原理示意图

（一）原理

凝胶是一类具有三维立体结构的多孔网状物质，其内部小孔穴的存在成为分离分子大小不同化合物的基础。小分子化合物能进入凝胶小孔穴，中等大小的分子只能进入到凝胶中等大小的孔穴中。大分子化合物因不能进入小孔穴，最先随洗脱剂流出，反之，小分子在柱内的路径长，最后流出。凝胶色谱法分离原理见图4-7。

（二）凝胶种类与应用

选择合适的凝胶，是凝胶色谱法成功分离的关键。此处介绍两类常用的凝胶。

1. 葡聚糖凝胶 又称交联葡聚糖凝胶，是由葡聚糖与3-氯-1,2-环氧乙烷交联而成的多孔网状结构物质。葡聚糖凝胶颗粒的网孔大小取决于制备时所添加的交联剂比例。若交联剂量多，则交联度大，网孔紧密，孔径小，吸水少；反之，交联剂量少，则交联度小，网孔稀疏，孔径大，吸水多。

葡聚糖的商品型号按交联度大小分类，并以每克干凝胶吸水量10倍的数值来表示，如凝胶G-25型表示吸水量为2.5ml/g的葡聚糖凝胶。不同规格的葡聚糖凝胶适用于分离不同分子量的化合物。

葡聚糖凝胶具有亲水性，但不溶于水、稀酸、稀碱或盐溶液，能在水中溶胀成胶粒，在pH3～10内稳定，主要用于分离水溶性成分，如蛋白质、肽类、氨基酸、多糖、苷类及生物碱盐等，在生物化学中应用最为广泛，洗脱剂为水溶液。

2. 葡聚糖凝胶LH-20 葡聚糖凝胶LH-20分子中引入了亲脂性基团，除了能在水中溶胀外，也能在许多有机溶剂如醇、甲酰胺、丙酮和氯仿等溶剂中溶胀，并在pH＞2的无氧化剂溶液中呈稳定状态。因此洗脱剂可以用水或有机溶剂，增大了应用范围，不仅可用于分离水溶性化合物，也可用于分离脂溶性化合物，如黄酮、蒽醌和皂苷元等。

（三）操作技术

凝胶色谱法的操作与吸附柱色谱的湿法装柱相似，具体步骤如下：

1. 装柱 装柱前必须溶胀凝胶。可将干燥凝胶加入洗脱剂中充分溶胀1～3天，或在沸水浴中溶胀2～5小时。溶胀平衡后，倾去上层清液，然后再加入洗脱剂适量搅拌，静置使凝胶下沉，再倾去上层清液，至无细颗粒为止。漂洗结束后，用真空水泵抽气排除凝胶中的气泡，即可进行装柱。装好柱之后，上样前必须对色谱柱进行均匀性检查。

2. 加样 配制浓度适宜的试样溶液，用滴管沿柱壁缓缓注入柱中，加完后将活塞打开，使试样完全渗入柱内，再关闭活塞。

3. 洗脱 常选用水、酸、碱、盐和缓冲溶液等作为洗脱剂。对于固定相为葡聚糖凝胶LH-20的凝胶色谱，洗脱剂也可选用各种有机溶剂。

4. 再生 凝胶经多次使用后，应进行再生处理。交联葡聚糖凝胶常用温热的0.5mol/L NaOH和0.5mol/L NaCl的混合液浸泡，用水冲至中性；聚丙烯酰胺和琼脂糖凝胶由于对酸碱不稳定，则常用盐溶液浸泡，然后用水冲至中性。

考点：凝胶色谱法分离原理；凝胶色谱法常用凝胶种类；凝胶色谱法装柱和再生处理方法

二、大孔吸附树脂法

大孔吸附树脂（marcoporous adsorption resin）是一种具有吸附性和分子筛性双重性能的有机化合物，可以使分子量的大小及吸附力强弱不同的混合物中各成分获得分离。大孔吸附树脂具有很好的吸附性能，能有效地吸附具有不同化学性质的各种类型化合物，如生物碱、黄酮、香豆素、皂苷及其他苷类成分，对色素的吸附能力较强，对糖类的吸附能力很差。目前，广泛用于天然药物的分离、富集，并在抗生素及水溶性天然产物成分提纯等方面发挥独特作用。

（一）原理

大孔吸附树脂是一种化学结构与离子交换树脂类似却不含交换基团，具有大孔结构的有机高聚物吸附剂。大孔吸附树脂的分离原理为吸附作用和"分子筛"作用相结合。它的吸附性来源于分子结构中的范德瓦耳斯力或氢键作用，这种吸附作用力弱、解吸容易。吸附力的大小与树脂的结构有关，一般极性树脂用于吸附极性化合物，非极性树脂用于吸附非极性化合物；吸附力的大小还与树脂颗粒的比表面积相关，比表面积越大，吸附量越高。大孔吸附树脂的"分子筛"作用来源于本身的多孔性网状结构，与凝胶结构类似，它存在孔径不同的小孔穴，可使小分子结构进入孔穴而较难洗脱。

（二）分离条件的确立

1. 树脂类型 大孔吸附树脂多为白色球形颗粒，粒度通常为 20~60 目，根据聚合材料的不同，可分为非极性、中极性和极性三大类型。在选择树脂时，必须根据被分离化合物的大致结构特征及分子量大小来选择树脂类型。

2. 洗脱溶剂 洗脱剂的种类及其浓度会影响分离的效果，应根据吸附力强弱选用不同的洗脱剂及浓度。对非极性大孔吸附树脂，洗脱剂极性越小，洗脱能力越强；对中等极性和极性大孔树脂，则用极性较大的洗脱剂为佳。此外，还应注意溶剂 pH 的影响，一般酸性化合物在酸性溶液中易被吸附，碱性化合物在碱性溶液中易被吸附。实际工作中常用溶剂有：

（1）水：可洗脱单糖、鞣质、低聚糖、多糖、极性大的皂苷等极性物质。
（2）70%乙醇：可洗脱皂苷、酚性物质、糖类、少数黄酮等。
（3）30%~50%碱溶液：可洗脱黄酮、有机酸、酚性物质和氨基酸。
（4）10%酸溶液：可洗脱生物碱、氨基酸等。
（5）丙酮：可洗脱中性亲脂性成分。

3. 被分离成分 被分离成分的极性及分子体积大小对分离效果也有着直接的影响。一般而言，极性较大的成分适宜在中极性树脂上进行分离，而极性小的成分则适宜在非极性树脂上进行分离；化合物分子体积较大者，宜选用较大孔径的树脂，以利于分离。

（三）操作技术

大孔吸附树脂法常用柱色谱进行分离，具体操作包括装柱、上样和洗脱等步骤。

1. 大孔吸附树脂的预处理 新购的大孔树脂可能含有致孔剂、引发剂、分散剂和一些未聚合的单体等化学残留，必须经过预处理除去。预处理的一般方法是：

（1）在色谱柱内加入相当于装填树脂 0.5 倍的水，将新树脂投入柱中，从树脂底部加水，以反冲水流使树脂床接近完全膨胀、排尽气泡，并将小颗粒树脂冲出。
（2）换用 2 倍量树脂床体积的乙醇浸泡树脂 4 小时。
（3）用乙醇洗柱，洗至流出液加水不呈白色浑浊为止。
（4）用蒸馏水通过树脂层，洗净乙醇。
（5）用 4%的 HCl 溶液浸泡树脂 3 小时，然后用蒸馏水洗至中性。
（6）用 5%的 NaOH 溶液浸泡树脂 3 小时，然后再用蒸馏水洗至中性，即可。

2. 装柱和上样 选用合适的大孔吸附树脂，湿法装柱。装柱后，选择适宜的溶剂配制一定 pH 的试样溶液（浓度不宜过高），按湿法上样操作。

3. 洗脱 常用的洗脱剂有水、甲醇、乙醇、丙酮和乙酸乙酯等。流速一般以控制在 0.5～5.0ml/min 为宜。根据实际情况，也可采用不同极性的洗脱剂进行梯度洗脱。

4. 树脂的再生 使用过的树脂可经处理后再生。若使用了非水溶性的有机溶剂作洗脱剂，用甲醇反复冲洗树脂柱即可；若使用了水溶性的洗脱剂，则用蒸馏水反复冲洗树脂柱；色谱柱多次使用后，颜色加深，吸附能力下降，可用 4%的 HCl 溶液和 5%的 NaOH 溶液依次浸泡 12 小时，再用蒸馏水洗至中性即可。

考点：大孔吸附树脂分离原理；不同洗脱溶剂洗脱成分

第 5 节 高效液相色谱法和气相色谱法

一、高效液相色谱法

高效液相色谱法（high performance liquid chromatography，HPLC）是在经典液相柱色谱的基础上发展起来的一种高效、快速的色谱分离方法。高效液相色谱法按固定相不同可分为液-液色谱法和液-固色谱法；按色谱原理不同可分为分配色谱法、吸附色谱法、离子交换色谱法和凝胶色谱法等。

（一）原理

高效液相色谱法采用高压输液系统，将单一溶剂或不同比例的混合溶剂作为流动相泵入装有固定相的色谱柱，在柱内各成分被分离后，进入检测器进行检测，从而实现对试样的分析。其分离原理为利用混合物中不同组分在两相间分配系数、亲和力、吸附力或分子大小不同而引起的排阻作用的差别使之得以分离。色谱柱是以特殊的方法用较小颗粒的填料填充而成，大大提高了柱效，采用高压泵输送流动相，同时在色谱柱后连有各类检测器，可以对流出物进行连续检测（图 4-8）。

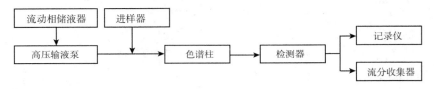

图 4-8 高效液相色谱仪基本组成

考点：高效液相色谱工作原理

（二）一般术语及含义

1. 色谱峰 待测组分由色谱柱流出后，通过检测器时产生的信号-时间曲线的突起部分称为色谱峰。峰的最高点至基线的距离称为峰高（h），峰两侧拐点处所作两条切线与基线的两个交点间的距离称为峰宽（W）。

2. 峰面积（A） 色谱曲线与基线之间包围的面积，是色谱法的定量参数。

3. 保留时间（t_R） 从进样开始到组分流出色谱柱的这段时间；或从进样开始到色谱峰顶点之间的时间。是定性鉴别的指标。

4. 拖尾因子（T） 用于衡量色谱峰的对称性，T 在 0.95～1.05 时为对称峰。拖尾因子计算公式为：

$$T = \frac{W_{0.05h}}{2d_1}$$

式中，$W_{0.05h}$ 为 5%峰高处的峰宽；d_1 为峰顶在 5%峰高处横坐标平行线的投影点至峰前沿与此平行线交点的距离（图 4-9）。

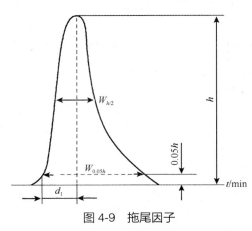

图 4-9 拖尾因子

5. **分离度**（R） 相邻两峰的保留时间之差与平均峰宽的比值。用于评价待测物质与被分离物质之间的分离程度，是衡量色谱系统分离效能的关键指标。分离度的计算公式为：

$$R = \frac{2 \times (t_{R_2} - t_{R_1})}{W_1 + W_2} \quad \text{或} \quad R = \frac{2 \times (t_{R_2} - t_{R_1})}{1.70 \times (W_{1,h/2} + W_{2,h/2})}$$

式中，t_{R_2} 为相邻两色谱峰中后一峰的保留时间；t_{R_1} 为相邻两色谱峰中前一峰的保留时间；W_1、W_2 及 $W_{1,h/2}$、$W_{2,h/2}$ 分别为此相邻两色谱峰的峰宽及半高峰宽（图4-10）。

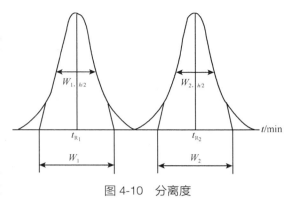

图 4-10 分离度

6. **理论板数**（n） 用于评价色谱柱的分离效能。一般为待测物质或内标物质的理论板数。

$$n = 16 \times \left(\frac{t_R}{W}\right)^2 \quad \text{或} \quad n = 5.54 \times \left(\frac{t_R}{W_{h/2}}\right)^2$$

7. **重复性** 用于评价色谱系统连续进样时响应值的重复性能。采用外标法时，通常取各品种项下的对照品溶液，连续进样5次，除另有规定外，其峰面积测量值的相对标准偏差应不大于2.0%；采用内标法时，通常配制相当于80%、100%和120%的对照品溶液，加入规定量的内标溶液，配制成3种不同浓度的溶液，分别至少进样2次，计算平均校正因子，其相对标准偏差应不大于2.0%。

8. **灵敏度** 用于评价色谱系统检测微量物质的能力，通常以信噪比（S/N）来表示。通过测定一系列不同浓度的供试品或对照品溶液来测定信噪比。定量测定时，信噪比应不小于 10∶1；定性测定时，信噪比应不小于 3∶1 或 2∶1。系统适用性试验中可以设置灵敏度实验溶液来评价色谱系统的检测能力。

（三）仪器的一般要求和色谱条件

1. **对仪器的一般要求** 高效液相色谱仪由高压输液泵、进样器、色谱柱、检测器、记录仪组成。

（1）色谱柱：正相色谱柱是用硅胶填充剂或键合极性基团的硅胶填充而成的色谱柱，常见的填充剂有硅胶、氨基键合硅胶和氰基键合硅胶等。反相色谱柱是以键合非极性基团的载体为填充剂填充而成的色谱柱，常见的载体有硅胶、聚合物复合硅胶和聚合物等；常用的填充剂有十八烷基硅烷键合硅胶、辛基硅烷键合硅胶和苯基键合硅胶等。此外，常用的还有用离子交换填充剂填充而成的离子交换色谱柱和用手性填充剂填充而成的手性分离色谱柱。

（2）检测器：最常用的检测器为紫外检测器（包括二极管阵列检测器）、荧光检测器、蒸发光散射检测器、示差折光检测器、电化学检测器和质谱检测器等。

（3）流动相：反相色谱系统的流动相常用甲醇-水系统和乙腈-水系统，用紫外末端波长检测时，宜选用乙腈-水系统。流动相中应尽可能不用缓冲盐，如需用时，应尽可能使用低浓度缓冲盐。用十八烷基硅烷键合硅胶色谱柱时，流动相中有机溶剂一般不低于5%，否则易导致柱效下降、色谱系统不稳定。正相色谱系统的流动相常用两种或两种以上的有机溶剂，如二氯甲烷和正己烷等。

2. **系统适应性试验** 色谱系统的适用性试验通常包括理论板数、分离度、灵敏度、拖尾因子和重复性等五个参数。一般定性鉴别和定量分析要求仪器系统适应性试验参数应符合药典规定。

考点：系统适应性试验内容

（四）应用

由于高效液相色谱法具有分离效能高、选择性好、灵敏度高、分析速度快、适用范围广等特点，已成为中药制剂含量测定最常用的分析方法。在《中国药典》2020年版一部，高效液相色谱法是应用最广泛的分析检验方法，多种中药饮片及制剂的鉴别、特征图谱、指纹图谱、检查、含量测定中均用到该法。例如，牛黄上清丸中黄芩苷（baicalin）、栀子苷（gardenoside）、连翘酯苷 A（forsythiaside A）、芍药苷（paeoniflorin）的鉴别，制川乌中双酯型生物碱的检查，川芎中阿魏酸（ferulic acid）的含量测定。在天然药物化学研究中，高效液相色谱法常用于有效成分的定性和定量分析。

1. 鉴别　每一种化合物在特定的色谱条件（色谱柱、流动相和柱温等相同）下具有特定的保留时间，因此常用保留时间来进行定性分析。如使用标准品对照法鉴别复方丹参片中有效成分丹参酮ⅡA（tanshinone ⅡA）。复方丹参片是由丹参、三七和冰片3种药材制成的复方制剂，鉴别时配制三种溶液。

（1）对照品溶液：精密称取一定量丹参酮ⅡA对照品，用甲醇溶解成一定浓度的对照品溶液。

（2）供试品溶液：精密称取复方丹参片10片，计算平均片重，研细，精密称取细粉适量，以甲醇为溶剂超声振荡溶解，用甲醇定容，用微孔滤膜过滤，取续滤液。

（3）阴性对照液：除去丹参药材，按处方量比例取各组分，制成模拟样品，按供试品溶液配制方法制得阴性对照液。分别取三种溶液进行测定，记录色谱图，供试品溶液如有与对照品溶液主峰保留时间一致的色谱峰，说明供试品中含有丹参酮ⅡA（图4-11）。

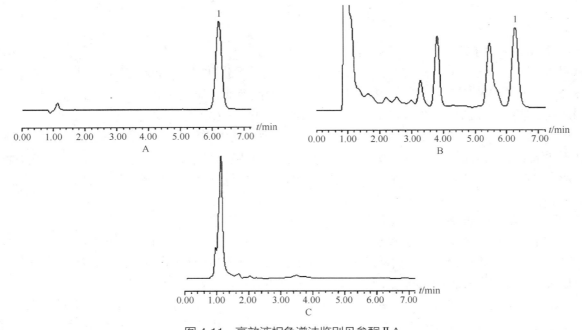

图4-11　高效液相色谱法鉴别丹参酮ⅡA
A. 对照品溶液；B. 供试品溶液；C. 阴性对照液；1-丹参酮ⅡA

2. 含量测定　混合物中各组分经高效液相色谱分离后，峰面积的大小与该组分的含量成正比，可用于天然药物及制剂中有效成分含量的定量分析。

> **课堂活动**

查询《中国药典》2020年版一部，了解高效液相色谱法在天然药物有效成分定量分析中的应用。
1. 中药石韦中绿原酸（chlorogenic acid）的含量测定方法。
2. 小柴胡颗粒中黄芩苷的含量测定方法。

二、气相色谱法

气相色谱法（gas chromatography，GC）是一种以气体为流动相的柱色谱分离、分析方法，根据所用固定相状态的不同可分为气-固色谱法（GSC）和气-液色谱法（GLC）两类。

（一）原理

气相色谱法采用气体为流动相（载气）流经装有填充剂的色谱柱进行分离测定，物质或其衍生物气化后，被载气带入色谱柱进行分离，各组分先后进入检测器，用数据处理系统记录色谱信号。

（二）操作技术

1. 对仪器的一般要求 气相色谱法所用的仪器为气相色谱仪，由载气源、进样部分、色谱柱、柱温箱、检测器和数据处理系统等组成。进样部分、色谱柱和检测器的温度均应根据分析要求适当设定。

（1）载气源：气相色谱法的流动相为气体，称为载气，氦、氮和氢均可用作载气。根据供试品的性质和检测器种类选择载气，除另有规定外，常用载气为氮气。

（2）进样部分：进样方式一般可采用溶液直接进样、自动进样或顶空进样。

（3）色谱柱：为填充柱或毛细管柱。填充柱的材质为不锈钢或玻璃，内径为2～4mm，柱长为2～4m，内装吸附剂、高分子多孔小球或涂渍固定液的载体，粒径为0.18～0.25mm、0.15～0.18mm或0.125～0.150mm。

（4）柱温箱：柱温箱温度的波动会影响色谱分析结果的重现性，柱温箱控温精度应在±1℃，且温度波动小于每小时0.1℃。温度控制系统分为恒温和程序升温两种。

（5）检测器：适合气相色谱法的检测器有火焰离子化检测器（FID）、热导检测器（TCD）、氮磷检测器（NPD）、火焰光度检测器（FPD）、电子捕获检测器（ECD）和质谱检测器（MS）等。

2. 系统适应性试验 除另有规定外，照高效液相色谱法项下的规定。

（三）应用

气相色谱法是一种具有分析速度快、分离效率高、分析灵敏度高、试样用量少（气体试样可为1ml，液体试样为0.1μl，固体试样为几微克）等优点的色谱方法，已广泛应用于石油化工、食品卫生、环境监测、药物分析等领域。但气相色谱法也存在不足之处，如不适宜分离高沸点、热稳定性差、高极性的化合物，柱的载样量小，无法进行大规模制备性分离等，在一定程度上限制了该法的应用。

在天然药物化学成分的研究方面，特别适用于具有低沸点、易挥发特性的挥发油成分的分离、鉴定与定量分析。对于高沸点、高极性的化合物（如多糖、苷类、单糖等），由于在一定温度下无法气化，故不能直接应用气相色谱法分离，但可事先通过甲醚化、硅醚化、乙酰化等反应减小化合物的极性，使之能在一定温度下气化，即可用气相色谱法进行鉴定与定量分析。

考点： 气相色谱载气、进样方式和常用检测器；气相色谱应用范围

第6节 结构鉴定简介

化合物的结构测定是天然药物化学研究的重要内容。只有明确了化合物的化学结构，才能进一步开展其药效学、毒理学研究，并为人工合成、结构改造和药物设计等工作提供可靠的依据。

一、结构鉴定的一般步骤

（一）确定化合物纯度

只有单体成分（即纯物质）才能确保结构测定的准确性。一般用3种展开剂系统进行薄层展开均为单一斑点时，可确认其为单体成分，必要时结合HPLC和GC。

（二）确定化合物是否为已知

可用标准品的色谱对照法、物理常数测定法和四大光谱测定法初步判断。

（三）对未知化合物进一步测定

如初步确定是未知化合物，应用二维核磁共振法进一步确认。

（四）对新化合物的确定

先用高分辨质谱或元素分析仪确定其分子式，再用X射线衍射法等推测确定其结构。

二、四大光谱在结构测定中的作用

（一）紫外光谱

提供化合物的共轭程度、发色团、助色团的种类、数目及位置等结构信息。

（二）红外光谱

由于核磁共振与质谱的发展与普及，红外光谱的应用范围已大大缩小。目前主要用于鉴别结构中的羰基、炔基与氰基、未缔合羟基和氨基等基团。也常用来核对化合物，当两个化合物的红外光谱所有吸收峰，特别是灵敏的指纹区的吸收峰完全吻合时，则可确定两个化合物的结构相同。

（三）质谱

可用于确定分子量、直接提供分子式和提供部分结构信息。

（四）核磁共振谱（NMR）

1. 核磁共振氢谱（^{1}H-NMR） 能提供 3 个重要参数，即化学位移、峰面积和偶合常数。可提供 H 的信息。

（1）化学位移（δ）：根据其数值判断 H 的类型。

（2）峰面积：积分总面积与分子中总 H 质子数相当，根据分子式可推算出每个积分信号所相当的 H 质子数。

（3）信号分裂与偶合常数：信号分裂可以判断 H 的数目，服从 $n+1$ 规律，n 表示 H 的数目，如—CH$_2$—上有 2 个 H，$n+1=3$ 个峰，也就是说有 3 峰就有 2 个 H。偶合常数（J），偶合常数越大，说明 H 和 H 之间间隔化学键数越少。

2. 核磁共振碳谱（^{13}C-NMR） 提供不同类型及化学环境的碳核化学位移、异核偶合常数及弛豫时间等信息。

3. 二维核磁共振技术（2D-NMR） 对 2D-NMR 的解析，可使复杂化合物的结构得以确定，且短时间内即可完成。

> **考点：** 四大光谱结构鉴定中不同作用

自测题

一、选择题

（一）A 型题（最佳选择题）。每道题的备选项中，只有一个最佳答案。

1. 当两种成分的结构和性质非常接近时，一般采用的分离方法是（　　）
   A. 色谱法　　B. 盐析法　　C. 萃取法
   D. 沉淀法　　E. 结晶法

2. 下列官能团极性最大的是（　　）
   A. Ar—OH　　B. R—OH　　C. R—NH$_2$
   D. R—CHO　　E. RCONH$_2$

3. 硅胶的吸附能力大小与含水量的关系是（　　）
   A. 含水量 50% 时，活性最低
   B. 含水量 50% 时，活性最高
   C. 含水量越高，活性越高
   D. 含水量越高，活性越低
   E. 含水量与活性无关

4. 硅胶、氧化铝吸附柱色谱过程中，吸附剂的用量一般为样品量的（　　）
   A. 10~30 倍　　B. 20~30 倍　　C. 40~60 倍
   D. 40~80 倍　　E. 30~60 倍

5. 碱性氧化铝适合用于分离（　　）
   A. 氨基酸　　B. 有机酸　　C. 黄酮
   D. 生物碱　　E. 挥发油

6. 活性炭在下列哪一种条件下吸附性最强（　　）
   A. 酸性水溶液　　B. 碱性水溶液
   C. 稀乙醇水溶液　　D. 近中性水溶液
   E. 稀丙酮水溶液

7. 利用聚酰胺色谱法可除去植物粗提取物中的（　　）
   A. 淀粉　　B. 鞣质　　C. 纤维
   D. 水分　　E. 油脂

8. 聚酰胺色谱中，洗脱能力强的是（　　）
   A. 丙酮　　B. 甲醇　　C. 二甲基甲酰胺
   D. 水　　E. NaOH 水溶液

9. 分配纸色谱的固定相是（　　）
   A. 纤维素　　B. 纸　　C. 滤纸中所含的水
   D. 醇羟基　　E. 展开剂中极性小的溶剂

10. 凝胶色谱法适用于分离（　　）
    A. 极性大的成分　　B. 极性小的成分
    C. 亲脂性成分　　D. 亲水性成分
    E. 分子量不同的成分

11. 大孔吸附树脂吸附的化合物用水充分洗脱后，再用丙酮洗脱的通常是（　　）
    A. 单糖　　B. 鞣质　　C. 低聚糖
    D. 中性亲脂性成分　　E. 氨基酸

12. 高效液相色谱分离效果好的一个主要原因是（　　）
    A. 压力高　　　　　　B. 吸附剂的颗粒小
    C. 流动相流速快　　　D. 有自动记录
    E. 检测器种类多
13. 气相色谱法最常用的载气是（　　）
    A. 氢气　　B. 氮气　　C. 氦气
    D. 氯气　　E. 空气

（二）X 型题（多项选择题）。每道题的备选项中至少有两个正确答案。

1. 常用作吸附色谱法吸附剂的有（　　）
    A. 硅胶　　B. 氧化铝　　C. 活性炭
    D. 聚酰胺　　E. 葡聚糖凝胶
2. 大孔吸附树脂的分离原理包括（　　）
    A. 氢键吸附　　　　B. 范德瓦耳斯力
    C. 化学吸附　　　　D. 分子筛
    E. 分配系数差异
3. 高效液相色谱法的系统的适用性试验通常包括（　　）
    A. 理论板数　　B. 分离度　　C. 灵敏度
    D. 拖尾因子　　E. 重复性

二、问答题

1. 按分离原理色谱法可以分哪几类？分离原理是什么？
2. 天然药物化学成分结构鉴定一般有哪些步骤？

（杨光丽）

第 5 章
糖 和 苷 类

> **案例 5-1**
>
> 盛唐时期，一群西域商人见一"年轻"女子斥责一年迈老者，上前责问。女子说："我训斥自己的孙子，与你何干？"众人大惊。原来，此女已 200 多岁，老汉也已年逾九旬。老汉受责是因不守族规拒服枸杞，以致庞眉白发、两眼昏花。
>
> 这当然只是传说。然而关于枸杞您知道多少？是否所有品种都可用于保健养生？其实人们日常使用的多为宁夏枸杞的果实"枸杞子"。它是唯一载入《中国药典》（2020 年版）的枸杞品种，并入选 2019 年国家卫生健康委员会公布药食同源名单。药典记载，枸杞子具有滋补肝肾和益精明目的功效，其物质基础之一则是枸杞多糖（wolfberry polysaccharide）。这是一种能调节免疫和抗疲劳的重要活性成分。
>
> **问题：** 1. 什么是多糖？怎么分类？
> 2. 您还知道哪些多糖及其活性作用？

第 1 节 糖 类

糖类化合物（saccharides）是多羟基醛（或酮）及其衍生物、聚合物的总称，是植物光合作用的产物，植物体内含量为 85%～90%（除去水分）。存在于中草药中的糖一般视为杂质，提取有效成分后，往往需要除去糖类；但某些多糖是有效成分，如枸杞子、刺五加、人参、香菇、地黄和何首乌等中药中的多糖；另外，植物体内某些糖与非糖（如黄酮和蒽醌等）结合成苷后，可增强药效。因为糖类化合物大量参与了生物合成、细胞间识别、受精、胚胎形成、神经细胞发育、激素激活和细胞增殖等过程，所以科学家对糖类化合物的探究十分积极。

一、糖的分类和结构表示方法

根据糖的基本单元数不同，糖类化合物可分为单糖（monosaccharide）、低聚糖（oligosaccharide）和多聚糖（polysaccharide）。

（一）糖的分类

1. 单糖 单糖是糖最基本的组成单位，是不能被水解成更小分子的糖，如葡萄糖（glucose）和鼠李糖（rhamnose）等。

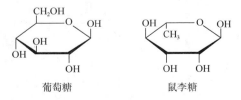

葡萄糖　　　鼠李糖

2. 低聚糖 是由 2～10 个单糖分子组成的糖。低聚糖又称寡糖，是完全水解后可生成 2～10 个单糖分子的糖，如二糖、三糖、四糖等。二糖又称双糖，如芸香糖（rutinose）是由 1 分子 α-L-鼠李糖的苷羟基和 1 分子 β-D-葡萄糖 C_6 上苷羟基经脱水缩合而成的，属于还原性糖，海藻糖（trehalose）是由 1 分子 α-D-葡萄糖的苷羟基和另 1 分子 α-D-葡萄糖的苷羟基脱水缩合而成的，属于非还原性糖。

芸香糖　　　　　　　　　　海藻糖

3. 多聚糖　多聚糖又称多糖，是由 10 个以上单糖分子聚合而成的糖。由于分子量普遍较大，改变了原有单糖或低聚糖的性质，失去原有的甜味和还原性。按其存在的位置可分为植物多糖和动物多糖。

（1）植物多糖：是由许多相同或不同的单糖通过 α-糖苷键或 β-糖苷键所组成的化合物，由相同的单糖组成的多糖，称均多糖，反之，则称为杂多糖。多糖普遍存在于自然界植物体中，包括纤维素（cellulose）、淀粉（starch）、菊糖（synanthrin）、黏液质（mucilage）和果胶（pectin）等。

（2）动物多糖：来自动物结缔组织基质和细胞间质，是脊椎动物组织细胞外空间的特征组分。如糖原（glycogen），是一种动物淀粉，又称肝糖或糖元，由葡萄糖结合而成的支链多糖，其糖苷为 α 型，是动物的贮备多糖，是人体最重要的供能物质之一；肝素（heparin），是一种高度硫酸酯化的右旋黏多糖，具有很强的抗凝血作用；硫酸软骨素（chondroitin sulfate），是软骨素的硫酸酯，在动物体内用以保持组织的水分和弹性，也是构成结缔组织、骨骼、软骨的重要成分，是 D-葡萄糖醛酸（D-glucuronic acid）$β_{1→3}$ 和 4-硫酸酯基乙酰 D-半乳糖胺 $β_{1→4}$ 组成；透明质酸（hyaluronic acid），又称玻尿酸，由 N-乙酰氨基-D-葡萄糖及 D-葡萄糖醛酸组成的二糖，再通过 $β_{1→3}$ 不断重复最终形成酸性黏多糖，存在于眼球玻璃体、关节液和皮肤等组织中，主要功能是润滑关节，调节血管壁的通透性和保水，可运用于晶体植入、角膜移植和青光眼等眼科手术，还可添加到化妆品中，但更有效的是直接皮下注射，可使皮肤光滑有弹性和延缓衰老。

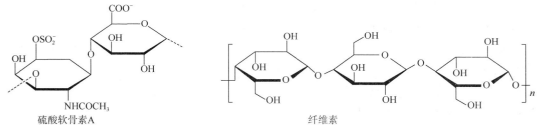

硫酸软骨素A　　　　　　　　　　纤维素

（二）糖的结构表示方法

糖的结构式表示方式有三种：费歇尔投影式（Fischer 投影式）、哈沃斯投影式（Haworth 投影式）和优势构象式。以单糖葡萄糖为例。

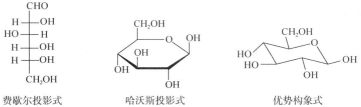

费歇尔投影式　　　哈沃斯投影式　　　优势构象式

1. 糖的相对构型　以哈沃斯投影式中葡萄糖和鼠李糖为例，根据 C_1-取代基和 C_5-取代基的相对位置分为 α 型和 β 型。C_1-取代基和 C_5-取代基在环的同侧取代，为 β 型；C_1-取代基和 C_5-取代基在环的异侧取代，为 α 型。

2. 糖的绝对构型　以哈沃斯投影式中葡萄糖和鼠李糖为例，根据 C_5-取代基取向分为 D 型和 L 型。C_5-取代基在环的上方取代为 D 型；C_5-取代基在环的下方取代为 L 型。

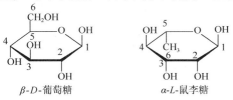

β-D-葡萄糖　　　　α-L-鼠李糖

考点：糖的分类

二、糖的理化性质与鉴别

(一) 理化性质

1. 性状　单糖和低聚糖大多数味甜，吸湿性较强，单糖和一些分子量较小的低聚糖普遍为无色或白色结晶，分子量较大的低聚糖较难结晶，常为非结晶性的白色固体，单糖大多有还原性，低聚糖大多失去还原性。多糖绝大多数无甜味，无一定熔点，是无定形粉末，多糖则失去还原性。

2. 溶解性　单糖羟基多，极性大，易溶于水、甲醇、乙醇，难溶于低极性有机溶剂；低聚糖易溶于水，特别是热水，可溶于吡啶和热醇中，微溶于冷醇，不溶于极性小的溶剂；多糖溶于热水可成胶体溶液，在水中溶解度随着分子量的增加而降低，难溶于冷水、乙醇（80%乙醇即可形成沉淀）和丙酮等溶剂。

3. 旋光性　单糖的分子结构中有若干个手性碳原子，具有旋光性。旋光性是糖类及其衍生物的重要物理性质。旋光度的大小以比旋度表示。天然存在的单糖左旋、右旋的均有，但以右旋的较多。

(二) 鉴别

1. 化学鉴别

(1) 氧化反应：单糖分子中具有醛（酮）、伯醇、仲醇和邻二醇等结构单元，在一定反应条件下，可与不同的氧化剂反应。

如 Ag^+ 可将醛基氧化成羧基，此反应称银镜反应。

$$R-CHO + 2Ag(NH_3)_2OH \xrightarrow{\triangle} R-COONH_4 + 2Ag\downarrow + H_2O + NH_3$$

如 Cu^{2+} 也可将醛基氧化成羧基，生成砖红色的氧化亚铜沉淀，此反应称斐林反应。

$$R-CHO + 2Cu(OH)_2 + NaOH \xrightarrow{\triangle} R-COONa + Cu_2O\downarrow + 3H_2O$$

(2) 糠醛形成反应（Molish 反应）：单糖在浓酸加热作用下，生成糠醛衍生物，而多糖与浓酸反应，先生成单糖，再形成糠醛衍生物，糠醛衍生物随后和芳胺、酚类或具有活性的次甲基基团的化合物缩合成有色物质。根据此原理可配制出不同的显色剂，如常用于糖和苷类的鉴别 Molish 反应试剂。

Molish 反应：样品加入稀乙醇溶解，滴加 1~2 滴 α-萘酚，充分振摇后，沿管壁加入浓硫酸后呈紫色环反应。单糖、低聚糖、多糖和苷类与 Molish 反应均为（+）。

单糖 $\xrightarrow{浓硫酸}$ HOH$_2$C—furan—CHO (羟甲基糠醛) $\xrightarrow{\text{2 α-萘酚, 浓硫酸}}$ 有色产物

2. 色谱鉴别

(1) 纸色谱法：展开剂常用正丁醇-乙酸-水（4:1:5 上层，BAW）、乙酸乙酯-吡啶-水（2:1:2）、水饱和的苯酚等。显色剂为硝酸银等。常显棕褐色斑点。R_f 与溶剂的含水量、糖的碳原子数和羟基数有关，如某单糖碳原子数少或是酮糖或是去氧糖（如洋地黄毒糖），则 R_f 会相对大些。

(2) 薄层色谱法：固定相常用硅胶。展开剂常用冰醋酸-正丁醇-水（5:4:1，上层）、三氯甲烷-甲醇-水（65:35:10，下层）、乙酸乙酯-正丁醇-水（4:5:1，上层）等。显色剂常用硝酸银、茴香醛-硫酸、α-萘酚-浓硫酸。

考点：糖的理化性质、鉴别

三、糖的提取

单糖一般以水为溶剂，采用煎煮法、渗漉法或浸渍法提取。低聚糖和多糖则多用温水或热水提取，见图 5-1 芦荟多糖的提取。

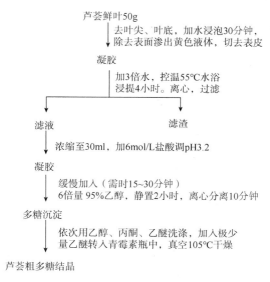

图 5-1 芦荟多糖的提取

第 2 节 苷 类

苷（glycoside）又称糖苷、配糖体，是由糖或糖的衍生物（如氨基糖或糖醛酸）的端基碳原子与非糖物质（称为苷元）通过苷键形成的一类化学成分。苷类在植物界的分布非常广泛，它通常存在于植物的根、茎、叶、花和果实中，具有多种生物活性，如在心血管系统、消化系统及抗肿瘤等方面，是一类重要的中药化学成分。

一、苷的结构与分类

（一）苷的结构

苷类是由苷元通过苷键与糖结合而成。

糖 + 苷元 ⇌ 苷

苷的结构

考点： 苷的概念和结构

（二）苷的分类

苷的分类方式有许多种，本节重点介绍按照苷键原子不同的分类方式和按照植物体内存在状态不同的分类方式。

1. 按苷键原子不同分类 按照连接糖和苷元的苷键原子不同可以分为氧苷、氮苷、硫苷和碳苷。

（1）氧苷（O-苷）

1）醇苷：由苷元分子中的醇羟基与糖的羟基脱水缩合而成的苷。例如，具有抗炎抗变态反应、抗菌和解毒作用的甘草酸（glycyrrhizic acid）；具有免疫调节和清除自由基作用的红景天苷（rhodioloside）等。

2）酚苷：由苷元分子中的酚羟基与糖的羟基脱水缩合而成的苷，如具有解热和镇痛的水杨苷（salicin），有抗菌作用的秦皮中的七叶苷（esculin）等。

3）氰苷：由氰醇衍生物中的羟基与糖的端基羟基脱水而成的苷。例如，来源于蔷薇科具有止咳化痰作用的苦杏仁苷（amygdalin）。

4）酯苷：由苷元分子中的羧基与糖的半缩醛羟基脱水缩合而成的苷，其苷键既有缩醛性质又有酯的性质，易被稀酸和稀碱水解。例如，山慈菇中具有抗霉菌活性成分的山慈菇苷A（tuliposide A）。

5）吲哚苷：由苷元结构中的吲哚醇羟基与糖的端基碳原子缩合而成的苷。
此类苷在自然界中数目较少。例如，植物蓼蓝叶中具有抗病毒作用的靛苷（indicum）。

（2）氮苷（N-苷）：由苷元上氮原子与糖的端基碳原子连接而成的苷，如巴豆苷（crotonside）。

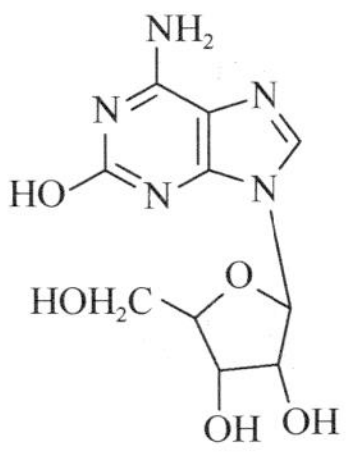

巴豆苷

(3) 硫苷（S-苷）：由苷元分子中的巯基与糖的半缩醛羟基脱水缩合而成的苷。这类苷数量较少，主要存在于十字花科植物中，如萝卜中的萝卜苷（glucoraphenin）和白芥子中黑芥子苷（sinigrin）等。

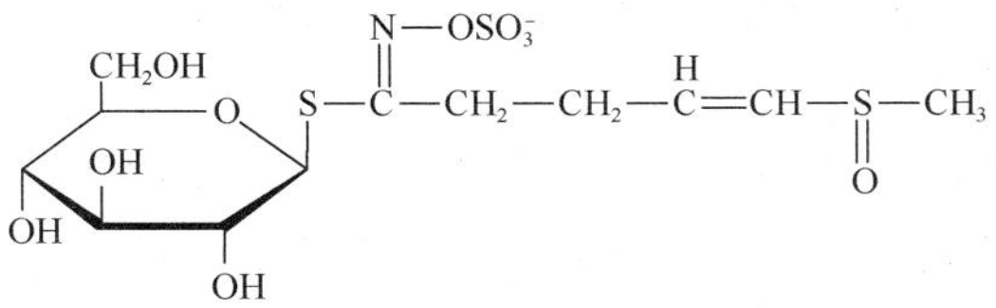

萝卜苷 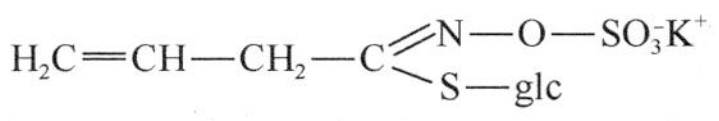　　　　　　　　黑芥子苷

(4) 碳苷（C-苷）：苷元不通过杂原子，由苷元的碳原子直接与糖的端基碳原子以碳-碳键相连而成的苷。碳苷数量少，不常见，主要是一些黄酮和蒽醌的衍生物，如具有扩冠作用的葛根素（puerarin）；降低血压的芦荟苷（aloin）；活血化瘀和理气通脉的牡荆素（vitexin）；抑制中枢神经系统和抗炎的芒果苷（mangiferin）等。

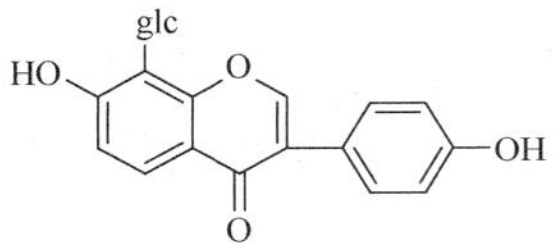

葛根素 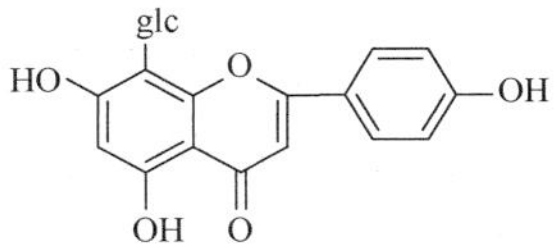　　　　　　　　牡荆素

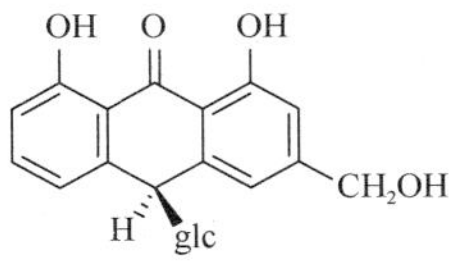

芦荟苷 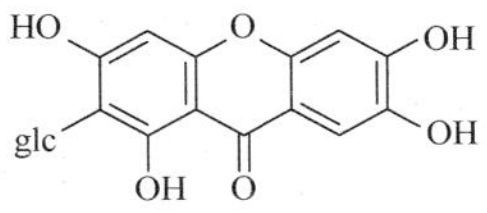　　　　　　　　芒果苷

2. 根据苷类在植物体内的存在状况分类

(1) 原生苷：存在于原植物体内，未经水解的苷。
(2) 次生苷：含有两个及以上糖的原生苷，经水解失去一部分糖而得到的苷称为次生苷或次级苷。例如，苦杏仁苷被酶水解后失去一分子葡萄糖而生成的野樱苷。

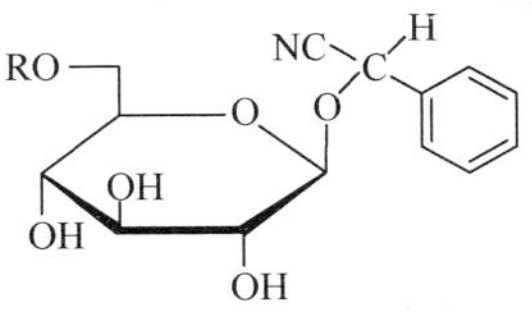

R=H　野樱苷
R=β-D-Glc　苦杏仁苷

课堂活动

寻找一个含有多个糖的原生苷水解成次生苷和糖，最后水解成苷元和单糖的例子，从而进一步理解原生苷、次生苷和苷元的含义。

另外，按照苷元不同而分类，分为黄酮苷、蒽醌苷、香豆素苷、强心苷和皂苷等；还可以根据糖的数目分类，分为单糖苷、双糖苷、三糖苷和四糖苷等；根据苷元与糖连接位置的数目分为单糖链苷、双糖链苷和三糖链苷等；根据糖的名称分类，如葡萄糖苷（glucoside）、鼠李糖苷（rhamnoside）和芸香糖苷（rutinoside）等。

考点：苷的分类

二、苷的理化性质

（一）性状

多数苷类为无色或白色固体，其中糖基少的可成为晶体，糖基多的如皂苷，可呈无定形粉末，有吸湿性。有些因苷元共轭系统和助色团的存在而呈色。例如，黄酮苷、蒽醌苷多为黄色。苷类一般无味，只有个别有苦味，如龙胆苦苷（gentiopicrin）、穿心莲内酯苷（andrographoside）和胡黄连苷 I（picroside I），有甜味的极少，如甜菊苷（stevioside）和罗汉果甜苷（mogroside）。

（二）溶解性

苷由糖和苷元组成，因此它的溶解度也取决于糖和苷元共同性质。糖是亲水性物质，极性较大，一般可溶于水、甲醇和乙醇等溶剂；苷元为亲脂性物质，极性较小，可溶于醇、乙酸乙酯、氯仿和乙醚等有机溶剂，难溶于水。影响苷的溶解度的因素主要有：

1. 组成糖的数目 糖基数目增多、苷元比例相应减小，则苷的极性增大，亲水性增强，在水中的溶解度也增加。

2. 苷元的结构 含脂肪族大分子苷元（如萜醇苷等）的单糖苷，由于苷元比例相应变大，则亲脂性增加。碳苷的溶解度比较特殊，它和一般苷类不同，在水中溶解度较小，易溶于吡啶。

（三）旋光性

苷类多具有旋光性，无还原性。天然苷类多数呈左旋性，但苷水解后，由于产生的糖常常呈右旋性，因而水解混合物呈右旋性，且具有一定还原性。根据性质，也可以用来检识苷类化合物的存在。

（四）苷键的裂解

苷键具有缩醛（酮）结构，在稀酸或酶的作用下，易被化学或生物方法裂解而生成糖和苷元。苷键的裂解反应是研究苷及糖类的重要反应，通过苷键的裂解反应可以了解苷元的结构、糖的种类和组成、糖与糖之间的连接方式等。

苷键的裂解方式，根据所用催化剂可分为酸催化水解、碱催化水解、酶催化水解和氧化开裂等。

1. 酸催化水解法 苷键具有缩醛（酮）结构，苷键的缩醛结构在稀酸（盐酸、硫酸、乙酸和甲酸等）催化下易水解，但在碱中较稳定，不易水解。苷类酸催化水解发生的难易与苷键原子的碱度，即苷键原子上的电子云密度及其空间环境有密切关系，有利于苷键原子质子化者易水解。下面以氧苷中的葡萄糖苷为例，其反应机制是苷键原子先被质子化，然后苷键断裂生成苷元和糖的正碳离子中间体，正碳离子经与水溶剂化再脱去氢而形成糖分子。

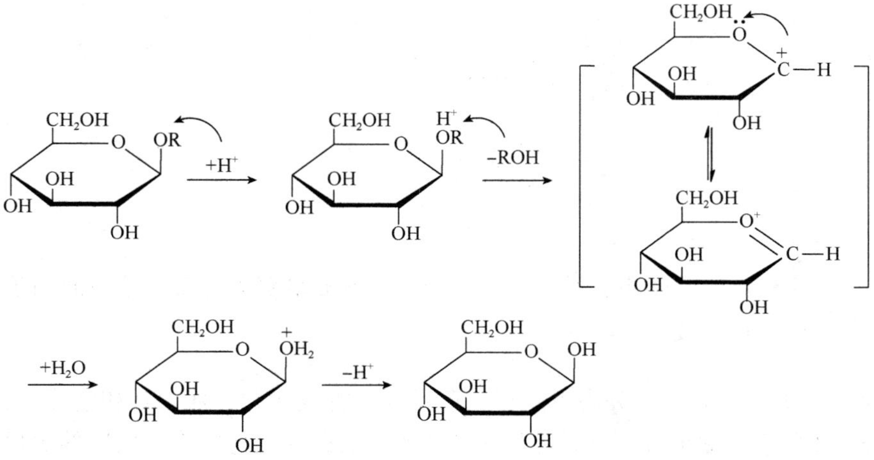

通常苷的酸催化水解的难易程度有下面规律：

（1）苷键原子对酸水解的影响：在形成苷键的 N、O、S 和 C 四个原子中，酸水解易难顺序为：N-苷＞O-苷＞S-苷＞C-苷。氮原子上的一对孤对电子易给出电子，碱度高，易接受质子；碳原子没有孤对电子，难给出电子，几乎没有碱度，难接受质子。因此氮苷最易水解，碳苷最难水解。但当氮原子处于酰胺或嘧啶环中时，因为邻位羰基的吸电子性降低了氮上电子云密度，氮苷也难于水解。

（2）糖对酸水解的影响

1）五元呋喃糖苷较六元吡喃糖苷的水解速率快 50～100 倍。呋喃环的近平面结构使环上取代基处于重叠位置比较拥挤，酸水解时形成的中间体使拥挤状态有所改善，环的张力下降从而有利于水解，常见的呋喃糖有果糖、核糖（ribose），吡喃糖有葡萄糖、半乳糖（galactolipin）及甘露糖（mannose）。

2）酮糖苷较醛糖苷易水解。酮糖大多为呋喃糖结构且端基连接—CH_2OH 大基团，稳定性较差，醛糖大多为吡喃糖结构，故前者比后者形成的苷较易水解。

3）吡喃糖苷中吡喃环的 C_5 上取代基越大越难水解。常见规律如下：五碳糖苷＞甲基五碳糖苷＞六碳糖苷＞七碳糖苷＞糖醛酸苷。如葡萄糖醛酸，加热 1 小时也不能水解。

4）不同的糖苷水解易难顺序是：2,6-二去氧糖苷＞2-去氧糖苷＞6-去氧糖苷＞2-羟基糖苷＞2-氨基糖苷。

5）芳香族苷较脂肪族苷易水解。如酚苷＞醇苷（萜苷、甾苷），前者苷元部分有供电结构，而脂肪族苷元无供电结构。

2. 酶催化水解法　酶催化水解的特点是专属性强，条件温和（30～40℃）。利用酶催化水解苷键可以获知苷键的构型，可以保持苷元结构不变，还可以保留部分苷键得到次级苷，对鉴定糖的构型及糖与糖之间的连接方法有非常重要的意义。

酶的专属性决定了酶催化水解的专属性。例如，α-苷酶只能水解 α-糖苷键，而 β-苷酶只能水解 β-糖苷键，常用的酶有麦芽糖酶，这是一种 α-苷酶，它能水解 α-D-葡萄糖苷键；苦杏仁苷酶是 β-苷酶，能水解一般 β-葡萄糖苷键和有关的六碳糖的 β-苷键等。

3. 碱催化水解法　苷键具有缩醛结构，对碱性试剂比较稳定，不易发生碱水解。有些特殊的苷，如酯苷、与羰基共轭的烯醇苷、酚苷和苷键的 β-位有吸电子基团者，易发生碱水解，如靛苷和藏红花苦苷（picrocrocin）等。

4. 氧化开裂法　常用的氧化开裂法是过碘酸氧化开裂法，又称 Smith 降解法，是一个反应条件温和，适合采用酸催化水解时苷元结构容易发生改变的苷类（如人参皂苷）及难水解的碳苷类，最终较容易得到完整的苷元的苷键裂解方法。Smith 降解法可分为三步：首先在水或稀醇溶液中，用 $NaIO_4$ 在室温条件下将苷分子中糖上的邻二羟基氧化开裂为二元醛；第二步将二元醛用 $NaBH_4$ 还原成相应的二元醇，以防止醛与醇进一步缩合而使水解困难；第三步调节 pH 至 2 左右，室温放置让其水解。

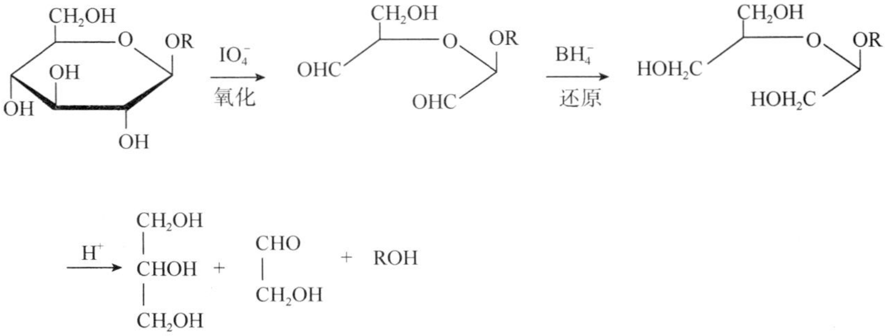

考点：苷的水解方法

三、苷的提取与分离

（一）提取

各种苷类分子，苷元不同、连接糖的种类和数目也不同，因而极性差异很大，很难用简单统一的方法提取苷类，这里主要介绍基于苷类的共性的常用提取方法。

1. **原生苷的提取** 酶往往与苷共存于同一植物体中，在提取苷的过程中发生酶解，使原生苷转化成次生苷。故在提取原生苷时，通常在待提取的中药材中加入碳酸钙、60%以上甲醇、乙醇或沸水等抑制共存酶的活性，从而抑制酶水解。同时在整个提取的过程中要避免接触酸和碱，以免导致苷键的酸水解和碱水解。

2. **次生苷的提取** 在待提取物中加入35℃温水至少酶解24小时，待生成次生苷后，用适当溶剂进行提取。

图5-2所示的流程为系统溶剂提取苷类常用的方法。

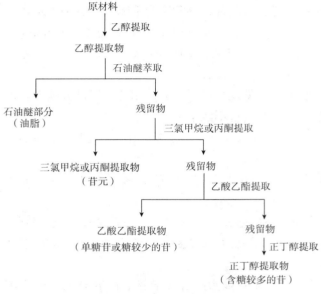

图5-2 苷类系统提取流程

（二）分离

1. **溶剂处理法** 利用苷类的溶解性不同，可选择不同的溶剂溶解、沉淀不同化合物来实现苷的分离。例如，某些酸性苷难溶于酸性水而能溶于碱性水，故用碱水提取后，过滤不溶物，再往提取液中加入酸，苷类即可析出沉淀，如蒽醌苷和黄酮苷等。某些碱性苷则利用其能溶于酸水，采用酸水提取后，过滤不溶物，再加入碱，这类苷即可析出沉淀。

2. **铅盐处理法** 利用铅盐在水或稀醇中能够沉淀出多种类型植物成分的性质，达到除去杂质、提纯苷类的目的。常用的铅盐有中性和碱性乙酸铅：中性乙酸铅可与具有邻二酚羟基、多元酚结构及羧基苷类结合生成沉淀；碱式乙酸铅除与以上成分生成沉淀外，还可以与如中性皂苷、糖类等单元酚及中性大分子物质结合生成沉淀。

3. **大孔树脂纯化法** 大孔树脂是一类内部具有三维空间立体孔结构的拥有良好吸附性能的有机高聚物，特别适合从很低浓度的水溶液中分离低极性或非极性的化合物。苷类成分分离选用弱极性大孔树脂，利用其对极性物质吸附力弱的特点，除去提取液中与苷共存的糖类、鞣质类等极性较大的化合物。

4. **柱色谱分离法** 根据不同结构的苷在吸附性、分配系数和分子量等方面存在差异的特性，选用吸附柱色谱、分配柱色谱等方法以获得苷的单体。组成复杂的苷类，需反复采用不同的柱层析或多种方法互相配合才能得到单体。

考点：原生苷和次生苷的提取方法

自测题

一、选择题

（一）A 型题（最佳选择题）。每道题的备选项中，只有一个最佳答案。

1. 苷键原子对酸水解的影响，酸水解由易到难顺序为（　　）
   A. O-苷＞N-苷＞S-苷＞C-苷
   B. N-苷＞O-苷＞C-苷＞S-苷
   C. N-苷＞O-苷＞S-苷＞C-苷
   D. N-苷＞S-苷＞O-苷＞C-苷
   E. C-苷＞O-苷＞S-苷＞N-苷

2. Smith 降解法所使用的试剂是（　　）
   A. $NaIO_4$　　B. HCl　　C. $NaBH_4$
   D. $NaNO_3$　　E. $NaIO_4$ 和 $NaBH_4$

3. 酶的活性温度通常是（　　）
   A. 20～30℃　　B. 25～30℃　　C. 40～50℃
   D. 50～60℃　　E. 30～40℃

4. 多聚糖包含的单糖数为（   ）
   A. 2～3　　　B. 2～5　　　C. 2～9
   D. 2～10　　E. 10 以上
5. 芸香糖的组成除了一分子葡萄糖，还有（   ）
   A. 一分子葡萄糖　　B. 两分子鼠李糖
   C. 两分子果糖　　　D. 一分子果糖
   E. 一分子鼠李糖
6. 双糖链苷分子中有（   ）
   A. 一个单糖分子　B. 二糖分子　C. 一个糖链
   D. 两个糖链　　　E. 三糖分子
7. 洋地黄毒糖属于（   ）
   A. 六碳糖　　B. 糖醛酸　　C. 去氧糖
   D. 羟基糖　　E. 氨基糖
8. 硫苷主要存在于哪一科（   ）
   A. 景天科　　B. 十字花科　　C. 毛茛科
   D. 蔷薇科　　E. 兰科

（二）X型题（多项选择题）。每道题的备选项中至少有两个正确答案。
1. 下列哪些是植物多糖（   ）
   A. 淀粉　　B. 纤维素　　C. 硫酸软骨素
   D. 黏液质　　E. 肝素
2. Molish 反应呈现反应的成分有（   ）
   A. 鼠李糖　　B. 葡萄糖　　C. 苷元
   D. 芸香糖　　E. 苷
3. 酸催化水解的特点是（   ）
   A. 剧烈而彻底　　　B. 反应选择性高
   C. 得到单糖　　　　D. 得到苷元
   E. 得到次级苷
4. 常见的双糖有（   ）
   A. 芸香糖　　B. 淀粉　　C. 纤维素
   D. 海藻糖　　E. 菊糖
5. 可以抑制酶的活性，防止酶催化水解的物质有（   ）
   A. 碳酸钙　　　　　B. 高浓度的醇类
   C. 高浓度的乙酸乙酯　D. 极低浓度的醇类
   E. 沸水

二、问答题
1. 提取次生苷要利用什么催化水解方式？
2. 提取原生苷时要注意的问题是什么？
3. 提取苷元需要利用什么水解方式？

（殷　蕾）

第6章

黄 酮 类

案例 6-1

黄酮类化合物广泛存在于植物的各个部位，尤其是花、叶部位，主要存在于芸香科、唇形科、豆科、伞形科、银杏科与菊科中。有文献估计约有20%的中草药中含有黄酮类化合物，可见其资源之丰富。许多研究已表明黄酮类化合物具有多种生物活性，除利用其抗菌、消炎、抗突变、降压、清热解毒、镇静、利尿等作用外，在抗氧化、抗癌、防癌、抑制脂肪酶等方面也有显著效果。

问题：1. 什么是黄酮类化合物？
2. 黄酮类化合物主要有哪几种结构类型？

第 1 节 概 述

黄酮类化合物（flavonoids）是广泛存在于自然界的一类重要的天然有机化合物。因其分子结构中含有酮基，并且大多呈黄色或淡黄色，故被称为黄酮。黄酮类化合物主要是指基本母核为2-苯基色原酮（2-phenylchromone）的一系列化合物，现泛指两个苯环（A 与 B 环）通过三个碳原子相互连接而成的一系列化合物，其大多具有如下 C_6-C_3-C_6 的基本碳架。

色原酮　　　　2-苯基色原酮　　　　C_6-C_3-C_6

黄酮类化合物广泛存在于自然界，主要存在于高等植物及羊齿类植物中，在菌类、藻类、地衣类等低等植物中较少见。黄酮类以唇形科、玄参科、爵麻科、苦苣苔科、菊科等植物中存在较多；黄酮醇类较广泛分布于双子叶植物，特别是一些木本植物的花和叶中；二氢黄酮类在蔷薇科、芸香科、豆科、杜鹃花科、菊科、姜科等植物中分布较多；二氢黄酮醇类普遍存在于豆科植物中；异黄酮类以豆科蝶形花亚科和鸢尾科植物中较多见；双黄酮类多局限分布于裸子植物，尤其是松柏纲、银杏纲和凤尾纲等植物中。

在植物体中，黄酮类化合物常以游离状态的苷元和与糖结合成苷两种形式存在。在植物的花、叶、果实等组织中，多为苷类，而在木质部坚硬组织，则多为游离的苷元。

黄酮类化合物不仅广泛分布于植物界中，而且具有多方面的生物活性，其主要表现在：①对心血管系统的作用：芦丁（rutin）、橙皮苷（hesperidin）、d-儿茶素（d-catechin）等具有降低毛细血管脆性和异常通透性作用，可用作毛细血管性出血的止血药、治疗高血压及动脉硬化的辅助药。②护肝作用：水飞蓟素（silybin）、异水飞蓟素（silydianin）及次水飞蓟素（silychristin）等有肝保护作用，临床上用于治疗急慢性肝炎、肝硬化及多种中毒性肝损伤。③抗炎作用：芦丁及其衍生物羟乙基芦丁、二氢槲皮素等具有较强的抗炎作用。④雌性激素样作用：如染料木素（genistein）、金雀花异黄素、大豆素（daidzein）等异黄酮类。⑤抗菌及抗病毒作用：木犀草素（luteolin）、黄芩苷和黄芩素具有抗菌作用，槲皮素、桑色素（morin）等有抗病毒作用。⑥解痉作用：异甘草素（isoliquiritigenin）及大豆素等具有类似罂粟碱（papaverine）的作用，可解除平滑肌痉挛。⑦泻下作用：如中药营实中的营实苷 A 有致泻作用。

考点：黄酮类化合物的概念

第2节 结构与分类

天然黄酮类化合物多以苷类形式存在，由于苷元不同，以及糖的种类、数量、连接位置和连接方式的不同，自然界中形成了数目众多、结构各异的黄酮苷类化合物。本章只从苷元部分对黄酮类化合物进行分类。黄酮类化合物主要根据母核中 C 环的氧化程度、C 环是否成环及 B 环连接位置的不同（2 位或 3 位）等进行分类。

一、黄酮类和黄酮醇类

基本结构：

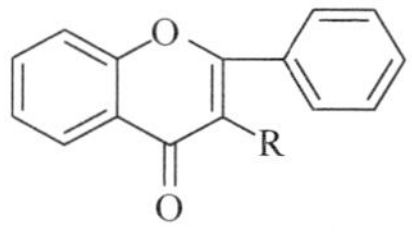

R=H 黄酮类
R=OH 黄酮醇类

这里所指的黄酮类（flavones）是具有 2-苯基色原酮母核（2-苯基苯骈-γ-吡喃酮），且 3 位上无含氧基团取代的一类化合物。黄酮醇类（flavonols）的结构特点是在黄酮基本母核的 3 位上连有羟基或其他含氧基团。天然黄酮 A 环的 5，7 位几乎同时带有羟基，而 B 环常在 4′位有羟基或甲氧基，3′位有时也有羟基或甲氧基。此类化合物数量最多，尤其是黄酮醇。如芫花中的芹菜素（apigenin）、黄芩中的黄芩苷（baicalin）、黄芩素（baicalein）属于黄酮类；银杏中的山柰酚（kaempferol）和槲皮素（quercetin）属于黄酮醇类。

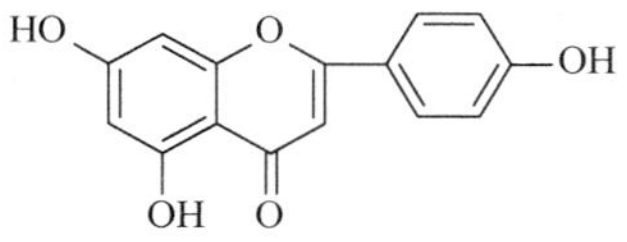

芹菜素

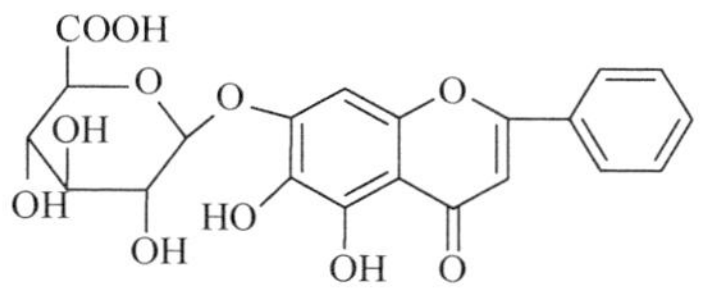

黄芩苷

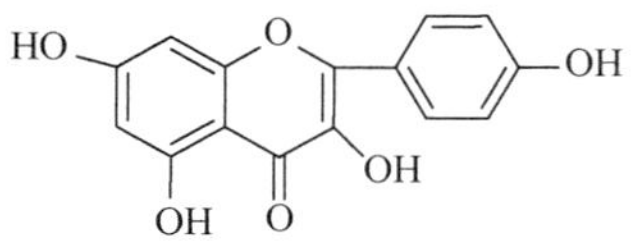

山柰酚

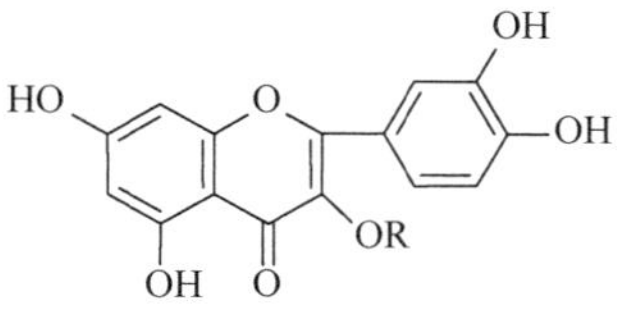

槲皮素　　R=H
芦　丁　　R=芸香糖基

二、二氢黄酮类和二氢黄酮醇类

基本结构：

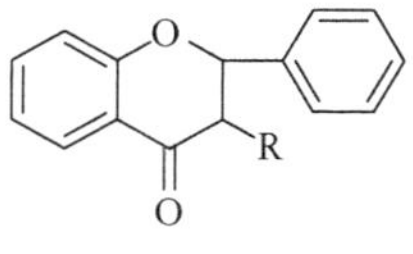

R=H 二氢黄酮类
R=OH 二氢黄酮醇类

二氢黄酮类（dihydroflavones）和二氢黄酮醇类（dihydroflavonols）可看作是黄酮与黄酮醇的基本母核2、3位双键被氢化而成，它们在植物体内常与相应的黄酮和黄酮醇共存。例如，具有肝保护作用的水飞蓟素；对消化性溃疡有抑制作用的甘草素（liquiritigenin）和甘草苷（liquiritin）都属于二氢黄酮类；满山红（*Rhododendron mariesii*）叶中的二氢槲皮素（dihydroquercetin）和槲皮素共存，桑枝中的二氢桑色素（dihydromorin）和桑色素共存。黄柏（*Phellodendron amurense*）叶中具有抗癌活性的黄柏素-7-*O*-葡萄糖苷亦属二氢黄酮醇类。

甘草素　　R=H
甘草苷　　R=glc

黄柏素-7-*O*-葡萄糖苷

水飞蓟素

> **链接**　水飞蓟素
>
> 水飞蓟素是从菊科水飞蓟属植物水飞蓟果实中提取分离而得的一种黄酮类化合物。具有保护肝细胞膜、利胆、保脑、抗X线辐射等作用。临床应用报道本品有改善肝炎患者症状，促进肝功能恢复的疗效。

三、异黄酮类与二氢异黄酮类

基本结构：

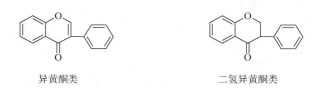

异黄酮类　　　　　　　　二氢异黄酮类

异黄酮类（isoflavones）基本母核结构是3-苯基色原酮，即B环连接在C环的3位上。例如，葛根中所含的大豆素、大豆苷（daidzin）、葛根素和葛根素木糖苷（puerarin-xyloside）等均属于异黄酮类化合物。

二氢异黄酮类（dihydroisoflavone）具有异黄酮2、3位双键被氢化的基本母核。广豆根（*Sophora subprostrata*）中所含具有抗癌活性的紫檀素（pterocarpin）、三叶豆紫檀苷和高丽槐素，毛鱼藤（*Derris elliptica*）中所含的具有较强的杀虫和毒鱼作用鱼藤酮（rotenone）均属二氢异黄酮的衍生物。

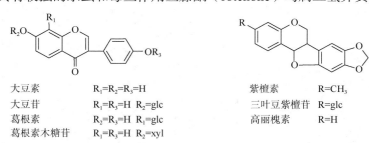

大豆素　　　　　$R_1=R_2=R_3=H$
大豆苷　　　　　$R_1=R_3=H$　$R_2=glc$
葛根素　　　　　$R_2=R_3=H$　$R_1=glc$
葛根素木糖苷　　$R_1=R_3=H$　$R_2=xyl$

紫檀素　　　　　$R=CH_3$
三叶豆紫檀苷　　$R=glc$
高丽槐素　　　　$R=H$

四、查耳酮类与二氢查耳酮类

基本结构：

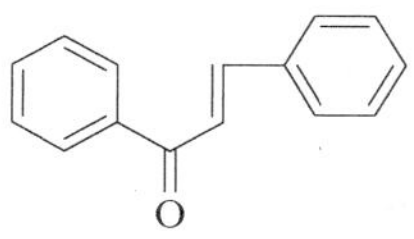

查耳酮类 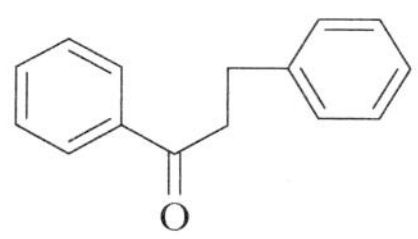　　　　　　　　二氢查耳酮类

查耳酮类化合物（chalcones）的结构特点是二氢黄酮 C 环的 1、2 位键断裂生成的开环衍生物，即三碳链未成环。其母核碳原子的编号也与其他黄酮类化合物不同。其 2′-羟基衍生物为二氢黄酮的同分异构体，两者在一定条件下可以相互转化，即在酸性条件下 2′-羟基查耳酮可转为无色的二氢黄酮，碱化后又转为深黄色的 2′-羟基查耳酮。此即是中药红花在开花期变色的原理。

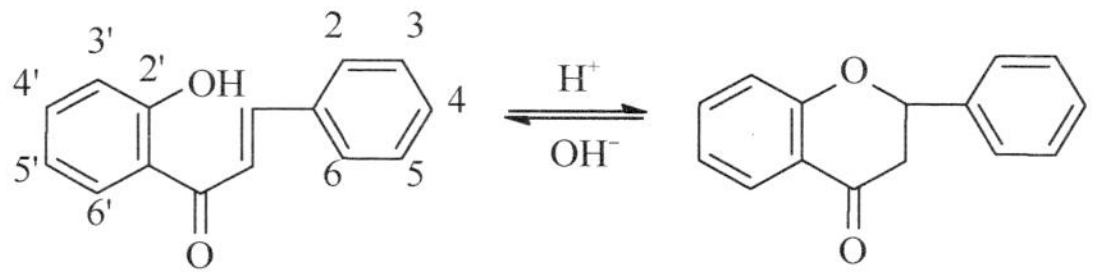

2′-羟基查耳酮　⇌（H⁺/OH⁻）　二氢黄酮

当红花在开花初期时，由于花中主要含无色的二氢黄酮型新红花苷及微量的红花苷，故花冠呈淡黄色；开花中期由于花中主要含的是查耳酮型的红花苷（carthamin），故花冠为深黄色；开花后期或采收干燥过程中红花苷被氧化变成红色的醌式红花苷，故花冠呈红色。

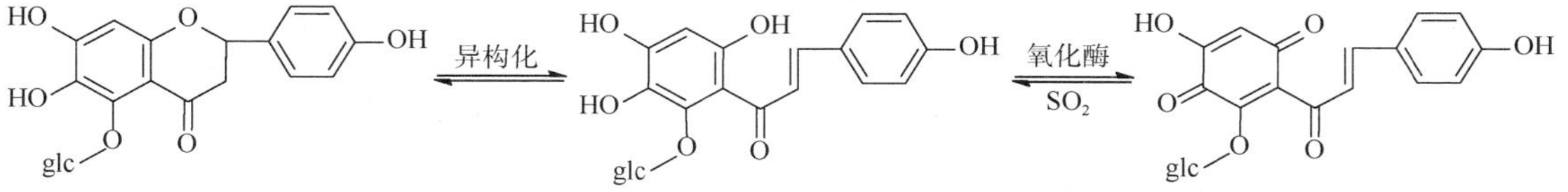

新红花苷（无色） —异构化→ 红花苷（黄色） —氧化酶/SO₂→ 醌式红花苷（红色）

二氢查耳酮类（dihydrochalcones）为查耳酮 α、β 位双键氢化而成。此种类型在植物界分布极少，如蔷薇科梨属植物根皮和苹果种仁中含有的梨根苷（phloridzin）。

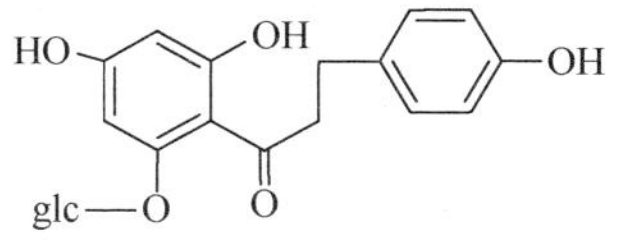

梨根苷

五、橙酮类

橙酮类（aurones）又称噢呋类，其结构特点是 C 环为含氧五元环，它的编号也与其他黄酮类不同。此类化合物较少见，主要存在于玄参科、菊科、苦苣苔科及单子叶植物沙草科中。例如，黄花波斯菊花中的硫磺菊素（sulphuretin）即属于橙酮类。

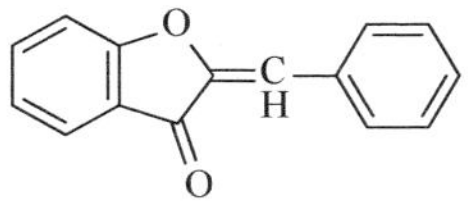

橙酮基本结构 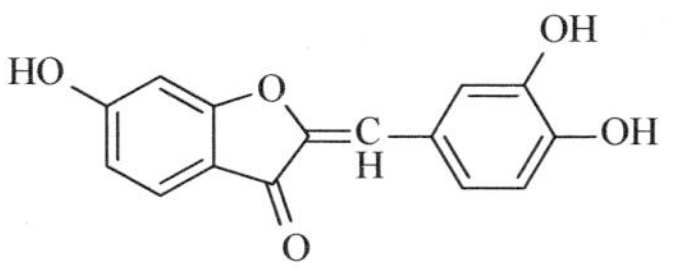　　　　硫磺菊素

六、花色素类

花色素类（anthocyanidins）的结构特点是基本母核的 C 环无酮基，1 位氧原子以盐形式存在。花色素广泛存在于植物的花、果、茎、叶等部位，多以苷的形式存在，是花、果、茎、叶等部位呈现蓝、紫、红等不同颜色的重要原因。例如，矢车菊苷元（cyanidin）、飞燕草苷元（delphinidin）和天竺葵苷

元（pelargonidin）及它们所组成的苷最为常见。

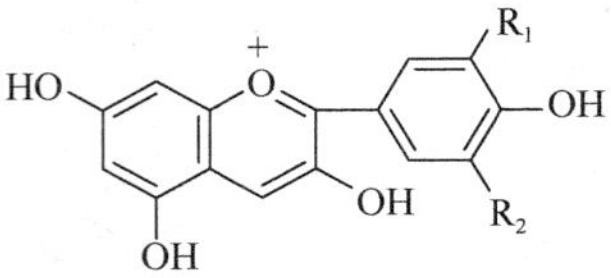

矢车菊苷元　　R₁=OH　R₂=H
飞燕草苷元　　R₁=R₂=OH
天竺葵苷元　　R₁=R₂=H

七、黄烷醇类

基本结构：

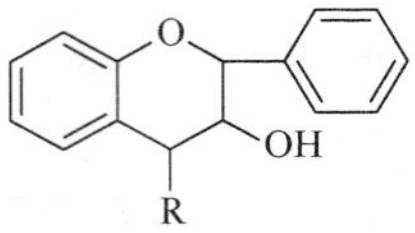

R=H　　黄烷-3-醇

R=OH　　黄烷-3,4-二醇

黄烷醇类可根据其结构中 C 环的 3、4 位存在羟基的情况分为黄烷-3-醇（flavan-3-ol）和黄烷-3,4-二醇（flavan-3,4-diol）。此类化合物在植物中可作缩合鞣质的前体，常以分子聚合的形式而生成鞣质。

1. 黄烷-3-醇类　又称为儿茶素类，在植物中分布较广，主要存在于含鞣质的木本植物中。（+）-儿茶素（catechin）和（-）-表儿茶素（epicatechin）即为此类化合物。

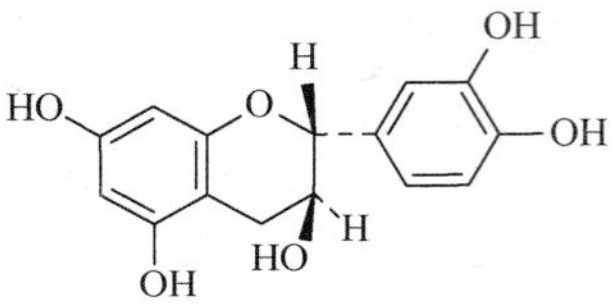

（+）-儿茶素 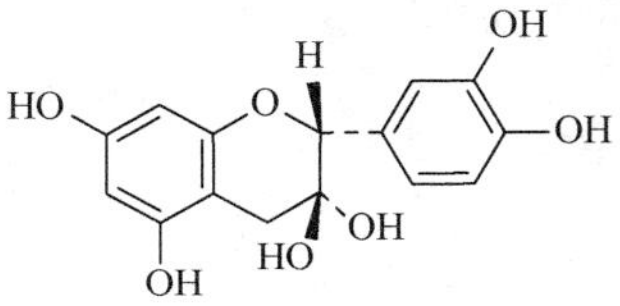　　　　　（-）-表儿茶素

2. 黄烷-3,4-二醇类　又称为无色花色素类，如无色矢车菊素（leucocyanidin）、无色飞燕草素（ucodelphinidin）和无色天竺葵素（leucopelargonidin）等。这类成分在含鞣质的木本植物和蕨类植物中常见。

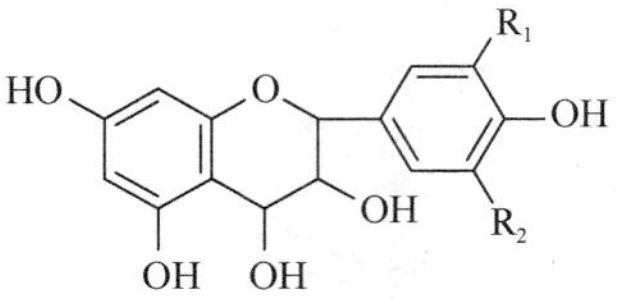

无色矢车菊素　　R₁=OH　R₂=H
无色飞燕草素　　R₁=R₂=OH
无色天竺葵素　　R₁=R₂=H

八、其他黄酮类

双黄酮类（biflavonoids）是由两分子黄酮、两分子二氢黄酮，或一分子黄酮及一分子二氢黄酮通过 C—C 键或 C—O—C 键聚合而成的二聚物。这类化合物较集中地分布于除松科以外的裸子植物中，以银杏纲常见。例如，银杏叶中分离出能够治疗冠心病的银杏素（ginkgetin）、异银杏素（isoginkgetin）和白果素等。

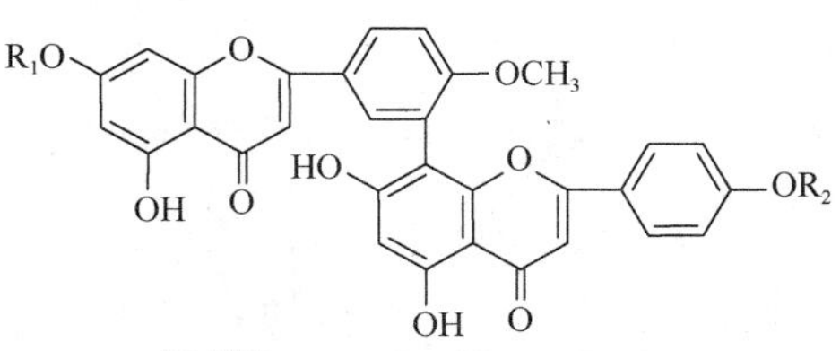

银杏素　　R₁=CH₃　　R₂=H
异银杏素　R₁=H　　　R₂=CH₃
白果素　　R₁=H　　　R₂=H

除双黄酮外,还有少数结构复杂且不符合 C_6-C_3-C_6 基本骨架的化合物,但因其具有苯骈-γ-吡喃酮结构,也属于黄酮类化合物,包括叫酮类(如异芒果苷)、高异黄酮类(如麦冬高异黄酮 A)等。

异芒果苷

麦冬高异黄酮A

考点: 黄酮类化合物的结构特征、分类依据

第 3 节 理化性质

黄酮类化合物的理化性质与分子结构中有无交叉共轭体系密切相关。所谓交叉共轭体系是指两个双键互不共轭,但分别与第三个双键共轭所形成的体系。

一、性 状

(一)形态

黄酮类化合物多为结晶性固体,少数(如黄酮苷类)为无定形粉末。

(二)颜色

黄酮类化合物大多都有颜色,所呈颜色主要与分子中是否存在交叉共轭体系有关,助色团(—OH、—OCH$_3$ 等)的种类、数目及取代位置对颜色也有一定影响。具有交叉共轭体系的黄酮类化合物能通过电子转移和重排使共轭键延长而呈现颜色。若在 C_7 位或 C_4' 位引入—OH、—OCH$_3$ 等供电子基,因形成 p-π 共轭,使整个 π 电子云向羰基方向的位移增加,分子极化增加,助色作用加强,从而使化合物的颜色加深。但在其他位置引入这些助色团,则对颜色的影响较小。无交叉共轭体系的黄酮类化合物由于共轭体系较短,一般不呈色。

一般情况下,黄酮、黄酮醇及其苷类为灰黄色~黄色;查耳酮为黄色~橙黄色;因母核 2、3 位被氢化使共轭体系受到破坏,故二氢黄酮、二氢黄酮醇及黄烷醇几乎为无色;异黄酮因不存在或共轭体系很少显微黄色;花色素及其苷元颜色最深,其颜色随 pH 不同而改变,一般 pH<7 时显红色,pH 为 8.5 时显紫色,pH>8.5 时显蓝色。

(三)荧光性

紫外光下,黄酮、黄酮醇及其苷 C_3-羟基化呈亮黄色或黄绿色荧光;C_3-甲基化或与糖成苷呈暗绿棕色荧光;C_3-无取代基呈绿色荧光。二氢黄酮、二氢黄酮醇、儿茶素为无色。查耳酮、橙酮为深黄绿色、亮黄色荧光。

(四)旋光性

苷元中二氢黄酮、二氢黄酮醇、黄烷醇、二氢异黄酮等还原型的化合物,因分子内含有不对称碳原子而具有旋光性,其余类型的苷元不具有旋光性。黄酮苷结构中由于糖基结构的存在,均有旋光性且多为左旋。

考点: 黄酮类化合物产生颜色的原因、颜色规律、荧光规律

二、溶 解 性

黄酮类化合物的溶解度因结构类型及存在状态(如苷或苷元、单糖苷、双糖苷或三糖苷等)不同而有很大差异。

苷元一般难溶或不溶于水，易溶于甲醇、乙醇、乙酸乙酯、氯仿、乙醚等有机溶剂及稀碱溶液中。不同结构类型的苷元在水中的溶解度不同，主要与分子的平面性有关。黄酮、黄酮醇、查耳酮等分子中因存在交叉共轭体系而为平面型分子，所以分子与分子之间排列紧密，分子间吸引力较大，故难溶于水；二氢黄酮、二氢黄酮醇等无交叉共轭体系的化合物，由于2、3位的双键被氢化饱和，而成为近似于半椅式结构，平面性差，使分子排列不紧密，分子间吸引力降低，有利于水分子进入，故水中溶解度稍大，异黄酮类B环由于受4位羰基的立体障碍，分子的平面性降低，亲水性也比平面性分子增加；花色素苷元类虽是平面型结构，但以离子形式存在，具有盐的通性，故亲水性较强，水中溶解度大。部分黄酮苷元在水中溶解性见表6-1。

表6-1 黄酮类化合物苷元溶解性分类

类型	空间结构	存在形式	在水中溶解度
黄酮、黄酮醇、查耳酮	平面型分子	分子态	难溶
二氢黄酮、二氢黄酮醇	非平面型分子	分子态（半椅式）	稍大
异黄酮	非平面型分子	分子态	稍大
花色素	平面型分子	离子态	较大

在苷元结构中，取代基的引入会使其溶解性发生改变，如引入的羟基，则使水溶性增大，脂溶性降低；若羟基被甲基化，则脂溶性增加。例如，黄酮类化合物大多为多羟基化合物，一般不溶于石油醚中，故可用石油醚除去脂溶性杂质，但川陈皮素（5，6，7，8，3′，4′-六甲氧基黄酮）却可溶于石油醚。

黄酮苷多为亲水性化合物，一般易溶于水、甲醇、乙醇等强极性溶剂中，但难溶或不溶于苯、氯仿、乙醚等有机溶剂中。黄酮苷分子中糖基的数目多少和结合的位置，对溶解度亦有一定影响。一般水溶性符合下列规律：

多糖苷＞单糖苷；C_3-羟基苷＞C_7-羟基苷

例如：槲皮素-3-O-葡萄糖苷的水溶性比槲皮素-7-O-葡萄糖苷大，这主要可能是由于C_3-O-糖基与C_4-羰基的立体障碍使分子平面性较差。

考点：黄酮类化合物苷元的水溶性规律及原因

三、酸 碱 性

（一）酸性

黄酮类化合物因分子中多具有酚羟基，故显酸性，可溶于碱性水溶液、吡啶、甲酰胺及二甲基甲酰胺中。黄酮类化合物的酸性强弱与酚羟基数目的多少和位置有关。以黄酮为例，酸性由强至弱的顺序是：

7，4′-二羟基 ＞ 7-或4′-羟基 ＞ 一般酚羟基 ＞ 5-羟基和3-羟基
（可溶于$NaHCO_3$中）（可溶于Na_2CO_3中）（可溶于0.2%NaOH）（可溶于4%NaOH）

黄酮类化合物C_7或$C_{4'}$-酚羟基受p-π共轭效应和4-羰基吸电子诱导效应的影响，C_7与$C_{4'}$-酚羟基解离度大，故酸性较强；一般酚羟基（如C_6-或$C_{3'}$-羟基）与羰基互为间位，不能通过共轭效应使负电荷离域到羰基的氧上，仅有吸电子诱导效应产生影响，故酸性较弱；C_5-和C_3-酚羟基在羰基的邻位，虽也受p-π共轭和吸电子诱导效应的影响，但因与羰基形成分子内氢键，故酸性最弱。利用黄酮类化合物的酸性，以及酸性差异所造成的与碱成盐能力的不同，可进行该类成分的提取、分离和鉴定。

（二）碱性

黄酮类化合物分子中γ-吡喃酮环上的1-位氧原子有未共用电子对，故表现出微弱的碱性（全甲基化的多羟基黄酮类化合物碱性较强），可与无机强酸，如浓硫酸、浓盐酸等生成𬭩盐，但𬭩盐性质极不稳定，加水后即分解。

黄酮类化合物溶于浓硫酸中生成的锌盐，常常表现出特殊的颜色。黄酮、黄酮醇类显黄色至橙色，并有荧光；二氢黄酮类显橙色（冷时）至紫红色（加热时）；查耳酮类显橙红色至洋红色；异黄酮、二氢异黄酮类显黄色；橙酮类显红色至洋红色。

考点：黄酮类化合物的酸性强弱规律及原因

第4节 提取与分离

一、黄酮类化合物的提取

在黄酮类化合物的提取过程中，为了能最大程度地将成分提取出来，主要根据被提取物的性质来选择提取溶剂。大多数苷元极性较小，一般常用氯仿、乙醚、乙酸乙酯等提取，而对于多甲氧基黄酮苷元，甚至可用苯进行提取。对于黄酮苷类及少数极性较大的苷元（如羟基黄酮、双黄酮、橙酮、查耳酮等），一般可用乙醇、甲醇、丙酮、乙酸乙酯或某些极性较大的混合溶剂如甲醇-水（1:1）进行提取，一些多糖苷类则可以用沸水提取。黄酮类物质常用的提取方法有溶剂提取法、碱溶酸沉法、炭粉吸附法等。

（一）溶剂提取法

根据黄酮类化合物与杂质极性不同的特点，选用不同溶剂进行提取。

1. 醇提取法 乙醇和甲醇是最常用的提取溶剂，黄酮苷与苷元均可溶出。常用高浓度的醇（如90%~95%）提取游离黄酮，60%左右浓度的醇提取黄酮苷类。根据提取方式又将其分为冷浸法、渗漉法和回流法等。例如，用70%乙醇回流提取银杏叶总黄酮。醇提取液中往往伴有较多杂质而影响后续步骤中黄酮类结晶的析出，因而需要进一步精制。例如，植物叶子的醇提取液中常含有叶绿素、胡萝卜素等脂溶性色素，可用石油醚萃取除去这类杂质。

2. 水提取法 黄酮苷类也可用热水提取，如自槐米中提取芸香苷等。但热水提取的杂质较多，故不常用。水或稀醇提取液常常伴有较多的多糖、蛋白质等水溶性大的杂质，可将溶液浓缩后加入多倍量的浓醇，即水提醇沉法将其沉淀除去。热水提取法仅限于提取黄酮苷类。此法工业化生产的优势较大，低成本、高安全性，但伴存的杂质较多，且影响因素较多。

3. 系统溶剂萃取法 此法是用极性由小到大的溶剂顺次提取，将黄酮类化合物按同样的极性顺序分别提取出来。例如，可先用石油醚或正己烷脱脂，然后用苯提取含多个甲氧基的黄酮苷元，用氯仿、乙醚、乙酸乙酯等可以提取出大多数的黄酮苷元，再用丙酮、乙醇、甲醇等提取多羟基黄酮苷元，最后用稀醇、沸水提取黄酮苷类。

（二）碱溶酸沉法

黄酮类化合物大多具有酚羟基，易溶于碱水，难溶于酸水。黄酮苷类虽有一定极性，在水中有一定的溶解度，但难溶于酸水，可在酸水中沉淀。此法简便、经济，在实际生产中应用较广泛。常用碱水（如5%碳酸钠、氢氧化钠、石灰乳、饱和石灰水等）或碱性稀醇（如50%的乙醇）浸出黄酮类化合物，酸化后得到游离黄酮，析出沉淀（或用有机溶剂萃取）。应用此方法时应注意酸碱的浓度。碱液浓度过高时，加热条件下破坏黄酮类化合物母核。酸化时，酸化液的酸性过强，会使游离的黄酮类化合物生成锌盐，导致析出的黄酮类化合物又重新溶解，从而降低收率。当药材中含有大量果胶、黏液质等水溶性杂质时，如花、果类药材，宜选用石灰水溶液进行提取，因石灰水可使上述含羧基的水溶性杂质生成钙盐沉淀，不被溶出，使提取液相对纯净，从而有利于纯化处理。当有邻二酚羟基存在时，可加硼酸进行保护，防止提取过程中其被破坏。

考点：碱溶酸沉法的原理

(三)炭粉吸附法

炭粉吸附法通常适用于黄酮苷的精制。将药材的醇提取物,分次加入活性炭,搅拌,静置,直至定性检查上清液无黄酮反应时为止。过滤,弃去滤液,收集吸附苷的炭末,依次用沸水、沸甲醇、7%酚-水、15%酚-醇溶液进行洗脱,对各部分洗脱液进行定性检查或纸色谱鉴定。

二、黄酮类化合物的分离

黄酮类化合物的分离方法主要有 pH 梯度萃取法、色谱分离方法及沉淀分离方法等。黄酮类化合物的分离方法虽然很多,但单体的分离主要依靠各种色谱法。

(一)pH 梯度萃取法

黄酮类化合物因多含有酚羟基而呈现酸性,其酸性的大小与酚羟基数目、位置有关。pH 梯度萃取法适用于酸性强弱不同的黄酮苷元的分离,其具体方法是将混合物溶于有机溶剂(如乙醚)中,依次用 5% $NaHCO_3$ 可萃取出 7,4′-二羟基黄酮、5% Na_2CO_3 可萃取出 7-或 4′-羟基黄酮、0.2% NaOH 可萃取出具有一般酚羟基的黄酮、4% NaOH 可萃取出 5-羟基黄酮和 3-羟基黄酮,从而达到分离的目的。

酸性: 7,4′-二羟基 > 7-或4′-羟基 > 一般酚羟基 > 5-羟基,3-羟基

溶于$NaHCO_3$中　　溶于Na_2CO_3中　　溶于0.2%NaOH　　溶于4%NaOH

> **课堂活动 6-1**
>
> 用 pH 梯度萃取法设计含有 7,4′-二羟基黄酮、7-或 4′-羟基黄酮、一般酚羟基黄酮、5-羟基黄酮中药材的提取分离流程,并说明理由。

考点:pH 梯度萃取法的具体流程

(二)柱色谱法

采用柱色谱法分离黄酮类化合物时,常用的填充剂有硅胶、聚酰胺、葡聚糖凝胶、氧化铝、氧化镁、硅藻土和纤维素粉等,其中以硅胶、聚酰胺最常用。

1. 硅胶柱色谱 此法应用范围较广,主要适宜分离二氢黄酮、二氢黄酮醇、异黄酮及高度甲基化(或乙酰化)的黄酮及黄酮醇类苷元。若将硅胶加水降低活性,也可用于分离极性较大的化合物,如多羟基黄酮醇及黄酮苷类等。分离游离黄酮时,一般选择有机溶剂为洗脱剂,如不同比例的氯仿-甲醇混合溶剂等;分离黄酮苷时常用含水的溶剂系统洗脱,如氯仿-甲醇-水、乙酸乙酯-丙酮-水等。

2. 聚酰胺柱色谱 聚酰胺对黄酮类化合物(包括苷和苷元)均有较好的分离效果,由于其容量比较大,适合于制备性分离,是目前较为理想的吸附剂。聚酰胺色谱的分离原理是"氢键吸附"即通过其酰胺羰基与黄酮类化合物分子上的酚羟基形成氢键缔合而产生吸附作用。黄酮类化合物与聚酰胺的吸附强度,取决于分子中酚羟基的数目与位置,也受洗脱剂的种类与极性大小的影响。洗脱剂分子与聚酰胺或黄酮类化合物形成氢键缔合的能力越强,则聚酰胺对黄酮类化合物的吸附作用将越弱。黄酮类化合物在聚酰胺柱上洗脱时大体有如下规律:

(1)酚羟基数目:黄酮类化合物的母核相同,分子中游离酚羟基数目越多,则与聚酰胺间的吸附力越强,在色谱柱上越难以被洗脱。例如,聚酰胺对桑色素的吸附力强于山柰酚。

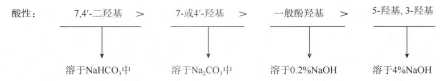

桑色素　　　　　　　　山柰酚

(2)酚羟基位置:当分子中酚羟基数目相同时,酚羟基的位置对吸附也有影响,若羟基与其邻位

基团易于形成分子内氢键，则其与聚酰胺的吸附力减小，易被洗脱下来。故聚酰胺对处于 C_4 羰基邻位的羟基（即 3-或 5-位）的吸附力小于处于其他位置的羟基；邻二酚羟基的黄酮的吸附力小于具有间二酚羟基或对二酚羟基的黄酮。此外，羟基与上述以外的其他基团也能形成分子内氢键时，则聚酰胺对它的吸附力也会降低。例如，对大豆素的吸附力强于毛异黄酮（calycosin）。

大豆素 ＞ 毛异黄酮

（3）共轭双键：分子内芳香化程度越高，共轭双键越多，则吸附力越强，故查耳酮比相应的二氢黄酮吸附力强，后被洗脱。例如，聚酰胺对橙皮查耳酮的吸附力强于橙皮素。

橙皮查耳酮 ＞ 橙皮素

（4）苷元相同：洗脱先后顺序一般是三糖苷、双糖苷、单糖苷、苷元。吸附能力与之相反。因苷元相同，则母核上的酚羟基数目相同，所以糖基数目越多，糖基上的羟基与洗脱剂形成氢键的能力越强，与聚酰胺的吸附能力越弱。

（5）苷元不同：不同类型黄酮类，其吸附能力也不同。被吸附强弱的顺序为：黄酮醇＞黄酮＞二氢黄酮醇＞异黄酮。

上述规律也适用于黄酮类化合物在聚酰胺薄层色谱上的行为。

（6）洗脱溶剂的影响：洗脱剂与聚酰胺形成氢键的能力越强，则黄酮类化合物对聚酰胺的吸附能力越小，越容易洗脱。各种溶剂在聚酰胺柱上的洗脱能力由弱至强的顺序为：水＜甲醇或乙醇（浓度由低到高）＜丙酮＜稀氢氧化钠水溶液或氨水＜甲酰胺＜二甲基甲酰胺（DMF）＜尿素水溶液。

用聚酰胺柱分离游离黄酮与黄酮苷时，若以含水移动相（如甲醇-水）作洗脱剂，黄酮苷比游离黄酮先洗脱下来，且洗脱的先后顺序一般是：三糖苷＞双糖苷＞单糖苷＞游离黄酮；若以有机溶剂（如氯仿-甲醇）作洗脱剂，结果则相反，游离黄酮比苷先洗脱下来。后者是不符合"氢键吸附"规律的。有人认为这是由于聚酰胺具有"双重色谱"性能，即其分子当用极性移动相（如含水溶剂系统）洗脱时，其色谱行为类似反相分配色谱；当用有机溶剂（如氯仿-甲醇）洗脱时，其色谱行为类似正相分配色谱。分离时常用的洗脱剂是不同浓度的甲醇或者乙醇，在分离苷元时还可用氯仿-甲醇-丁酮-丙酮（40∶20∶5∶1）或苯-石油醚-丁酮-甲醇（60∶26∶3.5∶3.5）等混合溶剂洗脱。

考点：聚酰胺柱色谱的分离原理及洗脱规律

3. 葡聚糖凝胶柱色谱 分离黄酮类化合物常用 Sephadex G 型及 Sephadex LH-20 型凝胶。葡聚糖凝胶柱色谱分离化合物是分子筛和吸附双重作用。

（1）分离游离黄酮时，主要靠吸附作用，黄酮类化合物的游离酚羟基数目越多，与凝胶的吸附强度越大，越难洗脱。

（2）分离黄酮苷时，主要靠分子筛作用，按分子量从大到小的顺序流出，黄酮苷的分子量越大，越容易被洗脱。

（3）分离黄酮苷和苷元混合物时，先主要依靠分子筛作用，依次洗脱下不同体积的苷类，再依据吸附作用，按照极性由小到大洗脱下黄酮苷元。

常用的洗脱剂：水溶液如碱性水溶液（如 0.1 mol/L $NH_3 \cdot H_2O$）、含盐水溶液（0.5 mol/L NaCl）等；醇及含水醇溶液如甲醇、甲醇-水（不同比例）、叔丁醇-甲醇（3∶1）、乙醇等；其他溶剂如含水丙酮、甲醇-氯仿等。

(三) 高效液相色谱法

高效液相色谱法对黄酮类化合物均可获得良好的分离效果。反相柱色谱常用的洗脱剂为含有一定比例甲酸或乙酸的水-甲醇溶剂系统或水-乙腈溶剂系统，适用于分离大多数的黄酮类化合物、黄酮苷及花色素。正相色谱以苯-乙腈或苯-丙酮等溶剂系统为洗脱剂多用于分离多甲氧基黄酮或黄酮类化合物的乙酰物。

在实际工作中，常将各种经典的方法与上述的色谱方法相配合应用，来达到更好的分离效果。

第5节 鉴别与结构测定

一、化 学 鉴 别

黄酮类化合物的显色反应主要是利用分子中的酚羟基及 γ-吡喃酮环的性质。

(一) 还原反应

1. 盐酸-镁粉反应 该反应为鉴定黄酮类化合物最常用的颜色反应。取样品粉末少许于试管中，用乙醇或甲醇数毫升温浸提取，加入少许镁粉（或锌粉）振摇，再滴加几滴浓盐酸，1~2分钟内（必要时微热）即可显色。多数黄酮、黄酮醇、二氢黄酮及二氢黄酮醇类化合物显红色~紫红色，少数显蓝色或绿色。除少数例外，查耳酮、橙酮、儿茶素类及大部分异黄酮类无该显色反应。因花色素类及部分橙酮、查耳酮类等在只有浓盐酸酸性条件下也会发生变色，出现假阳性，在进行鉴别时需预先做对照试验排除，即在供试液中不加镁粉，仅加入浓盐酸进行观察，若产生红色，则表明供试液中含有花色素类、部分橙酮类或查耳酮类。

盐酸-镁粉反应的机制是黄酮类化合物被还原成阳碳离子而显色。以二氢黄酮为例，反应机制如下：

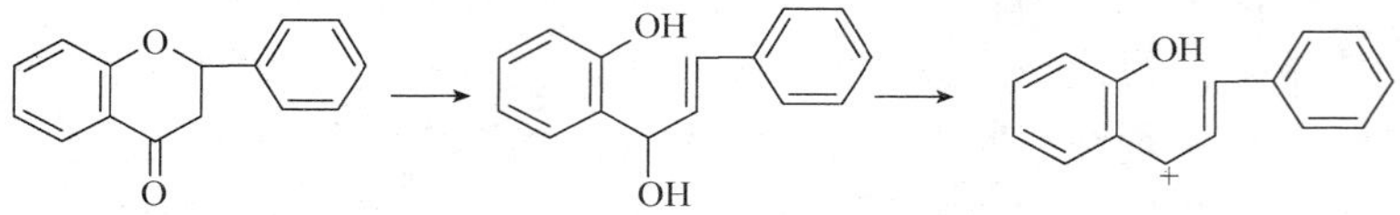

2. 钠汞齐还原反应 取样品的乙醇溶液中加入钠汞齐，放置数分钟至数小时或加热，过滤，滤液用盐酸酸化后显色。黄酮、二氢黄酮、异黄酮、二氢异黄酮类化合物显红色，黄酮醇类化合物显黄色~淡红色，二氢黄酮醇类化合物显棕黄色。

3. 四氢硼钠（钾）还原反应 此反应是二氢黄酮（醇）化合物的专属反应，可以区别二氢黄酮类、二氢黄酮醇类与其他黄酮类化合物。取样品 1~2mg 溶于甲醇中，加 $NaBH_4$ 10mg，1 分钟后滴加 1% 盐酸，显紫色~紫红色。二氢黄酮类或二氢黄酮醇类化合物呈阳性，其他黄酮类化合物均为阴性。若 A 环与 B 环有一个以上—OH 或—OCH_3 取代则颜色加深。反应机制如下：

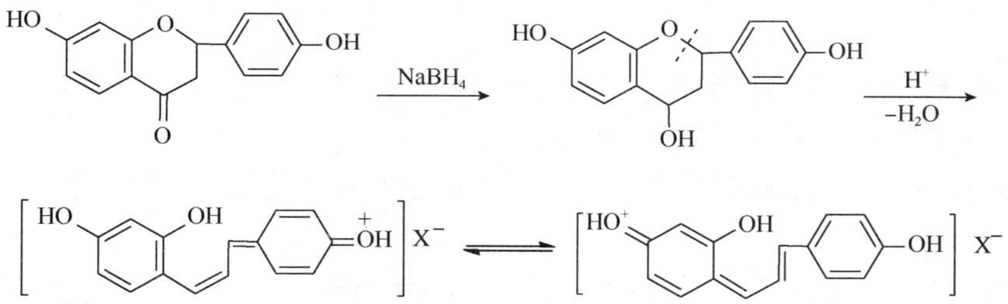

考点：还原反应的原理及适用范围

(二) 金属盐类试剂的络合反应

黄酮类化合物分子中若具有 3-羟基、5-羟基或邻二酚羟基，则可以与许多金属盐类试剂如铝盐、锆盐、锶盐等反应，生成有色的络合物或有色沉淀，有的还产生荧光。根据有色络合物的最大吸收波长，可进行定量测定。

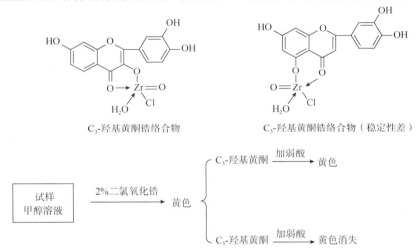

5-羟基　　　　　　　　　3-羟基　　　　　　　邻二酚羟基

1. 三氯化铝反应　取样品的乙醇或甲醇溶液和1%三氯化铝乙醇溶液反应，生成的络合物多呈黄色（λ_{max}=415nm），置于紫外灯下显荧光。《中国药典》常用于薄层色谱和纸色谱的定性分析。

5-羟基黄酮铝络合物　　　　　3-羟基黄酮醇铝络合物

2. 锆盐-枸橼酸反应　可用于区别C_3-羟基和C_5-羟基黄酮类化合物。取样品0.5～1.0mg用甲醇10ml溶解，加2%二氯氧化锆（$ZrOCl_2$）甲醇溶液1ml，具有C_3-羟基或C_5-羟基黄酮类化合物均可生成黄色的锆络合物，但两种锆络合物对酸的稳定性不同，继之再加入2%枸橼酸甲醇溶液后，如黄色不减退，表示分子结构中有C_3-羟基；如果黄色显著减退，则分子结构中有C_5-羟基，但无C_3-羟基。因为C_5-羟基、4-羰基与锆盐生成的络合物稳定性没有C_3-羟基、4-羰基锆络合物稳定，容易被弱酸分解。

C_3-羟基黄酮锆络合物　　　　　C_5-羟基黄酮锆络合物（稳定性差）

3. 氨性氯化锶反应　具有邻二酚羟基的黄酮类化合物可与氨性氯化锶试剂反应。取少许样品置小试管中，加入甲醇1ml溶解（必要时可在水浴上加热）后，再加0.01mol/L氯化锶（$SrCl_2$）的甲醇溶液3滴和被氨气饱和的甲醇溶液3滴，如产生绿色至棕色乃至黑色沉淀，则表示有邻二酚羟基。

4. 乙酸镁反应　凡具有C_3-羟基、C_5-羟基或邻二酚羟基的黄酮类化合物均可与Mg^{2+}反应。将一滴供试液滴于滤纸上，喷以乙酸镁的甲醇溶液，加热干燥后，置于紫外灯下观察斑点荧光。二氢黄酮、二氢黄酮醇类呈天蓝色荧光，C_5-羟基的存在会使荧光加强；黄酮、黄酮醇与异黄酮类显黄至橙黄至褐色。该反应可将二氢黄酮、二氢黄酮醇类化合物与其他黄酮类化合物加以区别，适用于纸色谱显色。

5. 铅盐反应　中性乙酸铅可与分子中含有3-羟基、5-羟基或邻二酚羟基的黄酮类化合物生成黄～绿色沉淀。而碱式乙酸铅的沉淀范围更广，可与所有酚类化合物形成沉淀，可用于鉴别和分离。

6. 三氯化铁反应　因多数黄酮类化合物分子中含有酚羟基，故可与三氯化铁水溶液或醇溶液发生显色反应。并且随酚羟基数目及位置的不同，而呈现紫、绿、蓝等不同颜色。

　课堂活动

黄酮类化合物有哪几类显色反应？各适用于鉴别哪些类型的黄酮类化合物？

考点：金属盐类试剂络合反应的原理及适用范围

二、色谱鉴别

黄酮类化合物的色谱鉴别法主要有硅胶薄层色谱法、聚酰胺薄层色谱法、纸色谱法。

(一)薄层色谱法

薄层色谱法是分离和鉴别黄酮类化合物的重要方法之一,应用相当广泛。一般采用吸附色谱,吸附剂大多用硅胶和聚酰胺,其次是纤维素。

1. 硅胶薄层色谱 多用于极性较小的黄酮类化合物的分离和检识,也可用于分离和鉴别黄酮苷类化合物。

(1) 黄酮苷元的分离鉴别:常选用亲脂性溶剂系统,如苯-甲醇(95:5)、氯仿-甲醇(85:15)等。如果苷元结构中酚羟基较多,酸性较强时,则常需要在展开剂中加入一定量的酸,如苯-乙酸(45:4)或二氯甲烷-乙酸-水(2:1:1)对分离检识游离二氢黄酮较好。可根据待分离成分极性的大小适当地调整溶剂的比例。分离游离苷元的衍生物等(如甲醚或乙酸酯)中性成分,可用苯-丙酮(9:1)为展开剂。

(2) 黄酮苷类的分离鉴别:采用极性较大的溶剂系统展开,如分离黄酮 O-苷、黄酮 C-苷和黄酮醇 O-苷类的溶剂系统有正丁醇-乙酸-水(3:1:1)、甲酸-乙酸乙酯-水(9:1:1)和氯仿-甲醇-水(65:45:12)等。分离二氢黄酮 O-苷类的溶剂系统有氯仿-乙酸(100:4)、苯-乙酸(100:4)或氯仿-乙酸-甲醇(90:5:5)等。

(3) 显色方法:多数黄酮类化合物在硅胶薄层色谱上用紫外灯检查时,呈有色斑点,用氨蒸气处理后常产生明显的颜色变化。此外,还可喷以 2% $AlCl_3$ 甲醇溶液(在紫外灯下检查)或 1% $FeCl_3$-1% $K_3Fe(CN)_6$(1:1)水溶液等显色剂。在硅胶薄层色谱上化合物的极性越大,R_f 值越小。

2. 聚酰胺薄层色谱 适宜分离与鉴别具有游离酚羟基的游离黄酮和苷,其色谱行为可参考在聚酰胺柱色谱上的规律。

由于聚酰胺对黄酮类化合物吸附能力较强,因此,需要可以破坏氢键缔合的展开剂,在展开剂中大多含有醇、酸或水,或兼有两者。分离鉴别苷元常用有机溶剂为展开剂,如氯仿-甲醇(94:6,96:4)、氯仿-甲醇-丁酮(12:2:1)、苯-甲醇-丁酮(90:6:4、84:8:8 或 60:20:20)等。分离鉴别黄酮苷常用含水的有机溶剂为展开剂,如甲醇-乙酸-水(90:5:5)、甲醇-水(1:1)、丙酮-水(1:1)、异丙醇-水(3:2)、水-乙醇-丁酮-乙酰丙酮(65:15:15:5)和水-正丁醇-丙酮-乙酸(16:2:2:1)等。显色剂与纸色谱法相似。

(二)纸色谱法

纸色谱法(PC)适用于分离各种类型的黄酮类化合物,包括游离黄酮和黄酮苷类。

1. 展开剂的选择 展开剂的极性要与被分离成分相似。

分离鉴别苷元时,宜选用极性相对较小的"醇性"展开剂,如正丁醇-乙酸-水(4:1:5 上层,BAW)、叔丁醇-乙酸-水(3:1:1,TBA)等;鉴别黄酮苷时,宜选用极性相对较大的"水性"展开剂,如水、2%~6%乙酸、3%氯化钠及乙酸-浓盐酸-水(30:3:10)等;当分离苷元和苷混合物时,常采用双向纸色谱,一般第一向采用"醇性"展开剂,如 BAW 系统、TBA 系统或水饱和的正丁醇等,第二向常采用"水性"展开剂,如含盐或乙酸的水溶液等。花色素及花色苷的鉴别则可用含盐酸或乙酸的水溶液作展开剂。

2. R_f 值与结构的关系

(1) 在醇性展开剂中展开:正相分配色谱,极性小的化合物比极性大的化合物 R_f 值大。同一类型的苷元,分子中羟基数目越多,极性越大,则 R_f 值越小;相反,羟基数目越少,则 R_f 值越大。但羟基被甲基化则极性降低,R_f 值增大。同一母核结构的黄酮类化合物,R_f 值依次为:苷元>单糖苷>双糖苷。

(2) 在水性展开剂中展开:反相分配色谱,极性越大,R_f 值越大。不同类型的苷元,在 3%~5% 乙酸中展开时,平面型分子如黄酮、黄酮醇、查耳酮等 R_f<0.02,几乎停留在原点不动;而非平面型分子

如二氢黄酮、二氢黄酮醇、二氢查耳酮等，因亲水性稍强，故 R_f 值较大（0.10～0.30）。同一母核结构的黄酮类化合物，R_f 值依次为：苷元＜单糖苷＜双糖苷，与在醇性展开剂中相反。苷类的 R_f 值可在 0.5 以上，而苷元几乎停留在原点不动。糖链越长，则 R_f 值越大。另外，R_f 值还与糖的结合位置有重要关系。

不同类型黄酮类化合物在双向纸色谱展开时常常出现在特定的区域，据此可推测它们的结构类型及判定是否成苷，以及含糖数量。

（3）显色方法：所用的显色剂与 PC 相似。

三、结 构 测 定

（一）紫外光谱

紫外光谱在黄酮类化合物结构研究中具有重要的应用价值，原因是黄酮类化合物的紫外-可见光谱具有规律性，且测定需要样品量少；此外，通过与加入诊断试剂所获得的紫外光谱比较还可以鉴定黄酮母核上官能团。

一般程序如下：①测定样品在甲醇溶液中的紫外光谱以确定母核结构类型；②测定在甲醇溶液中分别加入各种诊断试剂后的紫外光谱以了解 3、5、7、3′、4′位有无羟基及邻二酚羟基；③苷类可水解后（或先甲基化再水解），再用上法测苷元的紫外吸收光谱以了解糖的连接位置。④最后将上述光谱进行对比分析，获得关于结构的相关信息。

1. 黄酮类化合物在甲醇溶液中的紫外光谱特征　在甲醇溶液中，大多数黄酮类化合物在甲醇中的紫外光谱由两个主要吸收带组成。出现在 300～400nm 的吸收带称为带Ⅰ，出现在 240～280nm 的吸收带称为带Ⅱ。带Ⅰ是由 B 环桂皮酰基系统的电子跃迁引起的吸收，而带Ⅱ是由 A 环苯甲酰基系统的电子跃迁引起的吸收，如下式所示。

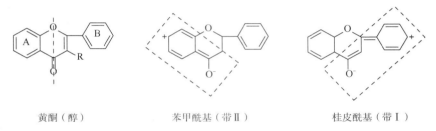

黄酮（醇）　　　苯甲酰基（带Ⅱ）　　　桂皮酰基（带Ⅰ）

不同类型的黄酮化合物的带Ⅰ或带Ⅱ的峰位、峰形和吸收强度均不同，如表 6-2 所示。因此，根据紫外光谱特征可以大致推测黄酮类化合物的结构类型。

表 6-2　黄酮类化合物紫外光谱吸收范围

结构类型	峰位（nm）		组内区别（峰位）	组间区别（峰强）
	带Ⅰ（300～400nm）	带Ⅱ（240～280nm）		
黄酮	304～350	240～280	带Ⅰ不同	Ⅰ、Ⅱ皆强
黄酮醇	358～385	250～280		
异黄酮	310～330（肩峰）	245～270	带Ⅱ不同	Ⅰ弱Ⅱ强
二氢黄酮（醇）	300～330（肩峰）	270～295		
查耳酮	340～390	230～270（低强度）	带Ⅰ不同	Ⅰ强Ⅱ弱
橙酮	370～430	230～270（低强度）		

黄酮和黄酮醇的紫外光谱图形相似，均出现两个主峰，且两峰图形相似，强度相近。异黄酮、二氢黄酮及二氢黄酮醇类化合物的结构中都有苯甲酰系统，而无桂皮酰系统，所以它们的紫外光谱特征是带Ⅱ吸收强，而带Ⅰ以肩峰或低强度吸收峰出现。查耳酮及橙酮类化合物的紫外光谱的特征是带Ⅰ均为主峰且强度很高，而带Ⅱ的吸收弱，为次强峰。

峰位置：黄酮带Ⅰ位于 304～350nm；黄酮醇带Ⅰ位于 358～385nm；异黄酮的带Ⅱ通常出现在 245～

270nm；二氢黄酮和二氢黄酮醇的带Ⅱ都出现在270～295nm；查耳酮的带Ⅰ通常出现在340～390nm；而橙酮的带Ⅰ一般位于370～430nm范围内。

黄酮及黄酮醇类A、B环上的羟基、甲氧基等含氧取代基的引入可引起相应吸收带红移，并且随引入基团增多，红移值也随之增加。二氢黄酮、二氢黄酮醇、异黄酮无桂皮酰系统，所以只有当A环有含氧取代基时才红移，而查尔酮、橙酮、黄酮则是只有B环有含氧取代而红移，因其没有苯甲酰系统。黄酮醇的3-、5-或4′-羟基被甲基化或苷化后，可使带Ⅰ紫移。如5-羟基甲基化使带Ⅰ和带Ⅱ向紫位移5～15nm，4′-羟基甲基化或苷化，使带Ⅰ向紫位移3～10nm。其他位置上的羟基取代对甲醇溶液的紫外光谱几乎没有影响。黄酮或黄酮醇的酚羟基被乙酰化后，原来酚羟基对紫外光谱的影响几乎消失，详见表6-3、表6-4。

表6-3　B环上引入羟基对黄酮类化合物紫外光谱中带Ⅰ的影响

化合物	羟基位置		带Ⅰ(λ_{max}, nm)	
	A或C环	B环		
3,5,7-三羟基黄酮（高良姜素）	3,5,7	—	359	红
3,5,7,4′-四羟基黄酮（山柰酚）	3,5,7	4′	367	↓
3,5,7,3′,4′-五羟基黄酮（槲皮素）	3,5,7	3′,4′	370	移
3,5,7,3′,4′,5′-六羟基黄酮（杨梅素）	3,5,7	3′,4′,5′	374	

表6-4　A环上引入羟基对黄酮类化合物紫外光谱中带Ⅱ的影响

化合物	A环上羟基位置	带Ⅱ(λ_{max}, nm)
黄酮	—	250
5-羟基黄酮	5	268
7-羟基黄酮	7	252
5,7-二羟基黄酮	5,7	268
5,6,7-三羟基黄酮（黄芩素）	5,6,7	274
5,7,8-三羟基黄酮（去甲汉黄芩素）	5,7,8	281

2. 加入诊断试剂的紫外光谱在黄酮类化合物结构研究中的应用　在测定了黄酮类化合物在甲醇溶液中的紫外光谱后，可向其甲醇溶液中加入各种诊断试剂，如甲醇钠（NaOMe）、乙酸钠（NaOAc）、乙酸钠/硼酸（NaOAc/H_3BO_3）、三氯化铝（$AlCl_3$）及三氯化铝/盐酸（$AlCl_3$/HCl）等试剂，使黄酮类化合物中的不同酚羟基解离或形成络合物等，导致光谱发生变化。与上述各种紫外光谱图进行分析比较，可以获得更多的有关结构的重要信息。这里仅以黄酮、黄酮醇类为例，介绍诊断试剂的加入对其紫外光谱的影响。

（1）甲醇钠：NaOMe碱性较强，可使黄酮类化合物母核上所有的酚羟基解离，导致相应吸收带红移。

1）如带Ⅰ红移40～65nm，强度不变或增加，则表示有4′-羟基。

2）如带Ⅰ红移50～60nm，强度减弱，则表示有3-羟基，但无4′-羟基。

3）如320～330nm处有吸收，则表示有游离的7-羟基。如果7-羟基结合成苷，则该吸收即消失。

4）如有5,6,7-或5,7,8-三羟基或3′,4′-二羟基，则吸收带将随放置时间的延长而逐渐衰退。

（2）乙酸钠：NaOAc的碱性比NaOMe小，只能使黄酮类化合物母核上酸性较强的酚羟基解离，导致相应的吸收带红移。

1）如带Ⅱ特征性地红移5～20nm，表示有7-羟基存在。但在6位和8位同时有含氧取代基（如—OCH_3等供电基）的7-羟基黄酮（不包括黄酮醇），可能由于7-羟基酸性减低，故上述红移幅度很小或不能辨别。

2）如带Ⅰ红移40～65nm，则表示有4′-羟基。

3）在4'-羟基黄酮及黄酮醇类化合物中，由NaOAc引起的带Ⅰ位移距离与NaOMe相同或稍大一些，则表示7-羟基被取代。

用途：鉴别酸性强的酚羟基7-羟基和4'-羟基的存在与否。

（3）乙酸钠/硼酸：黄酮或黄酮醇类化合物的A环或B环上如果具有邻二酚羟基时（5,6-邻二酚羟基除外），在NaOAc碱性下可与H_3BO_3络合，使相应的吸收带红移。

1）带Ⅰ红移12～30nm，表示B环有邻二酚羟基。

2）带Ⅱ红移5～10nm，表示A环有邻二酚羟基（不包括5,6-邻二酚羟基）。

（4）三氯化铝及三氯化铝/盐酸：$AlCl_3$可与具有邻二酚羟基、3-羟基与4-羰基或5-羟基与4-羰基的黄酮或黄酮醇类化合物作用生成络合物，使带Ⅰ或带Ⅱ红移。$AlCl_3$也能与A环或B环上的邻二酚羟基作用生成络合物，使相应的吸收带红移。形成的络合物稳定性依次为：3-羟基（黄酮醇）>5-羟基（黄酮）>5-羟基（二氢黄酮）>邻二酚羟基>5-羟基（二氢黄酮）。形成络合物越稳定，红移越多。邻二酚羟基和5-羟基二氢黄酮醇在酸性条件下不与$AlCl_3$络合，所以当加入HCl后可分解（少数例外），使相应的吸收带紫移。因此，在实际测定中，多数测定样品在MeOH中的光谱基础上测定样品MeOH+$AlCl_3$光谱，然后加入盐酸，测定样品MeOH+$AlCl_3$/HCl光谱，再进行比较分析。

MeOH+$AlCl_3$/HCl光谱与MeOH谱比较：

1）带Ⅰ红移35～55nm，表示只有5-羟基。

2）带Ⅰ红移60nm，表示只有3-羟基。

3）带Ⅰ红移50～60nm，表示可能同时有3-羟基和5-羟基。

4）带Ⅰ红移17～20nm，表示有6-含氧取代和5-羟基。

MeOH+$AlCl_3$/HCl光谱与MeOH+$AlCl_3$比较：

1）带Ⅰ紫移30～40nm，表示B环上有邻二酚羟基。

2）带Ⅰ紫移20nm，表示B环上有邻三酚羟基。

3）带Ⅰ紫移50～65nm，表示A、B环上均可能有邻二酚羟基。

理论上，根据诊断试剂引起的波长变化能够判断出黄酮类化合物的基本母核和取代基，特别是酚羟基的取代位置和数目。但在实际研究中，仍需结合化学方法及其他波谱方法进行综合分析，才能更为准确地确定被测样品的化学结构。

考点：紫外吸收光谱特征及其在结构研究中的应用

（二）核磁共振氢谱

在黄酮类化合物的结构研究中，核磁共振氢谱（^{1}H-NMR）发挥着重要作用，具有简便、快速且可获得结构全等优点。^{1}H-NMR是根据氢质子共振吸收峰的化学位移（峰位）、偶合常数（峰形）和峰面积（峰强）等特征参数，获取黄酮类化合物的结构信息，如母核类型及取代基的种类、位置和数目等。测定溶剂多用$CDCl_3$、DMSO-d_6、C_5D_5N-d_5、$(CD_3)_2CO$及CCl_4等，一般是根据样品的溶解度选择合适的溶剂。其中，常用的理想溶剂是DMSO-d_6，其优点在于不需要制备衍生物；溶剂信号（δ2.50）

也很少与黄酮类化合物信号重叠；对各质子信号分辨率高。

黄酮类化合物的 ^{1}H-NMR 谱，具有以下规律：

1. A 环质子

（1）5，7-二羟基黄酮类化合物：A 环的 H-6 和 H-8 分别以间位偶合的双重峰（J=2.5Hz）出现在 δ5.70～6.90，且 H-6 的双重峰总是比 H-8 的双重峰位于较高场。7-羟基被苷化后，H-6 和 H-8 信号均向低磁场方向位移，见表 6-5。

表 6-5　5，7-二羟基黄酮类化合物中 H-6 和 H-8 的化学位移

化合物	H-6	H-8
黄酮，黄酮醇，异黄酮	6.00～6.20　d	6.30～6.50　d
上述化合物的 7-O-葡萄糖苷	6.20～6.40　d	6.50～6.90　d
二氢黄酮、二氢黄酮醇	5.75～5.95　d	5.90～6.10　d
上述化合物的 7-O-葡萄糖苷	5.90～6.10　d	6.10～6.40　d

（2）7-羟基黄酮类化合物：H-5 因与 H-6 为邻偶，故为双峰（J=8.0Hz），H-6 因与 H-5 的邻偶和 H-8 的间位偶合，故表现为双二重峰。H-8 因与 H-6 的间位偶合，故表现为一个双峰（J=2.0Hz）。

7-羟基黄酮类化合物中的 H-5 的化学位移约为 δ 8.0，原因是其处于 4 位羰基的负屏蔽区。H-6 和 H-8 的化学位移值在 δ6.30～7.10，较 5，7-二羟基黄酮在较低场，且相互位置可能颠倒，见表 6-6。

表 6-6　7-羟基黄酮类化合物中 H-5、H-6 和 H-8 的化学位移

化合物	H-5	H-6	H-8
黄酮、黄酮醇、异黄酮	7.90～8.20　d	6.70～7.10　q	6.70～7.00　d
二氢黄酮、二氢黄酮醇	7.70～7.90　d	6.40～6.50　q	6.30～6.40　d

2. B 环质子

B 环上的含氧取代基会对环上的质子发生影响，以 4′-氧取代黄酮类化合物为例进行说明。邻位氢 H-3′、H-5′化学位移为 δ6.5～7.1，间位氢 H-2′、H-6′化学位移 δ7.1～8.1，均为二重峰，J=8.5Hz。因 C 环对 H-2′、H-6′的去屏蔽效应及 4′-OR 的屏蔽作用，故 A 环质子处于稍低的磁场，且 H-2′、H-6′总是比 H-3′、H-5′位于稍低磁场。H-2′、H-6′的具体峰位，与 C 环的氧化水平有关，C 环氧化程度越高，H-2′、H-6′处于越低场的位置。

3. C 环质子

C 环的结构特点决定了黄酮类化合物的结构类型，故 C 环的 ^{1}H-NMR 对黄酮类化合物的结构类型鉴别有很重要的意义。且 C 环质子在 ^{1}H-NMR 中也各有其特征，故可用来确定它们的结

构类型和相互鉴别。

（1）黄酮和黄酮醇类：黄酮类 H-3 常以一个尖锐的单峰出现在 $\delta 6.30$ 处。黄酮醇类的 3 位有含氧取代基，故在 ^{1}H-NMR 上无 C 环质子。

（2）异黄酮类：H-2 位于羰基 β 位，同时受羰基和苯环的负屏蔽作用，且通过碳与氧相连，故较一般芳香质子低场，$\delta 7.60 \sim 7.80$。如用 DMSO-d_6 作溶剂测定时，该质子信号还可向低场方向移至 $\delta 8.50 \sim 8.70$ 处。

（3）二氢黄酮类：H-2 因与两个不等价的 H-3 偶合，故被分裂成一个双二重峰（J_{trans}= 11.0Hz，J_{cis}=5.0Hz），中心位于约 $\delta 5.2$。两个 H-3 各因偕偶（J=17.0Hz）和与 H-2 的邻偶也被分裂成一个双二重峰（J_{trans}= 11.0Hz，J_{cis}= 5.0Hz），中心位于 $\delta 2.80$ 处，但往往相互重叠。

（4）二氢黄酮醇类：H-2 位于 $\delta 4.80 \sim 5.00$ 处，H-3 位于 $\delta 4.10 \sim 4.30$ 处。H-2 和 H-3 为反式二直立键，故均是二重峰（J_{aa}=Ca. 11.0Hz），3-OH 成苷后，H-2 和 H-3 信号均向低磁场方向位移，H-2 位于 $\delta 5.0 \sim 5.60$，H-3 位于 $4.30 \sim 4.60$。

（5）查耳酮类：H-α 和 H-β 分别以二重峰（J=Ca. 17.0Hz）形式出现，其化学位移分别为 $\delta 6.70 \sim 7.40$（H-α）和 $\delta 7.30 \sim 7.70$（H-β）处。

（6）橙酮类：C 环的环外质子=CH（苄氢）常以单峰出现在 $\delta 6.50 \sim 6.70$ 处，峰位与 A 环和 B 环上羟基取代情况有关，增大羟基化作用，使该峰向高磁场区位移（与没有取代的橙酮相比），其中以 C_4-位（−0.19）和 C_6-位（−0.16）羟基化作用影响最明显。DMSO-d_6 作溶剂测定时，可移至低场 $\delta 6.37 \sim 6.94$。

链接 质谱在黄酮类化合物结构研究中的应用

质谱（mass spectrometry，MS）在黄酮类化合物结构分析中，依据与黄酮类化合物的性质来选用相应的方法。极性较小的苷元用电子轰击质谱（EI-MS）；而极性大、难以气化及对热不稳定的黄酮苷类常用场解吸质谱（FD-MS）、快原子轰击质谱（FAB-MS）及电喷雾质谱（ESI-MS）等软电离质谱技术。用 EI-MS 测定极性小的苷元时，无须作成衍生物即可得到强的分子离子峰[M$^+$]，且常为基峰。而极性大苷类一般要制成甲基化、乙酰化或三甲基硅烷化等适当的衍生物，才能观察到分子离子峰。

黄酮类化合物在 ESI-MS 中有两种基本的裂解方式。

裂解方式Ⅰ（RDA裂解）：

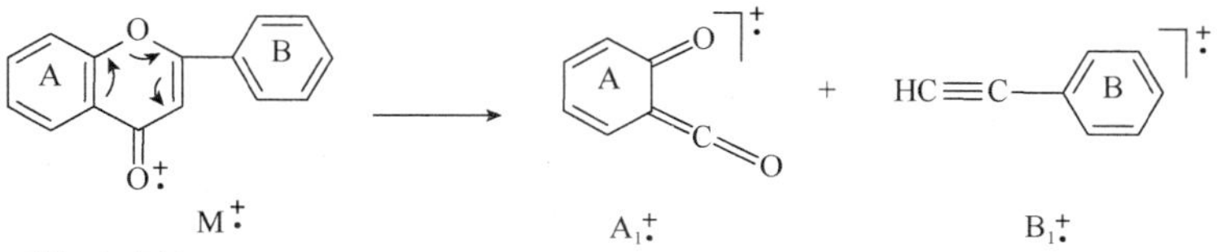

裂解方式Ⅱ：

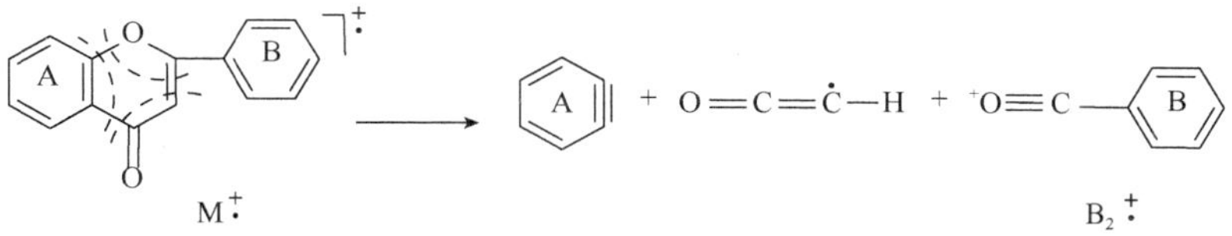

第 6 节　提取分离实例

一、黄芩中黄芩苷的提取

黄芩（*Scutellaria baicalensis*）的根为常用的清热解毒中药，含有黄芩苷、黄芩素、汉黄芩苷、汉黄芩素、木蝴蝶素 A 及二氢木蝴蝶素 A 等 20 余种黄酮类化合物。主要有效成分是黄芩苷，具有抗菌、消炎作用，此外还有降氨基转移酶的作用，其苷元的磷酸酯钠盐可用于治疗过敏、喘息等疾病。黄芩苷为淡黄色针晶，几乎不溶于水，难溶于甲醇、乙醇、丙酮，可溶于含水醇和热乙酸。溶于碱水及氨水初显黄色，不久则变为黑棕色。经水解后生成的苷元黄芩素分子中具有邻三酚羟基，易被氧化转为醌类衍生物而显绿色，这是黄芩因保存或炮制不当变绿色的原因。所以当黄芩变绿时，就意味着有效成分已被破坏。

黄芩苷的提取与分离方法，见图6-1。

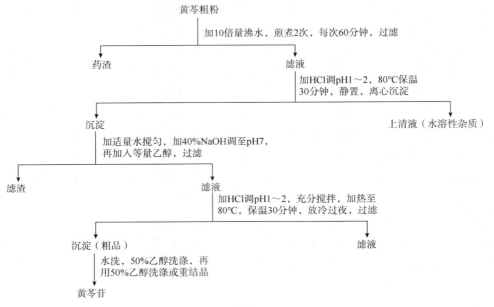

图6-1 黄芩苷的提取和分离

工艺流程分析及注意事项：黄芩苷及汉黄芩苷都是 C_7 位上羟基与葡糖醛酸结合的苷，分子中有羧基，酸性较强，在植物体内多成镁盐形式存在，所以能用沸水作为溶剂提取，而后在提取液中加酸酸化，使黄芩苷类（总黄酮）析出。

二、银杏叶中银杏总黄酮的提取

银杏叶为银杏科植物银杏（Ginkgo biloba）的干燥叶，其主要化学成分为黄酮类和萜内酯类化合物。银杏黄酮类化合物可以扩张血管，增加冠状动脉及脑血管流量，降低血黏度，改善脑循环，是治疗心脑血管疾病的有效药物。萜内酯是特异性血小板激活因子（PAF）受体特异性拮抗剂。银杏叶现多用其总提取物，提取物中以黄酮类化合物为主，含少量萜内酯。黄酮类化合物根据其结构可分为3类：单黄酮类、双黄酮类和儿茶素等。单黄酮类化合物主要为槲皮素、山奈酚和异鼠李素及它们形成的苷类物质。双黄酮类化合物主要有银杏双黄酮、异银杏双黄酮、去甲银杏双黄酮、穗花杉双黄酮、金松双黄酮等，儿茶素类主要有儿茶素、表儿茶素、没食子酸儿茶素和表没食子酸儿茶素等。萜内酯类主要有银杏内酯 A、B、C、M、J 和白果内酯等。

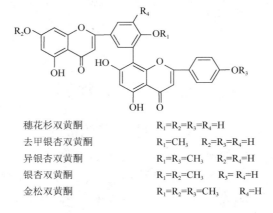

穗花杉双黄酮	$R_1=R_2=R_3=R_4=H$
去甲银杏双黄酮	$R_1=CH_3 \quad R_2=R_3=R_4=H$
异银杏双黄酮	$R_1=R_3=CH_3 \quad R_2=R_4=H$
银杏双黄酮	$R_1=R_2=CH_3 \quad R_3=R_4=H$
金松双黄酮	$R_1=R_2=R_3=CH_3 \quad R_4=H$

银杏叶总黄酮的提取分离方法有两种，一种是丙酮提取法分离法，见图6-2；另一种是乙醇提取、大孔吸附树脂分离法，见图6-3。

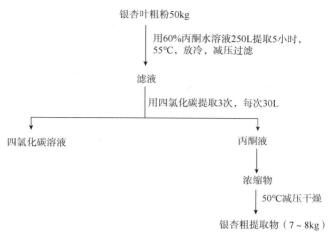

图6-2　银杏叶总黄酮的提取分离（丙酮提取法分离法）

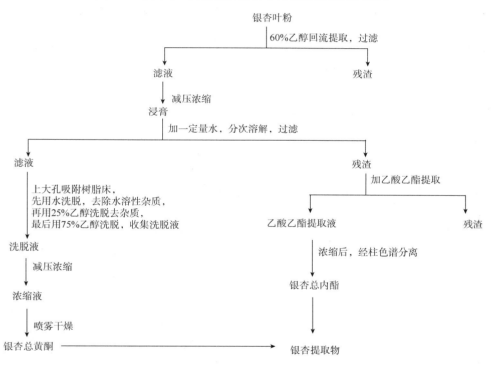

图6-3　银杏叶总黄酮的提取分离（乙醇提取、大孔吸附树脂分离法）

自 测 题

一、选择题

（一）A型题（最佳选择题）。每道题的备选项中，只有一个最佳答案。

1. pH梯度法适合于下列哪类化合物的分离（　　）
   A. 香豆素　　B. 黄酮　　C. 强心苷
   D. 糖　　　　E. 皂苷

2. 黄酮类化合物显黄色时结构的特点是（　　）
   A. 具有2-苯基色原酮和助色团
   B. 具有2-苯基色原酮
   C. 具有色原酮和助色团
   D. 具有黄烷醇和助色团
   E. 色原酮2、3位碳原子上无双键

3. 黄酮类化合物有酸性是因为其分子中含有（　　）
   A. 羰基　　　B. 双键　　　C. 酚羟基
   D. 内酯环　　E. 甲氧基

4. 下列黄酮中酸性最强的是（　　）
   A. 7，4'-二羟基黄酮　　B. 5，7-二羟基黄酮
   C. 3，5-二羟基黄酮　　D. 3，7-二羟基黄酮
   E. 5，6-二羟基黄酮
5. 氯化锶反应适用于分子中具有哪种结构的黄酮（　　）
   A. 羟基　　B. 亚甲二氧基　　C. 甲氧基
   D. 邻二酚羟基　　E. 间二酚羟基
6. 分离黄酮类化合物最常用的方法是（　　）
   A. 氧化铝柱色谱　　B. 气相色谱
   C. 聚酰胺柱色谱　　D. 活性炭柱色谱
   E. 离子交换色谱
7. 下列化合物酸性最弱的是（　　）
   A. 3，5，7，4'-四羟基黄酮　　B. 3，5，7-三羟基黄酮
   C. 5，7，4'-三羟基黄酮　　D. 3，7，4'-三羟基黄酮
   E. 6，7，4'-三羟基黄酮
8. 葛根素与槲皮素的化学法鉴别可用（　　）
   A. $FeCl_3$ 反应　　B. $NaBH_4$ 反应　　C. HCl-Mg 反应
   D. $AlCl_3$ 反应　　E. HCl-Zn 反应
9. 不能被酸催化水解的成分是（　　）
   A. 黄酮碳苷　　B. 香豆素酚苷　　C. 人参皂苷
   D. 蒽醌酚苷　　E. 强心苷
10. 黄酮类化合物的紫外吸收光谱中，加入诊断试剂 NaOAc（未熔融）后，带Ⅱ红移 10nm，说明该化合物存在下列哪种基团（　　）
    A. 3-羟基　　B. 4-羟基　　C. 5-羟基
    D. 7-羟基　　E. 3-OCH_3
11. 聚酰胺在哪种溶剂中对黄酮类化合物的吸附力最强而洗脱能力最弱（　　）
    A. 水　　B. 甲醇
    C. 甲酰胺　　D. 稀氢氧化钠水溶液
    E. 二甲基甲酰胺
12. $NaBH_4$ 反应可用于鉴别（　　）
    A. 二氢黄酮　　B. 查耳酮　　C. 花色素
    D. 黄酮醇　　E. 异黄酮
13. 黄酮类化合物紫外吸收光谱的带Ⅰ是由下列哪个结构系统所引起（　　）
    A. 苯甲酰基系统　　B. 色原酮结构
    C. 邻二酚羟基结构　　D. 桂皮酰基系统
    E. 交叉共轭体系
14. 某黄酮类化合物紫外光谱有两个吸收带，带Ⅰ在 312nm，带Ⅱ在 276nm，带Ⅱ强度比带Ⅰ强得多，该化合物是（　　）
    A. 黄酮　　B. 二氢黄酮　　C. 黄酮醇
    D. 查耳酮　　E. 花色素
15. 利用紫外吸收光谱判断黄酮的结构是 C_3-羟基、C_4-羰基还是邻二酚羟基引起的带Ⅰ红移，选用哪种诊断试剂（　　）
    A. 甲醇钠　　B. 乙酸钠　　C. 甲酸
    D. 乙酸钠-硼酸　　E. 三氯化锂铝
16. 用聚酰胺分离黄酮类化合物，当苷元相同时，用含水乙醇进行洗脱，出柱先后顺序为（　　）
    A. 三糖苷＞双糖苷＞单糖苷＞游离黄酮
    B. 双糖苷＞三糖苷＞单糖苷＞游离黄酮
    C. 苷单糖苷＞双糖苷＞三糖＞游离黄酮
    D. 三糖苷＞双糖苷＞游离黄酮＞单糖苷
    E. 三糖苷＞游离黄酮＞单糖苷＞双糖苷

（二）X 型题（多项选择题）。每道题的备选项中至少有两个正确答案。

1. 黄酮类化合物的颜色与哪些因素有关（　　）
   A. 交叉共轭体系的存在　　B. 助色团数目
   C. 助色团位置　　D. 酚羟基数目
   E. 酚羟基位置
2. 关于黄酮类化合物在水中溶解性的论述，正确的是（　　）
   A. 黄酮苷可溶于水
   B. 游离苷元难溶或不溶于水
   C. 苷元分子中引入羟基，在水中的溶解度增大
   D. 糖基的数目多少，对苷在水中的溶解度有影响
   E. 糖的连接位置不同，对苷在水中的溶解度有影响
3. 游离黄酮类化合物可溶于（　　）
   A. 乙醚　　B. 氯仿　　C. 乙酸乙酯
   D. 甲醇　　E. 水
4. 从中药中提取黄酮苷时，可选用的提取溶剂是（　　）
   A. 甲醇　　B. 乙醇　　C. 沸水
   D. 三氯甲烷　　E. 碱水
5. 黄酮苷元结构分类的主要依据是（　　）
   A. C 环的氧化程度　　B. B 环的连接位置
   C. 来自何种植物　　D. 是否连接糖链
   E. C 环是否成环
6. 影响黄酮类化合物与聚酰胺吸附力强弱的因素有（　　）
   A. 酚羟基数目　　B. 酚羟基位置
   C. 芳香化程度　　D. 醇羟基的数目
   E. 醇羟基的位置
7. 芦丁具有的反应有（　　）
   A. 盐酸-镁粉反应　　B. α-萘酚-浓硫酸反应
   C. 四氢硼钠反应　　D. 三氯化铝反应
   E. 锆-柠檬酸反应
8. 可用于鉴别二氢黄酮类化合物的反应有（　　）
   A. 乙酸镁反应　　B. 盐酸-镁粉反应
   C. 三氯化铁反应　　D. 四氢硼钠反应
   E. 乙酸铅反应
9. 黄酮苷类化合物常用的提取方法有（　　）
   A. 碱提取酸沉淀　　B. 乙醇提取法
   C. 水蒸气蒸馏法　　D. 沸水提取法
   E. 酸提取碱沉淀法

二、简答题

1. 用化学方法区别下列化合物

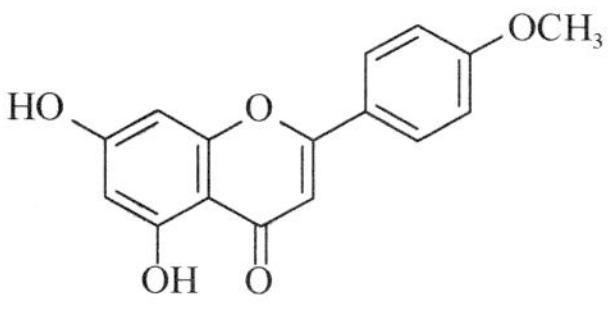

A (结构: 5,7-二羟基-4'-甲氧基黄酮)

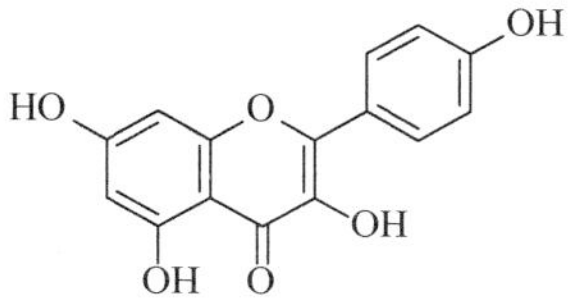

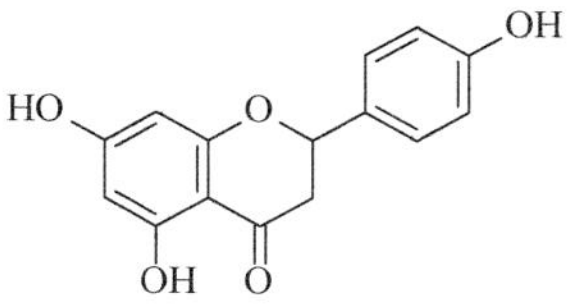

B (结构: 3,5,7,4'-四羟基黄酮，即山柰酚)

C (结构: 5,7,4'-三羟基二氢黄酮)

2. 有下列四种黄酮类化合物

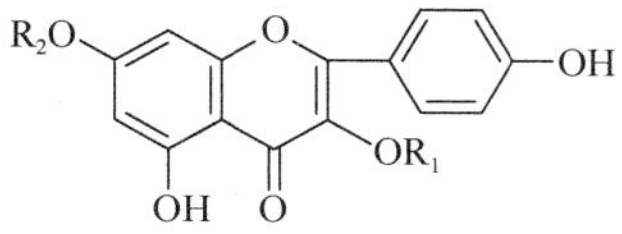

A. $R_1=R_2=H$
B. $R_1=H, R_2=Rham$
C. $R_1=glc, R_2=H$
D. $R_1=glc, R_2=Rham$

比较其酸性及极性的大小：

（1）酸性（　）＞（　）＞（　）＞（　）

（2）极性（　）＞（　）＞（　）＞（　）

3. 综合应用题

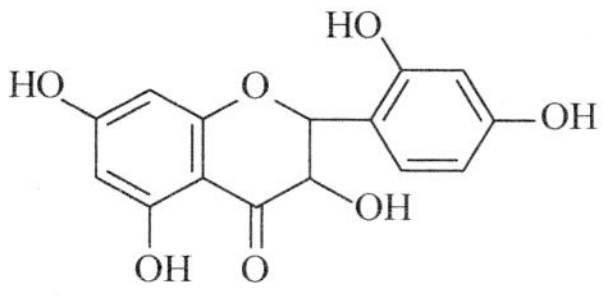

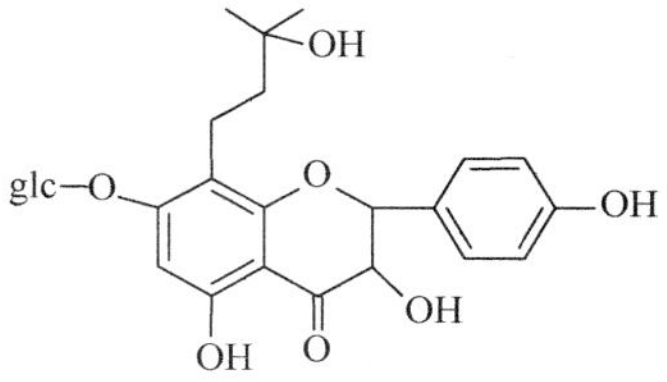

某混合物中含有以上两种物质，请说明他们属于哪种结构类型的黄酮类化合物，比较二者的极性、酸碱性，设计分离流程图，并选用合适的显色反应及检识反应鉴别两种化合物。

（张天超）

第 7 章

蒽 醌 类

> **案例 7-1**
>
> 结肠黑变病（MC）是消化道黑变病的一种，是以结肠黏膜黑色素沉着为特征的非炎性肠病，其本质是结肠黏膜固有层内巨噬细胞含有大量脂褐素。结肠镜下可见结肠黏膜呈棕褐色或黑色，病变部位还可能发生在食管、胃、十二指肠、回肠等，甚至结肠周围淋巴结和阑尾也会发生黑变。MC常见临床症状有腹胀、便秘、食欲不佳，甚至有腹部隐痛等。病因和发病机制不详，多见于便秘和长期服用含蒽醌类成分药物的患者，如番泻叶、大黄、决明子等中药或者含有上述药味的中成药或保健品。
>
> **问题：** 哪些天然药物中蒽醌类化合物含量较高？

第 1 节 概 述

醌类化合物（quinonoids）是指分子内具有不饱和环己二酮结构（醌式结构）或者容易转变为具有醌式结构的化合物，以及在生物合成方面与醌类有密切联系的化合物。醌类化合物按结构分主要有苯醌、萘醌、菲醌、蒽醌四大类，其中蒽醌及其衍生物种类最多。

对苯醌   α-萘醌   对菲醌   蒽醌

醌类化合物在自然界中分布广泛，主要存在于高等植物的蓼科、茜草科、豆科、鼠李科、百合科、紫草科、马鞭草科、紫葳科、玄参科等科植物中，如大黄、虎杖、何首乌、决明子、番泻叶、丹参、芦荟、紫草等天然药物中醌类化合物含量较高。在植物中主要分布在根、皮、叶及心材中，多以糖苷形式存在，也有游离形式。此外，在一些低等植物如藻类、地衣类等的代谢产物中也含有醌类化合物。在曲霉属和青霉属真菌中及红树林内生真菌中也发现了蒽醌类化合物。

醌类化合物是一类比较重要的活性成分，具有多方面的生物活性，如番泻叶和大黄中的番泻苷类化合物具有致泻作用，且蒽醌苷的泻下作用大于蒽醌苷元；大黄中的大黄素、大黄酸具有抗菌作用；丹参中的丹参醌类化合物具有扩张冠状动脉血管作用；维生素 K 类化合物具有止血作用；何首乌中的大黄素葡萄糖苷等蒽醌类化合物具有诱导癌细胞凋亡的抗癌活性。还有一些醌类化合物具有利胆、利尿、抗病毒、解痉平喘等作用，是一类很有前途的天然药物成分。

第 2 节 结构与分类

一、结构母核

天然蒽醌以 9,10-蒽醌最为常见，其基本母核为：

1,4,5,8 为 α 位
2,3,6,7 为 β 位
9,10 为 meso 位，又称中位

植物中存在的蒽醌类成分多在蒽醌母核上有不同数目的羟基取代，其中以二元羟基蒽醌为多，在 β 位多有一个甲基、羟甲基、甲氧基、醛基或羧基取代，个别蒽醌化合物还有两个碳原子以上的侧链取代。

二、结构类型与实例

蒽醌化合物主要根据氧化程度及聚合度进行分类。

（一）羟基蒽醌类

根据羟基在蒽醌母核中位置的不同，可将羟基蒽醌分为两类。

1. 大黄素型　这类蒽醌其羟基分布于两侧的苯环上，多数化合物呈黄色。许多中药如大黄、虎杖、何首乌等药物中的有效成分属于这一类型，大多与葡萄糖结合成苷。具有泻下、抗菌等作用。游离型蒽醌如大黄酸（rhein）、大黄酚（chrysophanol）、芦荟大黄素（aloe emodin）、大黄素（emodin）及大黄素甲醚（physcion）等。

	R_1	R_2
大黄酸	H	COOH
大黄酚	CH_3	H
大黄素	CH_3	OH
大黄素甲醚	CH_3	OCH_3
芦荟大黄素	H	CH_2OH

2. 茜草素型　这类蒽醌其羟基分布于一侧的苯环上，化合物颜色较深，多为橙黄色或橙红色。茜草科植物茜草中的有效成分属于此类型，如茜草素（alizarin）、羟基茜草素（purpurin）等。

	R
茜草素	H
羟基茜草素	OH

（二）蒽酚或蒽酮衍生物

蒽醌在酸性条件下易被还原，生成蒽酚及其互变异构体蒽酮，此过程在生物体内亦可发生，故在含有蒽醌的新鲜药材中常伴有蒽酚、蒽酮等还原产物，如存在于新鲜大黄中的大黄素蒽酚（emodin anthranol）和大黄素蒽酮（emodin anthrone）。但此类成分一般仅存在于新鲜植物中，在加工和贮藏过程中会逐渐氧化成蒽醌类成分。例如，新鲜大黄贮存 2 年以上，就检测不到蒽酚、蒽酮类成分。如果蒽酚衍生物的中（meso）位羟基与糖缩合成苷，则性质比较稳定，只有经过水解去糖后，才容易被氧化转变成蒽醌类化合物。

大黄素蒽酚　⇌[O]/[H]　大黄素蒽酮

（三）二蒽酮类衍生物

二蒽酮类是二分子蒽酮脱去一分子氢后相互结合而成的化合物，根据连接位置不同，又可分为中位连接体和 α 位连接体等形式。二蒽酮多以苷的形式存在，如中药大黄、番泻叶中致泻的主要成分番泻苷 A、B、C、D（sennoside A、B、C、D）等皆为二蒽酮类衍生物。

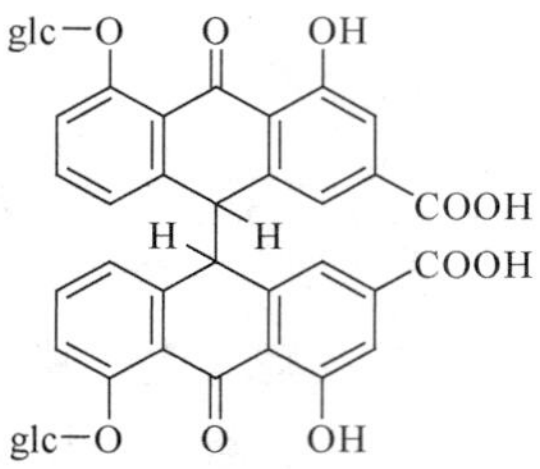

番泻苷A 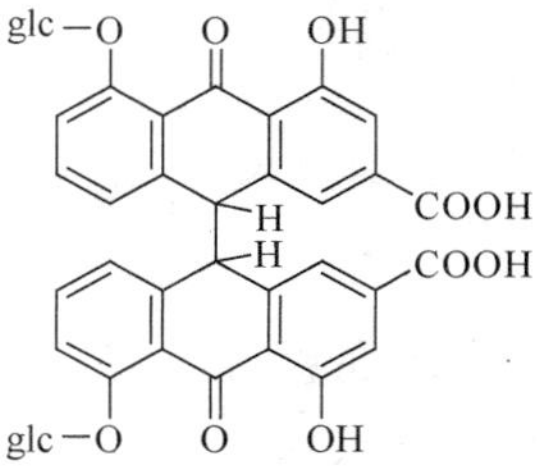　　番泻苷B
番泻苷C 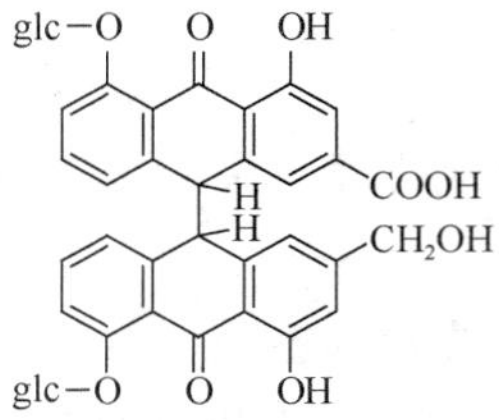　　番泻苷D 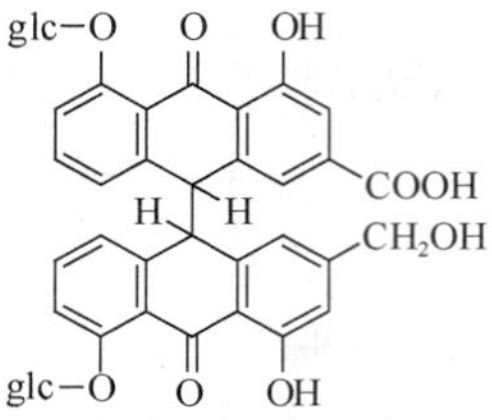

考点： 醌类化合物的概念和分类；母核和位次；结构类型

第3节　理化性质

一、性　　状

1. 颜色　蒽醌类化合物多为有色结晶，其颜色与母核上酚羟基等助色团的数量有关，如无酚羟基，则近乎无色。随着助色团酚羟基的引入而呈现一定的颜色，引入的助色团越多，颜色则越深。一般呈黄、橙、棕红甚至紫红色等。

2. 状态　天然苯醌、萘醌及菲醌类化合物多以游离状态存在，有良好的晶形，而蒽醌类化合物往往以苷的形式存在，因极性较大，多数难以得到完好的结晶，多为无定形粉末，游离的蒽醌类成分多为结晶状。

3. 荧光　蒽醌类化合物多有荧光，并随 pH 变化而显示不同颜色。

二、升　华　性

游离醌类化合物一般有升华性，常压下加热可升华而不分解。例如，大黄酸的升华温度约为210℃，大黄素约为206℃，芦荟大黄素约为185℃，大黄酚与大黄素甲醚约为124℃。

三、溶　解　性

1. 游离蒽醌化合物　极性较小，亲脂性强，易溶于乙醇、丙酮、乙酸乙酯、氯仿、乙醚、苯等有机溶剂，微溶或不溶于水。

2. 蒽醌苷的亲水性　与糖结合成苷类后，极性显著增大，易溶于甲醇、乙醇等亲水性有机溶剂中，在热水中也可溶解，但在冷水中溶解度较小，不溶或难溶于苯、乙醚、氯仿等亲脂性有机溶剂。

蒽醌碳苷在水中和亲脂性有机溶剂中溶解度都不大，易溶于吡啶。

四、酸　碱　性

（一）酸性

1. 产生原因　蒽醌类化合物多具有酚羟基，有的还具有羧基，因此表现出一定的酸性，易溶于碱性溶剂。

2. 酸性强弱规律

（1）带有羧基的醌类衍生物酸性强，能溶于碳酸氢钠的水溶液。

（2）蒽醌苯环上的 β-羟基大于 α-羟基的酸性：β-羟基由于受羰基吸电子的影响，羟基上氧原子的电子云密度降低，对质子的吸引力降低，氢质子的解离度增大，故酸性较强。因此含 β-羟基的蒽醌可溶于碳酸钠溶液中，而含 α-羟基者，由于 α-羟基中的—OH 与相邻的 C=O 形成分子内氢键，降低了质子的解离度，故酸性较弱，不溶于碳酸氢钠及碳酸钠溶液，只能溶于氢氧化钠溶液中。

（3）酚羟基数目越多，酸性越强：一般而言，随着羟基数目的增加，无论 α 位或 β 位，其酸性都有一定程度的增强。例如，1，4-二羟基蒽醌、1，5-二羟基蒽醌虽各自均能形成氢键，但酸性仍有增强。1，8-二羟基蒽醌因两个羟基中的一个与羰基形成氢键，故酸性大大增强。但处于邻位的二羟基蒽醌的酸性比只有一个羟基的蒽醌酸性还弱，这是由于相邻羟基发生氢键缔合的原因。如 1，2-二羟基蒽醌的酸性小于 3-羟基蒽醌。

综上所述，蒽醌类衍生物酸性强弱的排列顺序为：含—COOH>含两个以上 β-OH>含一个 β-OH>含两个以上 α-OH>含一个 α-OH。

基于蒽醌类成分的酸性差异，在分离时常采取 pH 梯度萃取法分离蒽醌类化合物。如用碱性不同的水溶液（5%碳酸氢钠溶液、5%碳酸钠溶液、1%氢氧化钠溶液、5%氢氧化钠溶液）依次提取，其结果为酸性较强的化合物（带—COOH 或两个 β-OH）被碳酸氢钠溶液提出；酸性较弱的化合物（带一个 β-OH）被碳酸钠溶液提出；酸性更弱的化合物（带两个或多个 α-OH）只能被 1%氢氧化钠溶液提出；酸性最弱的化合物（带一个 α-OH）则只能溶于 5%氢氧化钠溶液。

课堂活动
比较大黄中 5 种游离蒽醌化合物（大黄素、大黄酸、芦荟大黄素、大黄素甲醚、大黄酚）的酸性，并说明原因。

考点：蒽醌化合物的酸性原因；酸性强弱和结构的关系；蒽醌酸性在 pH 梯度萃取法的应用

（二）碱性
蒽醌类结构中羰基的氧原子有微弱的碱性，可与强酸形成鎓盐。如蒽醌类衍生物能溶于浓硫酸或浓盐酸，生成鎓盐后再转成阳离子，并伴有颜色的改变。如大黄酚为暗红色，溶于浓硫酸中转变为红色，大黄素由橙红色变为红色，其他羟基蒽醌在浓硫酸中一般呈红色～紫红色。

五、显色反应

（一）菲格尔反应
醌类衍生物在碱性条件下加热能迅速被醛类还原，再与邻二硝基苯反应，生成紫色化合物，这是鉴别醌类化合物的主要反应。醌类在反应前后实际并无变化，仅起传递电子作用，促进反应迅速进行，故醌类的含量越高，反应速度越快。试验时，取醌类化合物的水或苯溶液 1 滴，加入 25%碳酸钠水溶液、4%甲醛及 5%邻二硝基苯溶液各 1 滴，混合后置水浴上加热，1～4 分钟内产生显著的紫色。

（二）无色亚甲蓝反应
此试验专用于检出苯醌及萘醌类成分，含有苯醌或萘醌化合物的样品在白色背景上，与无色亚甲蓝溶液反应，呈现蓝色，可与蒽醌类化合物相区别。常采用纸色谱或薄层色谱法，以无色亚甲蓝溶液为显色剂。也可将样品溶液滴于白瓷板或薄层板上 1 滴，加无色亚甲蓝溶液试剂 1 滴，观察颜色变化。

(三)碱液显色反应

羟基蒽醌及其苷类在碱性溶液中(NaOH、KOH、Na_2CO_3等)显红色～紫红色,该反应称Bornträger反应。反应机制如下:

α-羟基蒽醌 $\xrightarrow{OH^-}$ 红色

β-羟基蒽醌 $\xrightarrow{OH^-}$ 红色

酚羟基在碱性溶液中形成酚氧负离子,由于受羰基的影响,氧原子的电子通过其共轭效应,转移至羰基氧原子上,形成新的共轭体系,因而发生颜色变化。

此反应的发生与形成共轭体系的羟基和羰基有关,因此羟基蒽醌及具有游离酚羟基的蒽醌苷均可显色;而羟基蒽酚、蒽酮、二蒽酮类化合物遇碱液只能显黄色,需经过氧化形成蒽醌后才能显红色。该反应可用于检查药材中是否具有蒽醌类及其苷类。

(四)乙酸镁反应

羟基蒽醌类化合物能和0.5%乙酸镁的甲醇或乙醇溶液反应显示橙红、紫红或蓝紫色,反应机制是Mg^{2+}与羟基蒽醌生成络合物。

乙酸镁显色反应发生的条件是蒽醌母核上至少要有一个α-OH或有邻二酚羟基,且羟基位置和数量不同,所生成的络合物颜色有差异。具体表现为:

(1)母核中只有一个α-酚羟基,黄橙色～橙色。
(2)邻位酚羟基的蒽醌,呈紫色～蓝紫色。
(3)对位二酚羟基蒽醌,呈紫红色～紫色。
(4)每个苯环上各有一个α-羟基,或含有间位二羟基者,呈橙红色～红色。

因此该反应不仅可以鉴别蒽醌类化合物,还可初步判断其羟基的位置。试验时可将羟基蒽醌衍生物的醇溶液滴在滤纸上,干燥后喷0.5%乙酸镁醇溶液,90℃加热5分钟,即可显色。

(五)对亚硝基-二甲基苯胺反应

羟基蒽酮类化合物,尤其是1,8-二羟基蒽酮衍生物,由于蒽酮化合物酮基对位的次甲基上的氢很活泼,易与对亚硝基二甲基苯胺上的亚硝基氧原子脱去一分子水,缩合成共轭体系较长的有色化合物,其颜色可为紫红、绿、蓝及灰等,随蒽醌分子结构而不同,多为绿色。

考点： 菲格尔反应的现象和原理；无色亚甲蓝反应的原理；碱液显色反应的原理和现象；乙酸镁反应的原理和现象；对亚硝基二甲苯胺反应的原理

第4节 提取与分离

一、提 取

（一）醇提法

以醌为苷元的苷类，极性较大，难溶于亲脂性大的有机溶剂，而易溶于甲醇、乙醇、水等溶剂。一般选用甲醇或乙醇为溶剂进行提取。

实际工作中，一般选用甲醇、乙醇作为提取溶剂，把不同类型、性质各异的醌类成分提取出来，浓缩后再依次采用有机溶剂进一步提取分离。

（二）碱溶酸沉法

对于含有酚羟基、羧基而显酸性的醌类化合物可用碱液进行提取，使之与碱液成盐后溶于水，再加酸使其游离而沉淀析出。

（三）提取游离蒽醌

游离醌类极性较小，易溶于亲脂性有机溶剂中，故药材多采用苯、氯仿、乙醚等溶剂提取，然后对提取液进行浓缩，如果有效成分在提取液中浓度较高，往往会析出结晶，再通过重结晶等精制处理即可获得游离醌类成分。

若蒽醌在植物体内存在形式是苷，可加入稀硫酸使之水解为游离蒽醌，再用有机溶剂提取。

二、分 离

（一）游离蒽醌与蒽醌苷的分离

游离蒽醌苷元与蒽醌苷类的极性差别较大，故在有机溶剂中的溶解度不同。如苷类在氯仿中不溶，而苷元则溶于氯仿，可根据此性质差异进行分离。如可将药材醇提取液浓缩后的混合物在氯仿-水或乙醚-水等两相溶剂中进行液液萃取。苷元极性小，溶于有机溶剂层，而苷极性大，则留在水层。也可将混合物置于回流或连续回流提取器中，以氯仿或乙醚等有机溶剂提取游离的蒽醌衍生物，蒽醌苷类仍留在残渣中。

（二）游离蒽醌衍生物的分离

1. pH梯度萃取法 游离蒽醌类成分由于结构中含有的羧基、羟基等酸性基团的数目、位置不同，所以酸性强弱有明显差异，可溶于不同强度的碱性溶液中，因此可采用不同pH的碱液进行萃取分离。一般将游离蒽醌类衍生物溶于氯仿、乙醚、苯等有机溶剂中，用不同浓度的碳酸氢钠、碳酸钠、氢氧化钠按pH由低到高的碱性溶液依次萃取，再将碱性萃取液加酸酸化，即可得到酸性强弱不同的羟基蒽醌类化合物。pH梯度分离法是分离含有游离羧基、酚羟基蒽醌类的经典方法。较为通用的流程，见图7-1。

2. 色谱法 色谱法是系统分离羟基蒽醌化合物的最有效手段，当天然药物中含有一系列结构相近的蒽醌类化合物时，必须使用色谱法才能彻底分离，而且常需要反复多次色谱分离，才能收到良好分离效果。

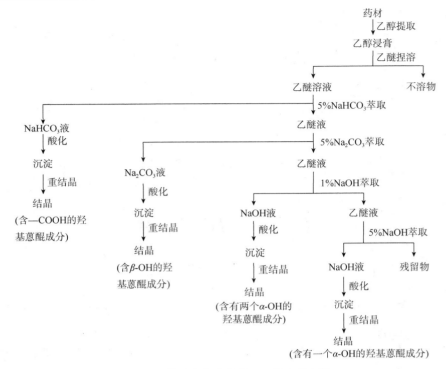

图 7-1 蒽醌类化合物的 pH 梯度分离法

游离羟基蒽醌的分离常用硅胶吸附色谱和聚酰胺色谱，此外还可使用磷酸氢钙、葡萄糖凝胶等，一般不使用氧化铝，尤其是碱性氧化铝，以免与酸性蒽醌类成分发生化学反应，生成牢固的络合物而难以洗脱。

考点：pH 梯度萃取法的操作过程

第5节 鉴定与结构测定

一、鉴定

（一）薄层色谱法

蒽醌及其苷类的薄层色谱，多用硅胶作为吸附剂，也可用聚酰胺。氧化铝因有碱性，与蒽醌类化合物吸附性太强故不适用。

展开剂多采用混合溶剂系统。游离蒽醌类化合物，由于极性较弱，可用亲脂性溶剂系统展开，如苯-乙酸乙酯（75：25）；石油醚（30～60℃）-乙酸乙酯（8：2）等。蒽醌苷类常采用极性较大的溶剂系统展开，如乙酸乙酯-甲醇-冰醋酸（100：17：13）、丁醇-丙酮-水（10：2：1）。具体试验时，对于不同性质的醌类，展开剂中各溶剂的比例可适当调整，以获得良好的分离效果。

对于蒽醌及苷的混合物，可以采用单向二次展开，如先用水饱和的正丁醇展开至薄层板的中部，取出层析板，挥干溶剂，再用正丁醇-乙醇-氯仿-水-乙酸（10：10：3：4：1）进行二次展开。

（二）纸色谱法

游离蒽醌的纸色谱一般在中性系统中进行，常用水、甲醇、乙醇、丙酮等饱和的石油醚或苯等，如石油醚-丙酮-水（1：1：3，上层），97%甲醇饱和的石油醚（30～60℃）；也可用酸性溶剂系统，如正丁醇-乙酸-水（4：1：5，上层）；非水溶剂系统如用10%甲酰胺的乙醇液处理滤纸，以石油醚-氯仿（47：3）为展开剂，羟基蒽醌苷元可获得较好的分离效果。

蒽醌苷极性较强，可以选用极性较大的溶剂系统，如正丁醇-乙酸乙酯-水（4：3：1）上层，或三氯甲烷-甲醇-水（2：1：1）下层。

蒽醌类化合物多呈颜色，故薄层色谱或纸色谱一般在可见光或紫外光下显色定位；也可采用氨熏、喷显色剂等方法进行定位，常用的显色剂如 10%的氢氧化钾甲醇液、3%氢氧化钠溶液、5%的乙酸镁甲醇液（喷后90℃加热5分钟显色）等。

二、结 构 测 定

（一）紫外（UV）光谱

1. 紫外光谱产生原因 蒽醌类化合物由于存在较长的共轭体系，故在紫外区有较强的紫外吸收。其紫外光谱吸收峰分别由苯甲酰基结构（a）和苯醌样结构（b）引起：

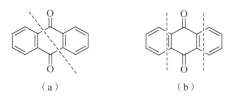

2. 紫外光谱的特点 羟基蒽醌衍生物与蒽醌母核紫外特征吸收基本相似。此外羟基蒽醌多在230nm附近还有一强大的吸收峰，故羟基蒽醌可有5个主要吸收带。

第一峰：230nm 左右，多数羟基蒽醌有此吸收，且为强峰。

第二峰：240～260nm（由 a 部分的苯甲酰基结构引起）

第三峰：262～295nm（由 b 部分的醌样结构引起）

第四峰：305～389nm（由 a 部分的苯甲酰基结构引起）

第五峰：400nm 以上（由醌样结构中 C=O 引起）

3. 紫外光谱和结构的关系 各吸收带的具体峰位及吸收强度与蒽醌母核上的取代基性质、数量及位置有关。大致有如下规律。

（1）第一峰与酚羟基数目的关系：羟基蒽醌母核上羟基数目越多，第一峰越向长波方向移动，与羟基的位置无关。当蒽醌母核上带有一个、两个、三个、四个 α-酚羟基或 β-酚羟基时，第一峰位置分别出现在 λ_{max}222.5nm、225nm、230nm±2.5nm、236nm。

（2）第三峰与 β-羟基的关系：第三峰的峰位和吸收强度主要受 β-羟基影响。因 β-羟基能通过蒽醌母核向羰基供电子，故使吸收峰波长红移，吸收强度也增加。一般情况下，第三峰的吸收强度 $\log\varepsilon$ 值大于4.1，可推测有 β-羟基，若低于4.1，则表示无 β-羟基。

（3）第五峰与 α-酚羟基的关系：第五峰主要受 α-酚羟基数目的影响，α-酚羟基数目越多，峰带红移值就越大，规律如表7-1所示。

表7-1 羟基蒽醌类第五峰的吸收

α-酚羟基数	羟基位置	λ_{max}（nm）（$\log\varepsilon$）
无		356～362.5（3.30～3.88）
1		400～420
2	（1，5-二羟基）	418～440
	（1，8-二羟基）	430～450
	（1，4-二羟基）	470～500（靠500nm处有一肩峰）
3		485～530（2至多个吸收峰）
4		540～560（多个重峰）

由于多数天然蒽醌化合物具有4个以上的取代基，故其吸收光谱并不特别规律，在进行蒽醌类衍生物鉴定时，应与已知标准品对照，若样品与标准品为同一物质，则两者的光谱应完全一致。

（二）红外光谱

1. 产生原因和特征吸收峰 醌类化合物的红外光谱的主要特征是羰基吸收峰及双键和苯环的吸收峰。羟基蒽醌类化合物红外光谱中，主要有 $v_{C=O}$（1675～1653cm^{-1}）、v_{OH}（3600～3130cm^{-1}）及 v_{Ar}

（1600～1480cm^{-1}）的吸收峰。其中 $v_{C=O}$ 吸收峰与分子中的 α-酚羟基的数目及位置有密切关系，呈现较强的规律性，可用于推测结构中 α-酚羟基的取代情况。大黄素红外光谱图见图 7-2。

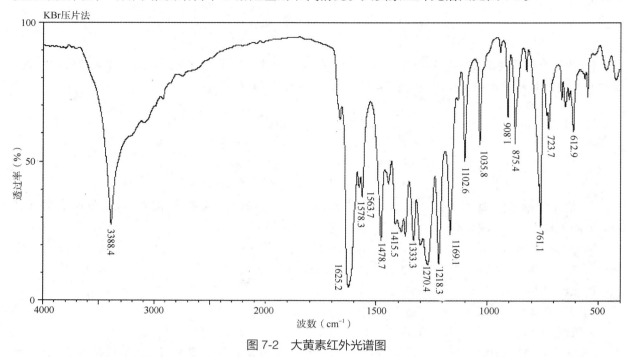

图 7-2 大黄素红外光谱图

2. 羰基吸收峰和 α 羟基的关系 当蒽醌母核无取代时，因两个羰基的化学环境相同，故在 1675cm^{-1} 处只显示一个羰基吸收峰，当其 α 位有一个羟基取代时，因与一个 C=O 形成氢键缔合，使吸收峰显著降低，另一个未缔合的 C=O 则变化不大；当芳环引入的 α-酚羟基数目增多及位置不同时，两个 C=O 缔合情况发生改变，其吸收峰位也随之变化，其变化规律见表 7-2。

表 7-2 羟基蒽醌衍生物羰基红外光谱数据

α-羟基数	羟基位置	游离 C=O 频率（cm^{-1}）	缔合 C=O 频率（cm^{-1}）	C=O 频率差（cm^{-1}）
0	无 α-OH	1678～1653	—	—
1		1675～1647	1637～1621	24～38
2	1,4 或 1,5-二羟基	—	1645～1608	—
	1,8-二羟基	1678～1661	1626～1616	40～57
3	1,4,5-三羟基	—	1616～1592	—
4	1,4,5,8-四羟基	—	1592～1572	—

考点：紫外光谱的特点；羟基蒽醌衍生物红外光谱的变化规律

第6节 提取分离实例

大黄系蓼科植物掌叶大黄（*Rheum palmatum*）、唐古特大黄（*Rheum tanguticum*）或药用大黄（*Rheum officinale*）的干燥根及根茎，具有泻热通便，凉血解毒，逐瘀通经、利胆退黄等作用。内服用于治疗肠胃积滞，肠痈腹痛，血热吐衄，目赤咽肿等，外用治疗烧伤，并有较强的抑菌作用。

（一）主要化学成分与结构

大黄化学成分较为复杂，化学结构已被阐明的至少有136种以上，但其主要成分为蒽醌类化合物，总含量为2%～5%，主要包括游离羟基蒽醌及其苷类，其中游离的羟基蒽醌类化合物仅占10%～20%，而大多数羟基蒽醌类化合物以苷形式存在，游离羟基蒽醌类主要为大黄酸、大黄素、大黄酚、芦荟大黄素、大黄素甲醚等，苷类如大黄酸葡萄糖苷、大黄酚葡萄糖苷、大黄素葡萄糖苷、芦荟大黄素葡萄糖苷、一些双葡萄糖链苷及少量的番泻苷A、B、C、D等。除上述成分外，还含有鞣质、脂肪酸及少量土大黄苷。

（二）游离蒽醌类成分的提取分离

大黄中游离羟基蒽醌类成分的分离过程，见图7-3。

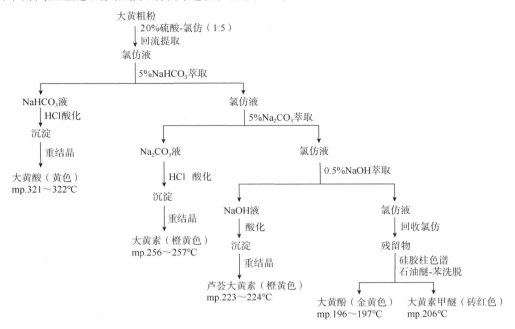

图7-3 大黄中游离羟基蒽醌类成分的分离

考点：大黄中五种蒽醌成分的分离方法

自测题

一、选择题

（一）A型题（最佳选择题）。每道题的备选项中，只有一个最佳答案。

1. 专用于鉴别苯醌和萘醌的反应是（　　）
   A. 菲格尔反应　　　　B. 无色亚甲蓝试验
   C. 活性次甲基反应　　D. 乙酸镁反应
   E. 碱液反应

2. 采用柱色谱分离蒽醌类成分，不宜选用的吸附剂是（　　）
   A. 硅胶　　　B. 氧化铝　　　C. 聚酰胺
   D. 磷酸氢钙　E. 葡萄糖凝胶

3. 大黄素型蒽醌母核上的羟基分布情况是（　　）
   A. 在一个苯环的β位
   B. 在两个苯环的β位
   C. 在一个苯环的α或β位
   D. 在两个苯环的α或β位
   E. 在醌环上

4. 下列蒽醌类化合物中，酸性强弱顺序是（　　）
   A. 大黄素＞大黄酸＞芦荟大黄素＞大黄酚
   B. 大黄酸＞芦荟大黄素＞大黄素＞大黄酚
   C. 大黄酸＞大黄素＞芦荟大黄素＞大黄酚
   D. 大黄酚＞芦荟大黄素＞大黄素＞大黄酸
   E. 大黄酸＞大黄素＞大黄酚＞芦荟大黄素

5. 游离蒽醌类化合物大多具有（　　）
   A. 发泡性　　B. 溶血性　　C. 升华性
   D. 挥发性　　E. 旋光性

6. 若用冷5%Na$_2$CO$_3$溶液从含游离蒽醌的乙醚溶液中萃取，萃取液中可能含有下列哪种成分（　　）
   A. 带1个α-羟基蒽醌　　B. 有1个β-羟基蒽醌
   C. 有2个以上α-羟基蒽醌　D. 1,5-二羟基蒽醌
   E. 1,4-二羟基蒽醌

7. 分离游离羟基蒽醌混合物的最佳方案是（　　）
   A. 采用不同溶剂，按极性由弱至强顺次提取
   B. 采用不同溶剂，按极性由强至弱顺次提取
   C. 溶于氯仿或乙醚等溶剂后，依次用不同碱液萃取，碱度由强至弱
   D. 溶于氯仿或乙醚等溶剂后，依次用不同碱液萃取，碱度由弱至强

E. 溶于碱水，依次加不同酸水后，用乙醚萃取，酸度由强至弱
8. 紫草素具有止血、抗菌、消炎、抗病毒等作用，其结构属于（　　）

   A. 邻苯醌　　　B. 对苯醌　　　C. 蒽醌
   D. α-（1,4）-萘醌　E. 菲醌
9. 中药大黄、番泻叶中致泻的主要化学成分是（　　）

   A. 大黄素　　　B. 大黄酚　　　C. 大黄素甲醚
   D. 番泻苷 A　　E. 芦荟大黄素
10. 下列化合物中酸性最强的化合物是（　　）

    A. 大黄酸　　　B. 大黄酚　　　C. 大黄素甲醚
    D. 大黄素　　　E. 芦荟大黄素
11. 茜草素结构属于（　　）

    A. 苯醌　　　B. 萘醌　　　C. 蒽醌
    D. 蒽酚　　　E. 蒽酮
12. 下列化合物属于二蒽酮类化合物的是（　　）

    A. 大黄素　　　B. 番泻苷　　　C. 芦荟大黄素
    D. 丹参醌　　　E. 大黄酚
13. 大黄的乙醇提取浓缩液，经乙醚萃取得到乙醚萃取液，采用 pH 梯度萃取法分离，$NaHCO_3$ 溶液中得到的是（　　）

    A. 大黄素　　　B. 大黄酸　　　C. 芦荟大黄素
    D. 大黄酚　　　E. 大黄素甲醚
14. 下列化合物酸性最强的是（　　）

    A. 1，8-二羟基蒽醌　　B. 1，4-二羟基蒽醌
    C. 1，2-二羟基蒽醌　　D. 1，3-二羟基蒽醌
    E. 2，7-二羟基蒽醌
15. 大黄素型蒽醌与茜草素型蒽醌的区别在于（　　）

    A. 母核不同　　B. 羟基在苯环上的分布不同
    C. 羟基是否与糖结合　D. 酸碱性不同
    E. 加碱后显色不同
16. 若羟基蒽醌与乙酸镁反应呈蓝紫色，则其羟基的位置可能是（　　）

    A. 1，3-二羟基　　B. 1，5-二羟基
    C. 1，2-二羟基　　D. 1，4-二羟基
    E. 1，8-二羟基
17. 下列反应中可用于鉴别蒽醌类化合物的是（　　）

    A. 无色亚甲蓝试验　　B. 活性次甲基反应
    C. Bornträger 反应　　D. Molish 反应
    E. Vitali 反应
18. 下列化合物哪个遇碱立即显红色（　　）

19. 蒽醌核上只有一个羟基，与乙酸镁络合后，显（　　）

    A. 紫红色～紫色　　B. 蓝～蓝紫色
    C. 橙红色～红色　　D. 绿色
    E. 橙黄色～橙色
20. 大黄酸的结构是（　　）

    A. 1，8-二羟基-3-甲基蒽醌
    B. 1，6，8-三羟基-3-甲基蒽醌
    C. 1，8-二羟基-3-羟基蒽醌
    D. 1，8-二羟基-3-甲基-6-甲氧基蒽醌
    E. 1，8-二羟基-3-羧基蒽醌

（二）X 型题（多项选择题）。每道题的备选项中至少有两个正确答案。

1. 下列有关游离蒽醌类化合物的论述，正确的是（　　）

   A. 多为有色固体　　B. 多数具荧光
   C. 一般显酸性　　　D. 多有升华性
   E. 易溶于水
2. 醌类化合物按结构可分为（　　）

   A. 苯醌　　　B. 萘醌　　　C. 蒽醌
   D. 甾醌　　　E. 菲醌
3. 下列化合物结构属于蒽醌类的是（　　）

   A. 芦荟大黄素　　B. 维生素 K_1　　C. 大黄酸
   D. 番泻苷　　　　E. 茜草素
4. 可用于鉴别大黄素的反应是（　　）

   A. 无色亚甲蓝试验　　B. Bornträger 反应
   C. 活性次甲基反应　　D. 乙酸镁反应
   E. 菲格尔反应
5. 羟基蒽醌 UV 光谱中由苯甲酰基结构引起的吸收谱带为（　　）

   A. 230nm　　　B. 240～260nm　　C. 262～295nm
   D. 305～389nm　　E. 400nm 以上

二、简答题

1. 用显色反应鉴别下列化合物

2. 简述 β-羧基蒽醌比 α-羧基蒽醌的酸性大的原因？

（李子静）

第8章 苯丙素类

案例 8-1

苯丙素类化合物是一种用途极广的重要化合物，广泛存在于天然药物中，具有多方面的生理活性。例如，秦皮、前胡、补骨脂等主要成分是香豆素类化合物，五味子、厚朴、连翘等主要成分是木脂素类化合物，在保肝利胆、活血化瘀、抗病毒、抗肿瘤等方面作用显著，在临床均有广泛的应用。

问题：1. 苯丙素类化合物的来源和分类有哪些？
2. 香豆素类化合物的理化性质有哪些？

苯丙素类（phenylpropanoids）是存在于植物体内的一类具有 C_6~C_3 基本骨架的化合物。自然界中苯丙素衍生物种类较多，狭义而言，苯丙素类化合物是指简单苯丙素类（simple phenylpropanoids）（如苯丙烯、苯丙醇、苯丙醛、苯丙酸等）、香豆素类（coumarins）、木脂素类（lignans）等。本章只介绍香豆素类和木脂素类。

苯丙素类化合物的生物合成是由桂皮酸途径（cinnamic acid pathway）合成而来。概括而言，碳水化合物经莽草酸途径（shikimic acid pathway）合成芳香氨基酸（L-苯丙氨酸），再经苯丙氨酸脱氨酶（phenylalanine ammonialyase，PAL）脱氨、羟基化、偶合等一系列反应生成桂皮酸（cinnamic acid）衍生物（如对羟基桂皮酸），从而形成了 C_6~C_3 基本单元。桂皮酸衍生物经羟基化、氧化、还原、醚化等反应，生成了苯丙烯、苯丙醇、苯丙醛、苯丙酸等简单苯丙素类化合物；在此基础上，经异构、环合反应生成香豆素类化合物；经缩合反应生成木脂素类化合物。合成途径见图8-1。

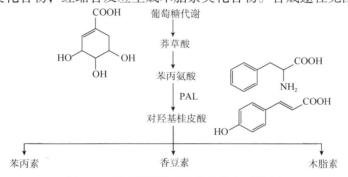

图 8-1 苯丙素类化合物的生物合成途径

考点：苯丙素类化合物的骨架特点

第1节 香豆素类

一、概 述

香豆素类是一类具有苯骈 α-吡喃酮母核的天然化合物的总称，在结构上可以看作是顺式邻羟基桂皮酸因分子内脱水而形成的内酯化合物。结构式如下：

香豆素类广泛分布于植物界，目前已发现的天然香豆素类化合物已有1200余种，如来自伞形科、菊科、芸香科、豆科、茄科、木犀科等植物，也有少数来自微生物。多以游离状态或与糖成苷的形式存在于叶、花、茎、果实中，通常以幼嫩的叶芽中含量较高。

香豆素类化合物具有多方面的生物活性。例如，秦皮中的七叶内酯和七叶苷，是治疗细菌性痢疾的有效成分；呋喃香豆素可刺激黑色素细胞的产生，治疗白癜风；茵陈蒿中的滨蒿内酯具有利胆解痉的作用；某些双香豆素具有抗凝血作用，可治疗血栓性疾病。

二、结构类型

香豆素的基本母核为苯骈α-吡喃酮，根据取代基和骈环的连接方式不同，香豆素类化合物主要分为以下类型。

（一）简单香豆素类

这类结构是指仅在苯环一侧有取代，且7位未与邻位形成呋喃环或吡喃环，如七叶内酯（aesculetin）、滨蒿内酯（scoparone）。

（二）呋喃香豆素类

香豆素母核上7-羟基与邻位异戊烯基缩合成呋喃环。其中，6、7位形成的呋喃环与苯环、α-吡喃酮环处在一条直线上，称为线型呋喃香豆素，如补骨脂素（psoralen）；7、8位形成的呋喃环与苯环、α-吡喃酮环处在一条折线上，称为角型呋喃香豆素，如白芷内酯（isopsoralen）。

（三）吡喃香豆素类

香豆素母核上7-羟基与邻位异戊烯基缩合成吡喃环。其中，6、7位形成吡喃环者，称为线型吡喃香豆素，如花椒内酯（xanthyletin）；7、8位形成吡喃环者，称为角型吡喃香豆素，如邪蒿内酯（amyrolin）。

（四）异香豆素类

异香豆素为香豆素的异构体，在结构上可以看作是邻羧基苯乙烯醇分子内脱水缩合而成的内酯，如茵陈内酯（capillarin）。

（五）其他香豆素类

其他香豆素类主要是指在 α-吡喃酮环上具有取代基的一类香豆素，多在 3 或 4 位，如黄檀内酯（dalbergin）。也有香豆素二聚体或三聚体，如双七叶内酯（bisaesculetin）。

黄檀内酯　　双七叶内酯

三、理 化 性 质

（一）性状

游离香豆素多为结晶性固体，有一定的熔点，多有香味。分子量较小的游离香豆素具有挥发性和升华性，能随水蒸气蒸馏。与糖结合成苷后则无香味和挥发性，也不能升华。

（二）溶解性

游离香豆素难溶于冷水，可溶于沸水，易溶于甲醇、乙醇、氯仿、乙醚等有机溶剂。成苷后能溶于水、甲醇、乙醇，难溶于氯仿、乙醚等亲脂性强的有机溶剂。

（三）与碱的水解作用

香豆素分子中具有不饱和内酯环，在稀碱溶液中内酯环可水解开环，生成易溶于水的顺式邻羟基桂皮酸盐，加酸酸化后又可重新环合成难溶于水的内酯而沉淀析出，此反应可逆。

但香豆素类化合物与碱液长时间加热反应或经紫外光照射，水解生成的顺式邻羟基桂皮酸盐则发生异构化，转变为稳定的反式邻羟基桂皮酸盐，再经酸化后也不再环合成内酯。

香豆素类成分与浓碱一起煮沸，内酯环往往会被破坏，常裂解为酚类或酚酸类。因此用碱液提取香豆素时，必须注意控制碱液的浓度和加热时间，以防内酯环被破坏。

（四）荧光性

香豆素母核本身无荧光，但其羟基衍生物在紫外光下大多显蓝色或蓝绿色荧光，在碱性溶液中荧光更强，可用于鉴别。7-羟基取代呈强烈的蓝色荧光，甚至在可见光下可见；6，7-二羟基香豆素荧光则较弱；而 7，8-二羟基香豆素则无荧光。7 位羟基甲基化或为非羟基取代时，荧光减弱或消失。

（五）显色反应

香豆素类化合物主要是利用其结构中的特殊基团进行鉴别。

1. 异羟肟酸铁反应　香豆素类具有内酯环结构，在碱性条件下可开环，与盐酸羟胺缩合成异羟肟酸，再在酸性条件下与三价铁离子络合生成异羟肟酸铁而显红色。

2. 三氯化铁试剂反应　具有酚羟基的香豆素类在酸性条件下可与三氯化铁试剂反应生成绿色～墨绿色沉淀，酚羟基数目越多，颜色越深。

3. 重氮化试剂反应　如果香豆素结构中酚羟基对位或邻位无取代，则能与重氮化试剂反应生成红色或紫红色的偶氮化合物。

4. Gibb's 试剂反应　如果香豆素结构中酚羟基对位无取代或 C_6 位无取代，则与 Gibb's 试剂反应显示蓝色。

5. Emerson 试剂反应 与 Gibb's 试剂反应条件类似，反应显示红色。

课堂活动 8-1

请用适当的方法鉴别以下 4 种化合物。

考点：香豆素类结构特点；结构类型；理化性质特点

四、提 取 分 离

（一）提取

1. 溶剂提取法 游离香豆素极性较小，可用亲脂性有机溶剂如乙酸乙酯、乙醚、苯等提取。香豆素苷极性较强，可用水、乙醇等溶剂提取。若药物中含有多种香豆素，也可采用系统溶剂法提取，以石油醚、乙醚、乙酸乙酯、丙酮和甲醇依次提取，其中大多数香豆素会溶解于乙醚中，极性较大的游离香豆素及香豆素苷会溶于乙酸乙酯、丙酮和甲醇，极性较小的游离香豆素会溶于石油醚中，然后将各提取液浓缩、冷却后，即可得到香豆素类化合物的结晶。

2. 碱溶酸沉法 香豆素类化合物有内酯环结构，在碱液中可开环生成羧酸盐溶于水，加酸又重新环合成内酯而析出。常用 0.5%氢氧化钠水溶液加热提取，提取液冷却后再用乙醚等亲脂性有机溶剂萃取除脂，然后加酸调节 pH 至中性，适当浓缩，再酸化，则香豆素类成分即可游离析出。

注意，香豆素类成分用碱液提取时，加热时间不宜过长，温度不宜过高，以免破坏内酯环结构。另外，一些对酸碱敏感的香豆素不能用此方法提取。

3. 水蒸气蒸馏法 小分子游离香豆素具有挥发性，可采用水蒸气蒸馏法进行提取和分离（因加热时间较长，现已少用）。

考点：碱溶酸沉的原理

（二）分离

天然药物中的香豆素类成分，通常结构比较类似，性质接近，因此常用色谱法进行分离，最常用的有柱色谱和薄层色谱。

柱色谱常用硅胶为吸附剂，洗脱剂可用石油醚、环己烷、乙酸乙酯与丙酮等混合溶剂依次增加极性进行梯度洗脱。在薄层色谱中，可利用香豆素类的荧光性质进行斑点定位，极性小的香豆素类可用石油醚-乙酸乙酯系统，极性较大的香豆素类可用氯仿-甲醇系统，分离效果良好。

五、鉴 别

（一）理化鉴别

1. 荧光 香豆素类成分在紫外灯下（365nm）多显示蓝色或蓝绿色的荧光，在碱性溶液中荧光更强，可用于鉴别。其中 7-羟基香豆素蓝色荧光最强，甚至在可见光下可见。

2. 显色反应 香豆素类成分具有内酯环和酚羟基，可产生特征性的颜色反应，如异羟肟酸铁、三氯化铁、重氮化试剂、Gibb's 试剂和 Emerson 试剂等反应，均可用于香豆素类成分的鉴别。

（二）色谱鉴别

1. 纸色谱 香豆素类化合物多含有酚羟基，显酸性，因此常用正丁醇-乙酸-水（4∶1∶5，上层）为展开剂，可避免使用中性展开剂产生的斑点拖尾现象或用碱性展开剂造成的 R_f 值偏小。

2. 薄层色谱 常用吸附剂是硅胶，游离香豆素常用展开剂为石油醚-乙酸乙酯（5∶1～1∶1）、氯仿-丙酮（9∶1～5∶1），香豆素苷可根据极性不同选用不同比例的氯仿-甲醇作为展开剂。

色谱鉴别中斑点位置的确定，可利用香豆素类的荧光性质或颜色反应。

六、提取分离实例——秦皮中香豆素的提取分离

秦皮为木犀科植物苦枥白蜡树（*Fraxinus rhynchophylla* Hance）、白蜡树（*Fraxinus chinensis* Roxb.）、尖叶白蜡树（*Fraxinus szaboana* Lingelsh.）或宿柱白蜡树（*Fraxinus stylosa* Lingelsh.）的干燥枝皮或干皮。春、秋二季剥取，晒干。具有清热燥湿，收涩止痢，止带，明目之功效。秦皮的主要化学成分为香豆素类，其中七叶内酯和七叶苷具有抗菌活性，对细菌性痢疾、急性肠炎有较好的治疗效果。

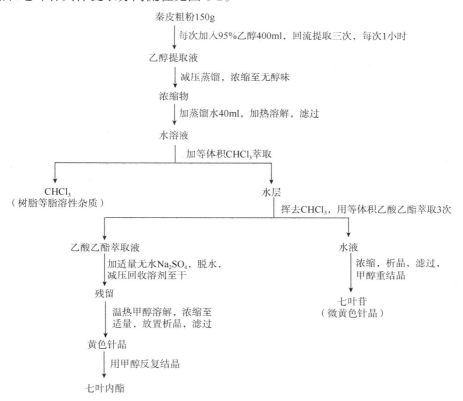

七叶内酯和七叶苷具体提取分离流程见图 8-2。

图 8-2　七叶内酯和七叶苷提取分离流程

第 2 节　木 脂 素 类

一、概　　述

木脂素类（lignans）化合物是一类由苯丙素衍生物（即 C_6～C_3 基本骨架）氧化聚合而成的天然化合物。多数为二聚体，少数为三聚体或四聚体。由于此类化合物较广泛地存在于植物的木质部和树脂中，并在开始析出时呈树脂状，故称为木脂素。

木脂素在植物体中多呈游离状态，少量与糖结合成苷的形式存在。结构中多具有羟基、甲氧基、亚甲二氧基、内酯等取代基，多数还具有旋光性。

近年来，有关木脂素的研究引起广泛的关注，这是因为木脂素类具有多种生物活性。主要表现在以下几个方面：

1. 抗肿瘤作用　小檗科鬼臼属及近缘植物中含有的鬼臼毒素类木脂素都具有细胞毒活性，可抑制癌细胞的增殖。其中鬼臼毒素研究较多，由于毒性大，目前已开发其半合成产物鬼臼毒素乙叉苷 VP-16

和 VM-26，作为抗癌药物应用于临床。

2. 保肝降酶的作用 五味子和华中五味子中含有多种联苯环辛烯类木脂素，具有保肝和降低血清谷丙转氨酶（GPT）的作用，联苯双酯是通过对此类结构构效关系研究合成开发的治肝炎药物，临床用于治疗慢性肝炎的五味子酯甲（schisantherin A）及其类似物即为此类。近年还发现此类木脂素还具有抗脂质过氧化和清除氧自由基作用，其结构特点是含有酚羟基，如五味子酚（schisanhenol）和戈米辛丁（gomisintin）等。

3. 抗病毒作用 鬼臼毒素类木脂素对麻疹和Ⅰ型单纯疱疹病毒有对抗作用。从南五味子中得到的戈米辛丁等数种木脂素对艾滋病病毒的增殖具有明显抑制作用。

此外，木脂素类化合物还有抑制中枢神经、平滑肌解痉、杀虫等作用。

考点：木脂素的溶解特性

二、结构与分类

最早对木脂素的认识是由两分子苯丙素通过 β-碳原子相连而形成的化合物，随着新的天然木脂素的不断发现，对木脂素结构的认识也越来越深入。现认为木脂素是由两分子苯丙素缩合成各种碳架后，其侧链 γ-碳原子上的含氧官能团如羟基、羧基、羰基等发生脱水缩合，从而形成半缩醛、内酯、四氢呋喃等多种环状结构，使木脂素的结构类型更加多样化。根据其基本碳架及缩合情况的不同，可分为以下五种类型。

（一）简单木脂素类

简单木脂素是指由两分子苯丙素以侧链 β-碳原子相连而成的一类化合物，其基本骨架为：

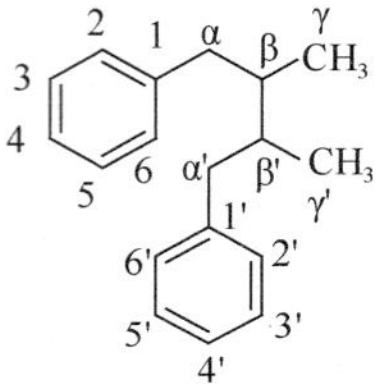

简单木脂素

此类木脂素较多，如从珠子草（*Phyllanthus niruri*）中分得的叶下珠脂素（phyllanthin）和从愈创木树脂（*Guaiacum officinale*）中分得的二氢愈创木脂酸（dihydroguaiaretic acid）即是最典型的木脂素。

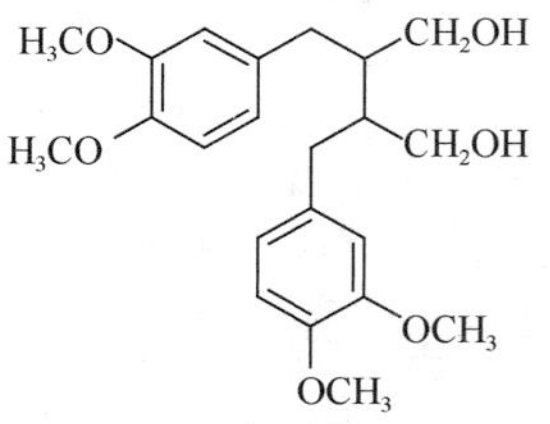

叶下珠脂素 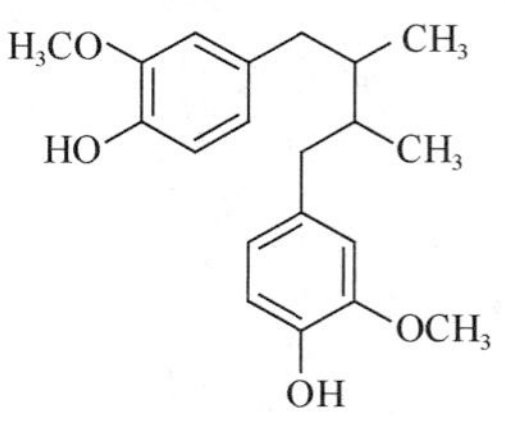　　二氢愈创木脂酸

（二）环木脂素类

环木脂素有苯代四氢萘、苯代二氢萘、苯代萘三种类型。自然界存在的环木脂素以苯代四氢萘为多。

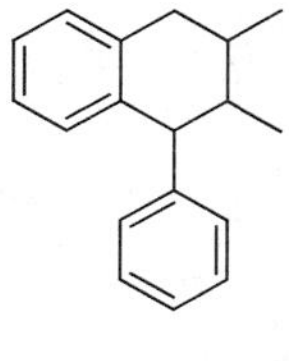

苯代四氢萘型 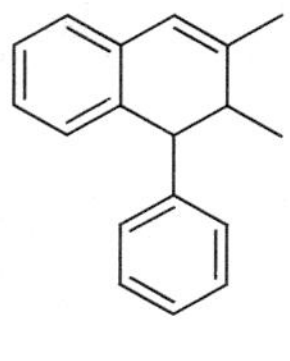　　苯代二氢萘型 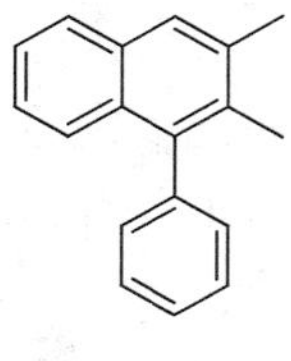　　苯代萘型

从中国紫杉中分离的异紫杉脂素（isotaxiresinol）具有苯代四氢萘的基本结构。如远志中的赛菊芋

脂素（helioxanthin）结构中含有内酯环，也叫环木脂内酯。鬼臼属盾叶鬼臼、三荷叶、八角莲等植物中都含有木脂素，如鬼臼毒脂素（podophyllotoxin）及其苷、盾叶鬼臼毒素（peltatin）及其苷等。

异紫杉脂素　　　　赛菊芋脂素　　　　鬼臼毒脂素

鬼臼毒素类木脂素毒性很大，临床应用受到一定限制，后经结构改造成苷而降低了毒性，对小细胞肺癌、淋巴癌、白血病、睾丸肿瘤等均有很好的疗效，并已用于临床。

（三）联苯木脂素类

联苯木脂素为两个苯丙素以苯环直接相连而成的化合物。例如，从厚朴中分得的厚朴酚（magnolol）、和厚朴酚（honokiol），从五味子果实中分得的五味子素（schisandrin）。

厚朴酚　　　　和厚朴酚　　　　五味子素

（四）聚木脂素类

聚木脂素类为近年来才发现的。如牛蒡子根中的拉帕酚A（lappaol A）是由三分子苯丙素聚合而成的木脂素；丹参中主要的纤溶活性成分丹参酸乙，则是由四分子苯丙素聚合而成。

拉帕酚A　　　　丹参酸乙

三、理 化 性 质

（一）性状

木脂素多数为无色或白色结晶，但新木脂素较难结晶。大多数木脂素无挥发性，也不能升华。

（二）溶解性

木脂素多数呈游离型，亲脂性较强，难溶于水，易溶于苯、氯仿、乙酸乙酯、乙醚、乙醇等有机溶剂。具有酚羟基的木脂素还可溶于碱性水溶液中。

木脂素与糖结合成苷，亲水性增加，水溶性增大。

（三）光学活性与异构化作用

木脂素分子中常具有多个手性碳原子或手性中心结构，所以大部分具有光学活性。木脂素的生理活性常与手性碳的构型有关,遇酸或碱易发生异构化转变成立体异构体,改变了光学活性和生理活性。例如:鬼臼毒脂素在碱性溶液中很易转变为失去抗癌活性的苦鬼臼脂素(picropodophyllin)。

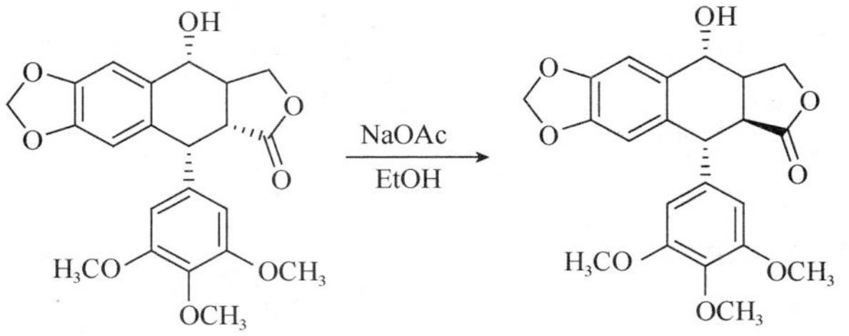

鬼臼毒脂素 → 苦鬼臼脂素 (NaOAc / EtOH)

因此在提取过程中应注意操作条件,以避免提取的成分发生结构改变,造成活性丧失或减弱。

(四)显色反应

木脂素类化合物分子结构中常见酚羟基、醇羟基、甲氧基、亚甲二氧基、羧基和内酯环等结构,这些基团常可应用一些试剂进行检识。例如,酚羟基可用三氯化铁试剂、重氮化试剂、Gibb's 试剂和 Emerson 试剂等检识。亚甲二氧基可用 Labat 试剂(没食子酸和浓硫酸,显绿色),或 Ecgrine 试剂(变色酸和浓硫酸,显红色或紫红色)等检识。内酯环可用异羟肟酸铁试剂进行检识。

四、提 取 分 离

(一)提取

目前,从天然药物中提取分离木脂素类化合物常用的方法主要有以下几种:

1. 溶剂提取法 游离的木脂素亲脂性较强,易溶于苯、氯仿、乙酸乙酯、乙醚、乙醇等有机溶剂,在石油醚中溶解度较小,难溶于水。一般的提取方法是:将药材先用乙醇(或丙酮)提取,提取液浓缩后,再依次用石油醚、氯仿、乙醚、乙酸乙酯等萃取,经过多次溶出,容易得到纯品。

木脂素苷亲水性强,可以按苷类的提取方法进行提取,由于苷元分子相对较大,应采用中低极性的溶剂。

需要注意的是:木脂素在植物体内往往与大量树脂状物共存,在溶剂处理过程中容易树脂化,不易分离。

2. 碱溶酸沉法 具有酚羟基或内酯结构的木脂素,可采用碱溶酸沉法提取。利用其在碱液中成盐溶于水的性质,从而与其他非皂化的脂溶性成分分离。但要注意碱液易使木脂素异构化,从而降低或失去生理活性。故在酸碱法处理时应注意活性检测。

碱溶酸沉法不适用于有旋光活性的木脂素的提取,以避免其构型改变而失去生理活性。

(二)分离

木脂素的分离可采用溶剂萃取法、分级沉淀法、重结晶等方法,进一步分离还需要依靠色谱分离法,如吸附柱色谱及分配柱色谱在木脂素的分离中都有广泛的应用。吸附色谱为主要方法,硅胶为吸附剂,石油醚-乙酸乙酯、石油醚-乙醚、氯仿-甲醇等为洗脱剂。

近年来,也有报道利用 Sephadex LH-20 凝胶柱色谱法、制备 HPLC 方法、高速逆流色谱法等分离木脂素。

五、鉴 别

木脂素类成分一般具有较强的亲脂性,在色谱检识中采用吸附色谱法可获得较好的分离效果。最常用的是硅胶薄层色谱,展开剂一般以亲脂性的溶剂如苯、氯仿、氯仿-甲醇(9:1)、氯仿-二氯甲烷(1:1)、氯仿-乙酸乙酯(9:1)和乙酸乙酯-甲醇(95:5)等系统。

薄层显色可利用木脂素在紫外光下呈暗斑,或使用通用显色剂,常用的通用显色剂有以下几种:

1. 茴香醛浓硫酸试剂 110℃加热 5 分钟。

2. 5%或 10%磷钼酸乙醇溶液 120℃加热至斑点明显出现。

3. **10%硫酸乙醇溶液** 110℃加热5分钟。
4. **三氯化锑试剂** 100℃加热10分钟，在紫外光下观察。
5. **碘蒸气** 熏后观察应呈黄棕色或置紫外灯下观察荧光。

自 测 题

一、选择题

（一）A型题（最佳选择题）。每道题的备选项中，只有一个最佳答案。

1. 鉴别香豆素首选的显色反应为（　　）
   A. 三氯化铁反应　　B. Gibb's反应
   C. Emerson反应　　D. 异羟肟酸铁反应
   E. 三氯化铝反应
2. 秦皮中主要含有下列哪种香豆素（　　）
   A. 七叶内酯　　B. 花椒内酯　　C. 白芷内酯
   D. 邪蒿内酯　　E. 黄檀内酯
3. 游离香豆素可溶于热的氢氧化钠水溶液，是由于其结构中存在（　　）
   A. 甲氧基　　　　B. 亚甲二氧基
   C. 内酯环　　　　D. 酚羟基对位的活泼氢
   E. 酮基
4. 香豆素的基本母核为（　　）
   A. 苯骈α-吡喃酮　　B. 对羟基桂皮酸
   C. 反式邻羟基桂皮酸　D. 顺式邻羟基桂皮酸
   E. 苯骈γ-吡喃酮
5. 五味子酯甲的结构类型是（　　）
   A. 简单木脂素　　B. 环木脂素　　C. 联苯木脂素
   D. 聚木脂素　　E. 香豆素
6. 下列香豆素在紫外光下荧光最显著的是（　　）
   A. 6-羟基香豆素　　B. 8-二羟基香豆素
   C. 7-羟基香豆素　　D. 6-羟基-7-甲氧基香豆素
   E. 呋喃香豆素
7. Labat反应的作用基团是（　　）
   A. 亚甲二氧基　　B. 内酯环　　C. 芳环
   D. 酚羟基　　E. 酚羟基对位的活泼氢
8. 7-羟基香豆素在紫外灯下的荧光颜色为（　　）
   A. 红色　　B. 黄色　　C. 蓝色
   D. 绿色　　E. 褐色
9. 香豆素及其苷发生异羟肟酸铁反应的条件为（　　）
   A. 在酸性条件下　　B. 在碱性条件下
   C. 先碱后酸　　　　D. 先酸后碱
   E. 在中性条件下
10. 下列香豆素的结构属于（　　）

    A. 简单香豆素　　B. 呋喃香豆素
    C. 吡喃香豆素　　D. 异香豆素
    E. 双香豆素
11. 香豆素结构中第6位的位置正确的是（　　）

    A. E是第6位　　B. D是第6位
    C. C是第6位　　D. B是第6位
    E. A是第6位
12. 厚朴酚的结构属于（　　）
    A. 香豆素　　B. 木脂素　　C. 苷类
    D. 黄酮类　　E. 蒽醌类

（二）X型题（多项选择题）。每道题的备选项中至少有两个正确答案。

1. 七叶苷可发生的显色反应是（　　）
   A. 异羟肟酸铁反应　　B. Gibb's反应
   C. Emerson反应　　　D. 三氯化铁反应
   E. Molish反应
2. 小分子游离香豆素具有的性质包括（　　）
   A. 有香味　　B. 有挥发性　　C. 升华性
   D. 能溶于乙醇　　E. 可溶于冷水
3. 香豆素类成分的荧光与结构的关系是（　　）
   A. 香豆素母体有黄色荧光
   B. 羟基香豆素显蓝色荧光
   C. 在碱溶液中荧光减弱
   D. 7位羟基取代，荧光增强
   E. 呋喃香豆素荧光更强
4. 游离木脂素可溶于（　　）
   A. 乙醇　　B. 水　　C. 氯仿
   D. 乙醚　　E. 苯
5. 小分子香豆素苷元的提取方法有（　　）
   A. 溶剂提取法　　B. 活性炭脱色法
   C. 碱溶酸沉法　　D. 水蒸气蒸馏法
   E. 分馏法
6. Labat反应的试剂包括（　　）
   A. 浓硫酸　　B. 柠檬酸　　C. 氢氧化钠
   D. 浓硝酸　　E. 没食子酸

二、问答题

1. 简述碱溶酸沉法提取分离香豆素类成分的基本原理，并说明提取分离时应注意的问题。
2. 香豆素的结构分类有哪些？列举代表性成分及存在的天然药物。

（薄纯光　李子静）

第 9 章

萜类和挥发油

> **案例 9-1**
>
> 紫杉醇（taxol）是美国化学家首先从太平洋红豆杉中分离得到具有独特的抗癌作用药物，引起国内外学者极大关注，近年来研究人员对多种红豆杉属植物，如我国的东北红豆杉、西藏红豆杉、云南红豆杉及中国红豆杉等进行了大量研究，现已从红豆杉属植物的树皮等各部位中分离出 200 多种三环二萜衍生物。
>
> 目前紫杉醇已经是鼎鼎有名的化疗药物，然而，由紫杉醇研究衍生来的新药物还在不断给人们带来惊喜。
>
> **问题：** 1. 根据结构，紫杉醇属于哪一类化合物？
> 2. 紫杉醇是怎样从红豆杉中提取出来的？

第 1 节 萜 类

一、概 述

萜类化合物（terpenoids）简单来说，是异戊二烯的聚合体及其衍生物的总称。许多是以其含氧衍生物，如醇、酮、醛、羧酸、酯及苷等形式存在。在萜类化合物生源合成途径研究中，先后占主导地位的有两种，即经验异戊二烯法则（empirical isoprene rule）和生源异戊二烯法则（biogenetic isoprene rule）。早期研究发现，绝大多数萜类物质可以看成是异戊二烯首尾相连形成的聚合体。基于这些事实，Wallach 于 1887 年提出了"异戊二烯法则"，并以是否符合异戊二烯法则作为判断萜类物质的一个重要原则，这是经验异戊二烯法则。

$$n CH_2=C-CH=CH_2 \xrightarrow{\text{聚合}} [CH_2-C=CH-CH_2]_n$$
$$\text{头} \quad | \quad \text{尾} \qquad\qquad\qquad | $$
$$\quad CH_3 \qquad\qquad\qquad\qquad CH_3$$

随着对萜类化合物的深入研究发现，许多萜类化合物的碳架结构无法用异戊二烯的基本单元来划分，并且也很难在植物界发现游离的异戊二烯存在，所以，德国学者 Ruzicka 于 1938 年提出了生源的异戊二烯法则，证实萜类化合物是经由甲戊二羟酸途径衍生的一类化合物，其真正基本单元是甲戊二羟酸。用同位素标记试验，证明萜类的生源途径是由乙酸与辅酶 A 结合形成甲戊二羟酸，进而形成焦磷酸异戊烯酯（IPP），由它及其异构体聚合成焦磷酸牻牛儿酯（GPP），继续衍化或聚合，生成各种类型的萜类化合物，这就是生源的异戊二烯法则。

目前仍按照异戊二烯的数目进行分类，见表 9-1。根据异戊二烯单位数分为单萜、倍半萜、二萜、二倍半萜、三萜、四萜、多聚萜等。再根据结构中碳环的有无和数目的多少，进一步分为链萜、单环萜、双环萜、三环萜、四环萜等。

表 9-1 萜类化合物的分类及分布

名称	碳原子数	通式（C_5H_8）$_n$	存在
半萜	5	$n=1$	植物叶
单萜	10	$n=2$	挥发油

续表

名称	碳原子数	通式 $(C_5H_8)_n$	存在
倍半萜	15	$n=3$	挥发油
二萜	20	$n=4$	树脂、苦味质、植物醇
二倍半萜	25	$n=5$	海绵、植物病菌、昆虫代谢物
三萜	30	$n=6$	皂苷、树脂、植物、乳汁
四萜	40	$n=8$	植物胡萝卜素
多聚萜	$7.5\times10^3 \sim 3\times10^5$	$n>8$	橡胶、硬橡胶

萜类化合物在自然界分布广泛，除主要分布于植物外，近年从海洋生物中发现了大量的萜类化合物，据统计萜类化合物已超过 26 000 种。在天然药物化学成分的研究中，萜类成分的研究一直是较为活跃的领域，生物活性也是多种多样，有的已用于临床并具有良好的疗效。

考点：萜类化合物分类

二、结构与分类

（一）单萜

单萜类化合物（monoterpenoids）可看成是由 2 个异戊二烯单元聚合而成的化合物及其衍生物，是一类含有 10 个碳原子的化合物，可形成链状单萜、单环单萜、双环单萜等。广泛分布在高等植物的腺体、油室及树脂道等分泌组织内，昆虫、微生物代谢产物和海洋生物中也有存在，多具有较强的生物活性和浓郁的香气，有芳香开窍、疏通理气等作用，是医药、化妆品和食品工业的重要原料。

1. 链状单萜　存在于香茅属植物柠檬草，具有止痛、驱蚊作用，同时应用于香料和食品工业中的柠檬醛（citral），以及存在于香茅油、玫瑰油等多种植物的挥发油中香茅醇（citronellol）也是很重要的香料工业原料。

柠檬醛　　香茅醇

2. 单环单萜　单环单萜可视为由链状单萜环合衍生而成，在植物体内的存在形式多种多样，由于环合的方式不同，产生不同的结构类型。例如，存在于薄荷挥发油中的主要成分薄荷醇（menthol），对皮肤和黏膜有清凉和轻微麻醉作用，用于镇痛和止痒，还具有防腐和杀菌作用；存在于多种中药挥发油中的辣薄荷酮（piperitone），有松弛平滑肌的作用，从芸香提取的挥发油芸香油含辣薄荷酮 35% 以上，对支气管哮喘及哮喘型慢性支气管炎有效。

薄荷醇　　辣薄荷酮

3. 双环单萜

（1）龙脑（borneol）：俗称"冰片"，其右旋体存在于龙脑香树的挥发油及其他多种挥发油中，左旋体存在于艾纳香的叶子和野菊花的花蕾挥发油中。龙脑为白色片状结晶，有升华性，合成品为外消旋体。具有发汗、兴奋、解痉挛、防虫蛀、抗缺氧等作用，用于香料、清凉剂及中成药。

（2）樟脑（camphor）：右旋樟脑在樟脑油中约占 50%，左旋樟脑在菊蒿油中存在，合成品为消旋体。樟脑为白色结晶性固体，易升华。樟脑有局部刺激和防腐作用，可用于治疗神经痛、炎症及跌打损伤的擦剂。

D-龙脑　　樟脑

考点：掌握龙脑和樟脑的结构

4. 环烯醚萜　环烯醚萜（iridoids）为臭蚁二醛（iridoidial）的缩醛衍生物，分子中带有环烯醚键，是一类特殊的单萜。臭蚁二醛是从臭蚁的防卫性分泌物中分离出来的物质，系由活性焦磷酸牻牛儿酯经羟醛缩合而构成的。环烯醚萜及其苷类在植物界分布较广，以玄参科、茜草科、龙胆科和唇形科分布最为普遍。据不完全统计，已从植物中分离并鉴定出结构的环烯醚萜类化合物超过900种，其中大多数为成苷的形式。

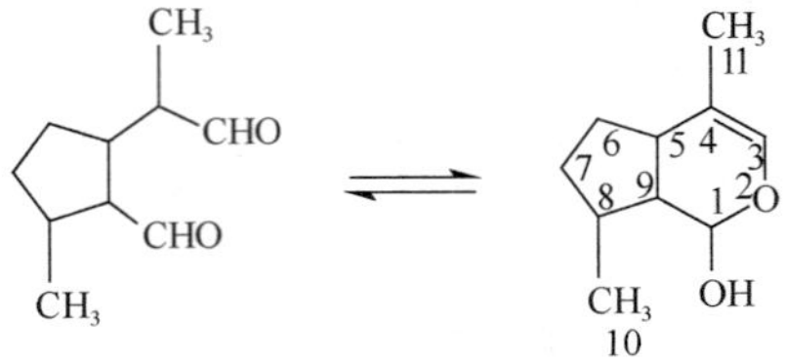

臭蚁二醛　　环烯醚萜

梓醇（catalpol）又称梓醇苷，是地黄中降血糖作用的主要有效成分，并有很好的利尿作用和迟发性的缓泻功能，这些与地黄的药效相一致。梓苷（catalposide）存在于梓实中，经试验表明，梓苷的药理作用与梓醇相似。

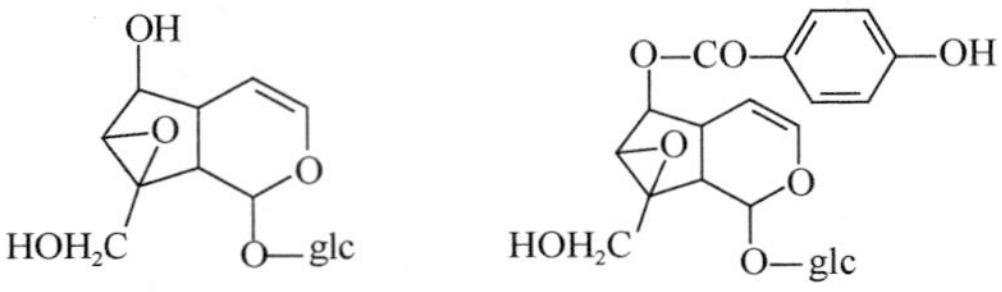

梓醇　　梓苷

环烯醚萜，大多数为白色结晶体或粉末，味苦。易溶于水和甲醇，可溶于乙醇、丙酮、正丁醇等溶剂，难溶于氯仿、乙醚、苯等亲脂性有机溶剂。由于分子结构中具有半缩醛羟基，性质活泼，能与酸、碱、羰基化合物和氨基酸产生颜色反应，可用于环烯醚萜及其苷类的鉴别。环烯醚萜苷中的苷键容易被酸或酶水解断键生成苷元和糖，苷元化学性质活泼，易进一步发生氧化或聚合等反应，产生不同颜色的物质。

考点：环烯醚萜的性质

（二）倍半萜

倍半萜类（sesquiterpenoids）是由3个异戊二烯单位构成，含15个碳原子的化合物。倍半萜类主要分布在植物界和微生物界，在海洋生物中发现的倍半萜越来越多，是萜类化合物中最多的一类。存在于挥发油中，是挥发油中高沸点部分的主要组成物，多有较强的香气和生物活性，是医药、食品、化妆品工业的重要原料。

1. 链状倍半萜　金合欢醇（farnesol）在金合欢花油、橙花油、香茅中含量较多，为无色油状液体，为重要的高级香料原料。橙花醇（nerolidol）又称苦橙油醇，具有苹果香气，是橙花油中的主要成分之一。

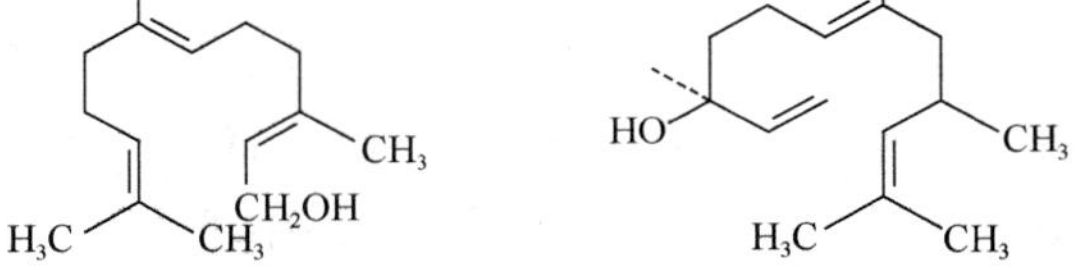

金合欢醇　　橙花醇

2. 单环倍半萜 属于没药烷型的没药烯存在于没药油、各种柠檬油、八角油、松叶油、檀香油等多种挥发油中。

蛇麻烷型为十一元碳大环的倍半萜类，主要存在于蛇麻花（啤酒花）的挥发油中。蛇麻的球果具有苦补健胃和抗结核的作用等。

没药烷型　　　　　　蛇麻烷型

3. 双环倍半萜 双环倍半萜的结构类型近20种，其中以桉烷型、杜松烷型和愈创木烷型较多。例如，棉酚（gossypol）为杜松烷型二聚倍半萜，存在于锦葵科陆地棉成熟的种子及根皮中，具有抗菌、抗病毒、抗肿瘤、抗生育作用，其结构不再详细介绍。

4. 薁类衍生物 由五元环与七元环骈合而成的芳香骨架都称为薁类（azulenoids）化合物。这类化合物多具有抑菌、抗肿瘤、杀虫等生物活性，在愈创木油、香附子油、桉叶油、胡萝卜油、苍耳子油、洋甘菊油及天名精、野菊花、泽兰等挥发油中均有存在。

薁类化合物沸点较高，一般在250～300℃，在挥发油分馏时，高沸点馏分见到美丽的蓝色、紫色或绿色的现象时，表示可能有薁类化合物存在。薁类不溶于水，可溶于有机溶剂和强酸，加水稀释又可析出，故可用60%～65%硫酸或磷酸提取。此外，薁类化合物能与苦味酸或三硝基苯试剂作用，形成有敏锐熔点的π配合物，可供鉴别。亦可在可见光（360～700nm）吸收光谱中观察到强吸收峰。

愈创木醇（guaiol）存在于愈创木的挥发油中，属于薁类的还原产物。该化合物在蒸馏、酸处理时，可氧化脱氢而形成薁类。

愈创木薁存在于桑科无花果根皮、兴安杜鹃的叶、母菊等挥发油中，具有抗炎和兴奋子宫的作用。从姜科中药莪术、郁金的根茎中分离的莪术醇具有抗肿瘤活性，临床用于宫颈癌的治疗，二者均属愈创木烷型衍生物。

愈创木薁　　　　愈创木醇　　　　莪术醇

考点：薁类化合物性质

5. 倍半萜内酯类 倍半萜内酯类化合物在菊科、芸香科、木兰科植物中较常见，是一类生物活性较强的成分。青蒿素（artemisinin）是过氧化倍半萜，系从中药青蒿中分离到的抗恶性疟疾的有效成分。青蒿素在水中及油中均难溶解，影响其治疗作用的发挥，临床应用也受到一定的限制。因此，曾对它的结构进行了修饰，合成了大量衍生物，从中筛选出具有抗疟效价高、原虫转阴快、速效、低毒等特点的双氢青蒿素（dihydroqinghaosu），再进行甲基化，制成油溶性的蒿甲醚（artemether）及水溶性的青蒿琥珀酸单酯（artesunate），现已有多种制剂用于临床。

青蒿素　　　双氢青蒿素　　　蒿甲醚　　　青蒿琥珀酸单酯钠盐

考点：青蒿素的结构和性质

(三) 二萜

二萜 (diterpenoids) 是由 4 个异戊二烯单位构成，含 20 个碳原子的化合物，绝大多数不能随水蒸气蒸馏。二萜类化合物在自然界分布很广，属于二萜衍生物的植物醇为叶绿素的组成部分，在整个绿色植物界广泛存在。植物分泌的乳汁及树脂多以二萜类衍生物为主，尤以松柏科植物最为普遍。许多二萜的含氧衍生物具有多方面的生物活性，如紫杉醇、穿心莲内酯、银杏内酯、雷公藤内酯、甜菊苷等，有的已是重要的药物。此外，菌类代谢产物及海洋生物中也发现不少二萜类化合物。

1. 链状二萜 链状二萜类在自然界存在较少，常见的是广泛存在于叶绿素分子中的植物醇 (phytol)，曾作为合成维生素 E 和维生素 K_1 的原料。

植物醇

2. 单环二萜 维生素 A (vitamin A) 存在于动物肝脏中，特别是鱼肝中含量较丰富，维生素 A 与眼睛的视网膜内的蛋白质结合，形成光敏感色素，是保持夜间视力正常的必需物质，也是哺乳动物生长必不可少的物质。

维生素A

3. 双环二萜 银杏内酯 (ginkgolides) 是银杏根皮及叶的强苦味成分，银杏内酯及银杏双黄酮是银杏制剂中的主要有效成分，为治疗心脑血管疾病的有效药物。

穿心莲内酯 (andrographolide) 系穿心莲中抗菌消炎的主要成分，临床用于治疗急性菌痢、胃肠炎、咽喉炎、感冒发热等。

穿心莲内酯

4. 三环二萜 雷公藤甲素 (triptolide)、雷公藤乙素 (tripdiolide)、雷公藤内酯 (triptolidenol) 及 16-羟基雷公藤内酯醇 (16-hydroxytriptolide) 是从雷公藤根中分离出来的抗癌活性物质。雷公藤甲素对乳腺癌和胃癌细胞系集落形成有抑制作用，16-羟基雷公藤内酯醇具有较强的抗炎、免疫抑制和雄性抗生育作用。

	R_1	R_2	R_3
雷公藤甲素	H	H	CH_3
雷公藤乙素	OH	H	CH_3
雷公藤内酯	H	OH	CH_3
16-羟基雷公藤内酯醇	H	OH	CH_2OH

紫杉醇 (taxol) 又称红豆杉醇，是存在于红豆杉科红豆杉属多种植物的二萜类化合物。它是新一代紫杉烷类抗癌药物，临床用于治疗卵巢癌、乳腺癌和肺癌等，疗效较好。

紫杉醇

> 考点：常见的二萜类化合物

（四）其他萜类

其他萜类包括二倍半萜、三萜、四萜及多萜类。

二倍半萜类化合物（sesterpenoids）是由5个异戊二烯单位构成，含25个碳原子的化合物。与其他各萜类化合物相比，此类化合物数量少，分布在羊齿植物、植物病原菌、海洋生物海绵、地衣及昆虫分泌物中。其中海绵是二倍半萜的主要来源，约占目前已知二倍半萜的70%，从海绵Pridanos sp分得的PrianicinA和B对革兰氏阳性菌的生长有显著的抑制作用，其抑制β-溶血性链球菌的有效率是四环素的4~10倍。

三萜类（triterpenosids）化合物是由30个碳原子组成的萜类化合物。它在植物界分布很广，是萜类化合物中最大的一类，多以游离状态或成苷、酯的形式存在于自然界。常用中草药如人参、甘草、三七、远志、麦冬、桔梗、柴胡、茯苓、甘遂和泽泻等都含有三萜成分。

四萜（tetraterpenes）在自然界分布很广，这类化合物分子中存在一系列的共轭双键发色团，多带有黄至红的颜色，称为多烯色素，如胡萝卜素[类]和类胡萝卜素等。

三、萜类化合物理化性质

萜类成分的范围很广，彼此间的结构与性质差异很大，但它们都由同一生源途径衍生而来，分子结构中绝大多数具有双键、共轭双键及活泼氢原子，较多萜类具有内酯结构，因而具有一些相同的理化性质及化学反应，现归纳如下。

（一）物理性质

1. **性状** 单萜、倍半萜类多为具有挥发性及特殊香气的油状液体，少数为低熔点的固体。分子量大的萜类化合物多为固体结晶，不具挥发性。

萜类化合物多具有苦味，有的味极苦，又称苦味素；也有少数萜具有较强的甜味，如甜菊苷。

2. **旋光性** 大多数萜类化合物具有手性碳原子，具有光学活性。

3. **溶解性** 萜类化合物一般为亲脂性成分，难溶或不溶于水，易溶或可溶于有机溶剂，如乙醚、氯仿、丙酮、甲醇、乙醇等，但单萜和倍半萜类能随水蒸气蒸馏。具有内酯结构的萜类化合物能溶于碱水，酸化后，又自水中析出，利用此性质可用于具有内酯结构的萜类分离与纯化。

萜类化合物与糖成苷后，具有一定的亲水性，能溶于热水，易溶于甲醇、乙醇溶液，难溶或不溶于亲脂性有机溶剂。

（二）化学性质

1. **加成反应** 含有双键和醛、酮等羰基的萜类化合物可与相应的试剂发生加成反应，加成产物往往是结晶性的。这不但可供识别萜类化合物分子中不饱和键的存在和不饱和程度，还可利用加成产物形成的晶型进行鉴别、分离及纯化。

2. **氧化反应** 氧化反应是用化学方法研究萜类化合物成分结构的经典手段之一。不同的氧化剂在不同的条件下，可以将萜类成分中基团氧化，生成不同的氧化产物。常用的氧化剂有臭氧、高锰酸钾、铬酐（三氧化铬）等，其中以臭氧的应用最为广泛。例如，臭氧氧化萜类化合物中的烯烃反应，即可用来测定分子中双键位置，亦可用于醛酮类化合物合成。

3. **脱氢反应** 脱氢反应在研究萜类化合物中是一种很有价值的反应，特别是在早期研究萜类化合物母核骨架时具有重要意义。脱氢反应通常在惰性气体的保护下,用铂黑或钯做催化剂,在200~300℃将萜类成分与硫或硒共热而实现萜类成分的环状结构脱氢。例如,从桉叶油中得到的桉叶醇（eucalyptol）经脱氢反应得到少一个碳原子的产物（1-甲基-7-异丙基萘）,说明桉叶醇结构中存在角甲基,在脱氢转变成萘的同时失去了一个甲烷,证实了 β-桉叶醇具有萘环。

考点：萜类化合物的性质

第2节 挥发油

一、概述

挥发油（volatile oil）又称精油（essential）,是一类具有芳香气味的油状液体的总称。在常温下能挥发,可随水蒸气蒸馏。

挥发油在植物界分布很广,在我国野生和栽培的芳香植物有56科,136属,约300种,供药用的很多。特别是菊科植物如菊、蒿、苍术、木香等；芸香科植物如芸香、桔、吴茱萸等；伞形科植物如小茴香、当归、柴胡等；姜科植物如姜、莪术、豆蔻等；樟科植物如山鸡椒、肉桂等；唇形科植物如薄荷、藿香、荆芥；木兰科植物如五味子、八角茴香等；马鞭草科植物如马鞭草、牡荆等；马兜铃科植物如细辛等；桃金娘科植物如丁香等；禾本科植物如香茅、芸香草等；败酱科植物如败酱、甘松等均含有挥发油。此外,如胡椒科、杜鹃花科、松科、柏科、木樨科、瑞香科、檀香科、天南星科、毛茛科等科的一些植物中也含有挥发油。

挥发油在植物体中存在的部位常各不相同,有些挥发油存在于花蕾中,有些存在于果皮中,还有些存在于根中,细辛、薄荷、藿香、鱼腥草等植物全株都含有挥发油。少数如肉桂、厚朴等存在于树皮中。此外,有些同一植物的用药部位不同,其所含挥发油的组成成分也有所差异,如樟科桂属植物的树皮挥发油多含桂皮醛,叶中则主要含丁香酚,而根和木部含樟脑多。挥发油在植物中的含量一般在1%以下,也有少数达10%以上,如丁香中含丁香油高达14%~21%。

挥发油生理活性多样,如香柠檬油对淋球菌、葡萄球菌、大肠杆菌和白喉杆菌有抑制作用；土荆芥油有驱虫作用,柴胡挥发油制备的注射液,有较好的退热效果；丁香油有局部麻醉、止痛作用；薄荷油有清凉、祛风、消炎、局麻作用；大蒜油可治疗肺结核、支气管炎、肺炎和霉菌感染；生姜油对中枢神经系统有镇静催眠、解热镇痛、抗惊厥、抗氧化能力和保肝等作用。挥发油不仅在医药上具有重要的作用,在香料工业、食品工业及化学工业上也是重要原料。

二、挥发油的组成

挥发油中所含的化学成分比较复杂,常常由数十种乃至数百种成分组成,如保加利亚玫瑰油中已检出275种化合物。按化学结构可将挥发油分为萜类化合物、芳香族化合物、脂肪族化合物及它们的含氧衍生物,如醇、醛、酮、酸、酚、醚、酯、内酯等。此外,有少数挥发油中还存在一些含硫和含氮的化合物。

（一）萜类化合物

挥发油的组成成分中,以萜类多见,主要是单萜、倍半萜及它们的含氧衍生物,且多半是生物活性较强或具有芳香气味的主要成分。例如,松节油中蒎烯含量为80%左右；薄荷油含薄荷醇8%左右；山苍子油含柠檬醛8%；樟脑油含樟脑约50%等。

（二）芳香族化合物

挥发油中,芳香族化合物仅次于萜类,存在也相当广泛。挥发油中的芳香族化合物,有的是萜源衍生物,如百里香草酚（thymol）、α-姜黄烯（α-curcumene）等。大多是苯丙素类衍生物,其结构多具有 C_6-C_3 基本骨架,如桂皮油中的桂皮醛（cinnamaldehyde）、丁香油中的丁香酚（eugenol）、八角茴香油中的茴香醚（anethole）。

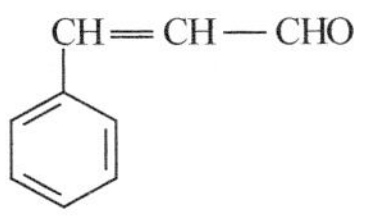
桂皮醛

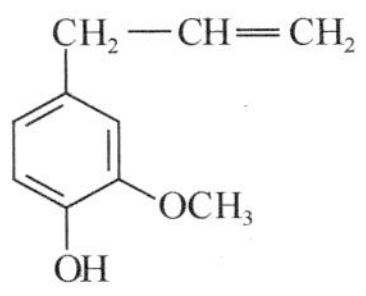
丁香酚

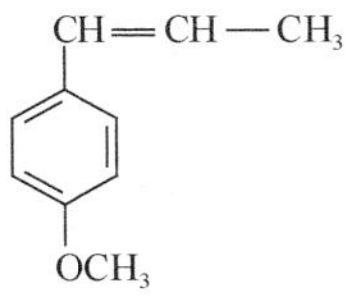
茴香醚

（三）脂肪族化合物

一些小分子脂肪族化合物在挥发油中常有存在。例如，甲基正壬酮（methyl nonyl ketone）在鱼腥草、黄柏果实及芸香挥发油中存在，正庚烷（n-keptane）存在于松节油中，正癸烷（n-decane）存在于桂花的头香成分中。

$CH_3-CO-(CH_2)_8CH_3$
甲基正壬酮

$CH_3(CH_2)_8CH_3$
正癸烷

$CH_3(CH_2)_5CH_3$
正庚烷

$CH_3(CH_2)_7CH_2OH$
正壬醇

$CH_3(CH_2)_8-CO-CH_2CHO$
癸酰乙醛

（四）其他类化合物

除以上三类化合物外，少数挥发油中有含硫和含氮的化合物，麻黄挥发油中含有川芎嗪（tetramethylpyrazine），属于含氮化合物，芥子油中由芥子苷水解而得到的异硫氰酸酯类化合物含有氮和硫元素，大蒜挥发油中含有多种硫醚类化合物，如大蒜辣素（allicin）、反式大蒜烯（trans-allicinene）、二硫杂环戊烯（disulfo-cyclohexene）等。

$CH_2=CH-CH_2-S(=O)-S-CH_2-CH=CH_2$
大蒜辣素

$CH_2=CH-CH_2-N=C=S$
异硫氰酸丙烯酯

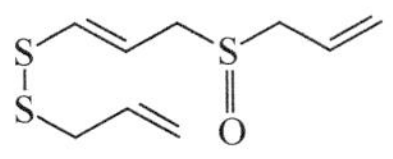
反式大蒜烯

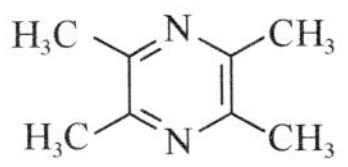
川芎嗪

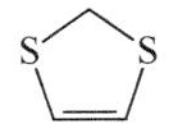

二硫杂环戊烯

考点：挥发油的概念；组成

三、挥发油的性质

（一）性状

1. 颜色与状态 挥发油在常温下为无色或微带淡黄色的油状液体，少数因含有薁类成分或溶解有色素而有颜色。如洋甘菊油显蓝色，麝香草油显红色，艾叶油显蓝绿色，佛手油显绿色等。

2. 气味 挥发油大多数具有浓烈的香气和辛辣味，少数有其他特殊的气味。例如，鱼腥草油有腥味、土荆芥油有臭气。挥发油的气味，往往是其品质优劣的重要标志或鉴别的重要依据。

3. 挥发性 挥发油在常温下可自行挥发而不留任何痕迹，这是挥发油与脂肪油的本质区别。

（二）溶解度

挥发油易溶于有机溶剂，如石油醚、乙醚、氯仿、苯、二硫化碳、油脂等，在高浓度乙醇中能全部溶解，乙醇浓度越小，挥发油溶解的量也越少。挥发油难溶于水，在水中只能溶解极少量，溶解的部分主要是含氧化合物，医药上常利用这一性质制备芳香水剂，如薄荷水等。

（三）物理常数

挥发油是由多种成分组成的混合物，无确定的物理常数。但由于各挥发油的组成基本稳定，故相对而言其物理常数有一基本范围。挥发油的沸点常压下一般在 70～300℃，具有随水蒸气蒸馏的特性；相对密度一般在 0.850～1.065；挥发油几乎都有光学活性，比旋度在+97°～−177° 范围之内；挥发油具

有强折光性，折光率在 1.43～1.61。这些常数可用于挥发油的检测和质量控制。

（四）结晶性

挥发油在常温下为透明液体，低温时某些挥发油中含量高的主要成分可析出结晶，这种析出物习称为"脑"，如薄荷脑、樟脑。滤除脑的油称为"脱脑油"。

（五）稳定性

挥发油对光、空气、热均比较敏感，挥发油长时间与空气、光线接触，常会逐渐氧化变质，使其相对密度增加、颜色变深、失去原有的香味，并逐渐聚合成树脂样物质，不能再随水蒸气蒸馏。因此，挥发油应贮于棕色瓶中，装满、密塞并在低温处保存。

> **考点**：挥发油的挥发性和稳定性

四、提取与分离

（一）提取

1. 水蒸气蒸馏法　水蒸气蒸馏法是从中草药中提取挥发油最常用的方法。挥发油具有挥发性，与水不相混溶，当受热后，二者的蒸气压总和与大气压相等时，溶液即开始沸腾，继续加热则挥发油可随水蒸气蒸馏出来，溶液冷却，二者即分层。根据操作方法的不同，分为共水蒸馏和通入水蒸气蒸馏两种方法。

（1）共水蒸馏法：将已粉碎的中药放入蒸馏器中，加水浸泡，直火煮沸，使挥发油和水蒸气一起蒸出。此法操作简单，但因蒸馏时蒸馏器底部温度较高，可使挥发油中某些成分分解，同时过热时药材也会焦化，影响挥发油质量。

（2）水蒸气蒸馏法：此法是将水蒸气通入待提取的中药材中，使挥发油和水蒸气一起蒸出，可避免直火高温而影响其挥发油质量。方法是将药材粗粉先用水浸泡，然后通入水蒸气，或在蒸馏器内安装一个多孔隔板，润湿的药材置于隔板上，水在隔板下加热，使挥发油和水一起蒸出。

用蒸馏法得到的馏出液，大多因挥发油难溶于水而油水分层；但如果挥发油在水中溶解度稍大，油水不易分层，则可用盐析法使挥发油自水中析出，或盐析后用低沸点有机溶剂萃取，低温蒸去萃取剂即得挥发油。

2. 油脂吸收法　油脂类一般具有吸收挥发油的性质，往往可利用此性质提取贵重的挥发油，如玫瑰油、茉莉花油常采用吸附法进行。通常用无臭味的猪油 3 份与牛油 2 份的混合物，均匀地涂在面积 50cm×100cm 的玻璃板两面，然后将此玻璃板嵌入高 5～10cm 的木制框架中，在玻璃板上面铺放金属网，网上放一层新鲜花瓣，这样多个木框玻璃板重叠起来，花瓣被包围在两层脂肪的中间，挥发油逐渐被油脂所吸收，待脂肪充分吸收芳香成分后，刮下脂肪，即为"香脂"，谓之冷吸收法。或者将花等原料浸泡于油脂中，于 50～60℃ 条件下低温加热，让芳香成分溶于油脂中，此则为温浸吸收法。吸收挥发油后的油脂可直接供香料工业用，也可加入无水乙醇共搅，醇溶液减压蒸去乙醇即得精油。

3. 溶剂提取法　药材用低沸点的有机溶剂如乙醚、石油醚（30～60℃）等回流提取或冷浸，提取液低温蒸去溶剂即得浸膏。此法所得浸膏含杂质较多，原料中其他脂溶性成分如树脂、油脂、腊等也同时被提出。可利用乙醇对植物腊等脂溶性杂质的溶解度随温度的下降而降低的特性除去杂质，一般用热乙醇溶解浸膏，放置冷却，滤除杂质，减压蒸去乙醇可得较纯的挥发油。

4. 冷压法　此法适用于挥发油含量较高的新鲜药材，如橘、柑、柠檬果皮等原料，可经撕裂、捣碎冷压后静置分层，或用离心机分出油分，即得粗品。此法在常温下进行，产品保持原有挥发油的新鲜香味，但所得的挥发油含有水分、黏液质及细胞组织等杂质，需进一步处理；同时此法也很难将挥发油全部压榨出来，需再将压榨后的药渣进行水蒸气蒸馏，才能使挥发油提取完全。

5. 超临界流体萃取法　该法是一种新的提取分离技术，用这种技术提取挥发油，具有防止氧化、热解及提高质量等优点，若挥发油中的成分不稳定受热易分解，可用超临界二氧化碳流体萃取技术提取挥发油，所得的挥发油气味芳香纯正，明显优于其他方法。此项技术在月见草、桂花、柠檬等药材挥发油的提取应用上均获得了良好的效果。但由于工艺技术要求高，设备费用投资大，在我国应用还不普遍。

（二）分离

从植物中提取出来的挥发油往往是成分复杂的混合物，根据要求和需要，可做进一步分离和纯化，才能获得单体成分，目前常用的分离方法有冷冻法、分馏法、化学分离法和色谱法。在实际工作中往往几种方法配合使用，才能达到分离的目的。

1. 冷冻法 将挥发油置于 0℃以下使析出结晶，如无结晶析出可将温度降至–20℃，继续放置。取出结晶再经重结晶可得纯品。例如，薄荷油冷至–10℃，12 小时析出第一批粗脑，油继续在–20℃冷冻 24 小时可析出第二批粗脑，合并粗脑，加热熔融，在 0℃冷冻结晶即可得较纯薄荷脑。此法优点是操作简单，但有时分离不完全。

2. 分馏法 挥发油的成分大多为单萜、倍半萜类化合物，因其结构中所含的双键数目和含氧功能基的不同，各成分间的沸点有所不同，可用分馏法将其初步分离。挥发油中的成分大多对热不稳定，分馏时宜减压进行，按温度的不同一般可分为三段：低沸程馏分（35～70℃/1.333kPa）为单萜类化合物；中沸程馏分（70～100℃/1.333kPa）为单萜含氧化合物，包括醛、酮、醇、酚和酯等；高沸程馏分（100～140℃/1.333kPa）为倍半萜烯及其含氧衍生物和薁类化合物。

3. 化学分离法 根据挥发油各组成成分的结构和功能基的不同，用化学法进行处理，使各成分达到分离的目的。

（1）碱性成分的分离：将挥发油溶于乙醚中，加 1%～2%的盐酸或硫酸萃取，分取酸水层，碱化，用乙醚萃取，回收乙醚可得碱性成分。

（2）酚、酸性成分的分离：将挥发油溶于等量乙醚中，先以 5%的碳酸氢钠溶液进行萃取，分出碱水层，加稀酸酸化后，用乙醚萃取，回收乙醚，可得强酸性成分。乙醚层继用 2%氢氧化钠溶液萃取，分出碱水层，酸化后，用乙醚萃取，回收乙醚可得酚性或其他弱酸性成分。工业上从丁香罗勒油中提取丁香酚就是应用此法。

（3）羰基化合物的分离：挥发油中醛、酮类羰基化合物可与多种羰基试剂形成水溶性加成物，从而与挥发油中的其他成分分离。常用的有亚硫酸氢钠和吉拉德（Girard）试剂，亚硫酸氢钠只能与醛类和部分酮类成分形成加成物，而吉拉德试剂能与所有羰基化合物迅速而定量地发生缩合反应。

（4）醇类成分的分离：挥发油中的醇类成分，可利用其与过量的邻苯二甲酸酐或丙二酸单酰氯或丁二酸酐反应生成酯，将生成物溶于碳酸氢钠溶液，用乙醚洗去未作用的挥发油部分而分离，碱溶液用 20%硫酸酸化，再以乙醚提出所生成的酯，回收乙醚，残留物经皂化后，用乙醚萃取出原有的醇类成分。

R—OH + 邻苯二甲酸酐 → 酸性邻苯二甲酸萜醇酯 —皂化 NaOH→ 邻苯二甲酸二钠盐 + R—OH
萜醇　　　　　　　　　　　　　　　　　　　　　　　　　　　　　　　　　萜醇

（5）其他成分的分离：具有不饱和双键的萜烃可与溴、盐酸或氢溴酸等生成加成物析出结晶；挥发油中薁类化合物可用浓酸萃取，萃取液稀释后析出；醚类化合物可与浓磷酸反应，生成白色磷酸盐沉淀析出；以上性质可用于挥发油的分离与纯化。

挥发油中的成分可用以下方法系统分离，其分离流程见图 9-1。

4. 色谱分离法 挥发油组成成分复杂，部分结构和性质比较相近的组分，一般先用分馏法、化学法做适当的分离后，再用色谱法分离。

（1）吸附色谱法：硅胶和氧化铝吸附柱色谱应用最广泛，一般将分馏的馏分溶于石油醚或己烷等极性小的溶剂，使其通过硅胶或氧化铝吸附柱，依次用石油醚、己烷、乙酸乙酯等，按一定比例组成的混合溶剂进行洗脱。洗脱液分别以 TLC 法进行检查，这样使每一馏分中的各成分又得到了分离。例如，香叶醇和柠檬烯常常共存于许多植物的挥发油中，如将其混合物溶于石油醚，使其通过氧化铝吸附柱，用石油醚洗脱，由于柠檬烯的极性小于香叶醇，吸附较弱，可被石油醚先洗脱下来，然后再改用石油醚中加入少量甲醇的混合溶剂冲洗，则香叶醇就被洗脱下来，使二者得到分离。

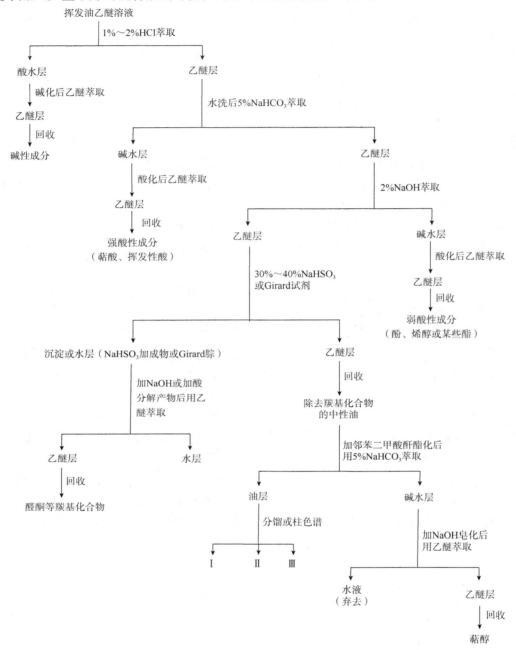

图 9-1　挥发油化学法系统分离流程图

（2）硝酸银柱色谱：根据挥发油成分中双键的数目、位置和顺反异构的不同，与硝酸银形成 π 络合物难易程度和稳定性的差别，而得到色谱分离。一般硝酸银浓度 2.0%～2.5% 较为适宜，双键数目多的化合物易形成配合物，吸附牢固；末端双键较其他双键形成的配合物稳定；顺式双键大于反式双键的配合能力。例如，α-细辛醚（α-asarone）、β-细辛醚（β-asarone）和欧细辛醚（euasarone）的混合物，通过用 2%AgNO₃ 处理的硅胶柱，用苯-乙醚（5∶1）洗脱，α-细辛醚为反式，与 AgNO₃ 络合不牢固，先被洗下来；β-细辛醚为顺式，与 AgNO₃ 配合的能力虽大于 α-细辛醚，但小于末端双键的欧细辛醚，故 β-细辛醚第二个被洗下来，欧细辛醚则最后被洗下来。

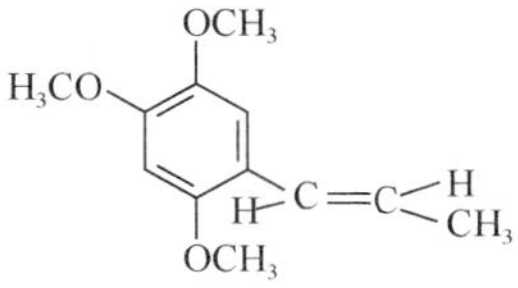

α-细辛醚 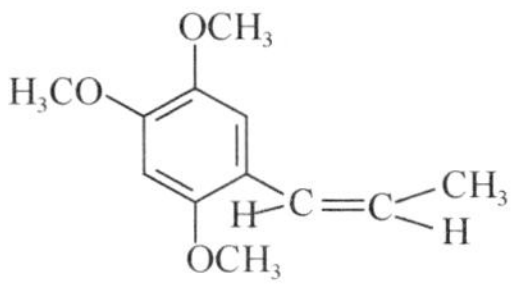　　　　　β-细辛醚 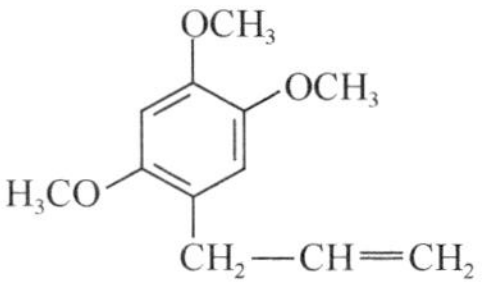　　　　　欧细辛醚

考点： 挥发油的提取方法；化学分离法

五、挥发油的鉴定

（一）一般检查

将试样制成石油醚溶液滴在滤纸上，如滤纸上的油斑在空气中能挥散，可能含有挥发油；如油斑不消失，可能含油脂。

（二）物理常数测定

折光率、比旋度、相对密度是鉴定挥发油常用的物理常数，一般先测定其折光率，若折光率不合格，其余项目不再进行，提示此挥发油品质不合格。

（三）色谱法

挥发油的色谱检识常用的是薄层色谱和气相色谱。

1. 薄层色谱　多采用200目以上硅胶G或180目2~3级中性氧化铝G为吸附剂。取挥发油点样后，若用石油醚-乙酸乙酯（85：15）为展开剂时，可将挥发油中不含氧的化合物展至前沿，而含氧化合物较好地展开，见图9-2；若用石油醚或正己烷为展开剂，可使挥发油中不含氧化合物较好地展开，而极性较大的含氧化合物仍留在原点，见图9-3。在实际工作中常分别用这两种展开剂，对同一薄层做单向二次展开。

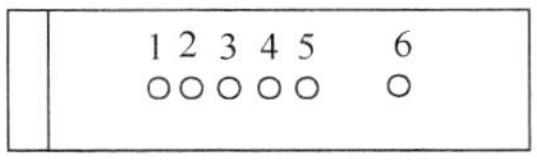

图9-2　挥发油薄层分离示意图（含氧） 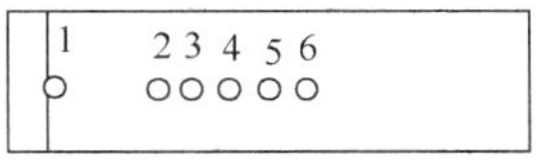　　　图9-3　挥发油薄层分离示意图（不含氧）

课堂互动

在单向二次色谱中，为什么必须先用极性大的展开剂，然后用极性较小的展开剂？如果交换展开剂的使用顺序，会出现什么结果？

常用的显色剂有两大类：一类是通用显色剂，如香草醛-浓硫酸试剂或香草醛-浓盐酸试剂，喷后105℃加热，挥发油中各种成分显不同的颜色；另一类是挥发油各类功能基显色剂，常用的有：

（1）2%高锰酸钾水溶液：如在粉红色背景上产生黄色斑点表明含有不饱和化合物。

（2）2，4-二硝基苯肼试剂：如产生黄色斑点，表明含有醛或酮类化合物。

（3）异羟肟酸铁试剂：如斑点显淡红色，可能是酯或内酯类化合物。

（4）三氯化铁试剂：如斑点显绿色或蓝色，表明含有酚性物质。

（5）0.05%溴酚蓝乙醇溶液：如产生黄色斑点表明含有机酸类化合物。

（6）硝酸铈铵试剂：在黄色背景上显棕色斑点表明含有醇类化合物。

（7）对-二甲氨基苯甲醛试剂：薁类化合物在室温显深蓝色，薁类前体在80℃烘烤105分钟才显色。

（8）碘化钾-冰醋酸-淀粉试剂：斑点显蓝色则为过氧化物。

2. 气相色谱　气相色谱法现已广泛用于挥发油的定性和定量分析。用于定性分析主要解决挥发油中已知成分的鉴定，即利用已知成分的标准品与挥发油在同一条件下，相对保留值所出现的色谱峰，以确定挥发油中某一成分。

3. 气相色谱-质谱联用　该法已成为对化学组成极其复杂的挥发油进行定性分析的一种有力手段。现多采用气相色谱-质谱-数据系统联用（GC-MS-DS）技术，大大提高了挥发油分析鉴定的速度和研究水平。分析时，首先将样品注入气相色谱仪内，经分离后得到的各个组分依次进入分离器，浓缩后的各组分又依次进入质谱仪。质谱仪对每个组分进行检测和结构分析，得到每个组分的质谱，通过计算机与数据库的标准谱对照的组分，则可根据质谱碎片规律进行解析，并参考有关文献加以确认。

考点：挥发油的折光率鉴别法和薄层色谱鉴别法

六、提取分离实例——薄荷挥发油的提取分离

薄荷（*Mentha haplocalyx*）为唇形科薄荷属植物的干燥地上部分，具有清凉解表、利咽和透疹等功效，薄荷中挥发油的含量为1%~3%。

1. 成分　薄荷油的化学组成很复杂，从薄荷油中已分离出成分在15种以上，主要是单萜类及其含氧衍生物。其中薄荷醇（menthol）占75%~85%，薄荷酮（menthone）占10%~20%，乙酸薄荷酯（menthyl acetate）占1%~6%，此外尚有异薄荷酮、新薄荷酮、番薄荷酮、辣薄荷酮、桉油精、樟烯等；薄荷醇是薄荷油质量优劣的重要评价指标。

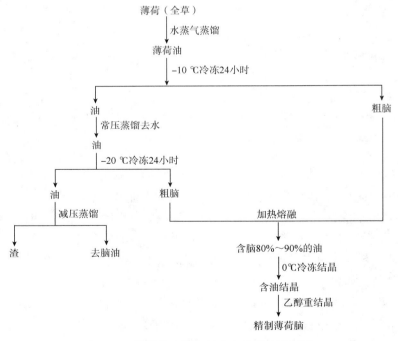

薄荷醇　　　　薄荷酮　　　　乙酸薄荷酯

2. 提取与分离　薄荷油提取采用水蒸气蒸馏法，冷冻法分离薄荷醇，方法见图9-4。

图9-4　从薄荷中提取并分离薄荷醇流程图

薄荷油为无色或淡黄色的油状液体，有强烈的薄荷香气，可溶于乙醇、乙醚、氯仿等有机溶剂，利用薄荷油具有挥发性的特点，采用水蒸气蒸馏法进行提取。

薄荷醇为白色晶块或针状结晶，根据薄荷醇具有结晶性的特点，经两次低温处理，得到粗制薄荷脑，进一步冷冻处理，利用薄荷醇可溶于乙醇、氯仿、乙醚及石油醚等有机溶剂的性质，经乙醇重结晶得到精制薄荷脑。

自测题

一、选择题

（一）A 型题（最佳选择题）。每道题的备选项中，只有一个最佳答案。

1. 用哪种方法可区分挥发油与脂肪油（ ）
   A. 升华试验　B. 挥发性试验　C. 泡沫试验
   D. 溶血试验　E. 沉淀反应

2. 组成挥发油最主要的成分（ ）
   A. 四萜　B. 三萜　C. 二萜类
   D. 二倍半萜类　E. 单萜、倍半萜及其含氧衍生物

3. 在青蒿素的结构中，具有抗疟作用的活性基团是（ ）
   A. 羰基　B. 过氧基　C. 醚键
   D. 内酯环　E. 苯环

4. 评价挥发油的质量，首选物理指标是（ ）
   A. 折光率　B. 沸点　C. 相对密度
   D. 比旋度　E. 酸值

5. 以溶剂提取法提取挥发油时，首选的有机溶剂是（ ）
   A. 95%乙醇　B. 三氯甲烷
   C. 石油醚（60~90℃）　D. 乙醚
   E. 水

6. 硝酸银络合色谱分离挥发油中成分的原理是硝酸银与哪种官能团结合（ ）
   A. 羰基　B. 羟基　C. 双键
   D. 羧基　E. 醛基

7. 挥发油的组成成分中能被 65%硫酸溶出的成分为（ ）
   A. 芳香族化合物　B. 脂肪族化合物
   C. 含氧化合物类　D. 含硫、氮的化合物
   E. 奥类

8. 分馏法分离挥发油时，主要的分离依据是（ ）
   A. 相对密度的差异　B. 溶解度的差异
   C. 沸点的差异　D. 官能团化学性质的差异
   E. 酸碱性的差异

9. 用薄层色谱检识挥发油，为了能使含氧化合物及不含氧化合物较好地展开，且被分离成分排列成一条直线，应选择的展开方式为（ ）
   A. 径向展开　B. 上行展开
   C. 双向二次展升　D. 单向二次展开
   E. 下行展开

10. 挥发油经薄层展开后，欲了解挥发油的整体组成情况，常选用的显色剂是（ ）
    A. 三氯化铁试剂　B. 高锰酸钾溶液
    C. 香草醛-浓硫酸试剂　D. 异羟肟酸铁试剂
    E. 盐酸-镁粉试剂

11. 挥发油经薄层展开后，喷洒三氯化铁试剂如斑点显绿色或蓝色，表明含有（ ）
    A. 不饱和化合物　B. 酯类化合物
    C. 奥类化合物　D. 酚性化合物
    E. 黄酮

（二）X 型题（多项选择题）。每道题的备选项中至少有两个正确答案。

1. 挥发油具备的性质有（ ）
   A. 难溶于水　B. 具挥发性
   C. 升华性　D. 易溶于有机溶剂
   E. 能水蒸气蒸馏

2. 提取挥发油可采用的方法是（ ）
   A. 水蒸气蒸馏法　B. 冷压法
   C. 超临界流体萃取法　D. 溶剂提取法
   E. 升华法

3. 挥发油氧化变质后，一般表现为（ ）
   A. 相对密度增加　B. 颜色加深
   C. 失去香气　D. 聚合成树脂样物质
   E. 不能随水蒸气蒸馏

4. 在硝酸银薄层色谱中，影响化合物与银离子络合物稳定性的因素包括（ ）
   A. 双键的位置　B. 双键的数目
   C. 含氧官能团的数量　D. 双键的顺反异构
   E. 含氧官能团的种类

5. 挥发油易溶的溶剂有（ ）
   A. 乙醚　B. 苯　C. 水
   D. 石油醚　E. 酸水

6. 挥发油的分离方法有（ ）
   A. 冷冻析晶法　B. 沉淀法　C. 分馏法
   D. 色谱法　E. 化学方法

二、问答题

1. 挥发油如何保存？为什么？
2. 萜类化合物的分类依据是什么？各类萜在植物体内的存在形式是什么？
3. 青蒿素属于哪类化合物？具有什么生物活性？为提高临床疗效制备了哪些主要衍生物？

（项贵贤）

第 10 章

强 心 苷 类

案例 10-1

三千多年前,古埃及人已知多种含强心苷的药用植物。1775 年,英国医生威瑟林(William Withering)发现了一种叫洋地黄的植物能够治疗因心力衰竭导致的水肿。1785 年,威瑟林在大量研究的基础上出版了专著《关于洋地黄》,说明了洋地黄叶对心脏的治疗作用。洋地黄中的主要成分包括地高辛和洋地黄毒苷,能选择性地直接作用于心脏,治疗剂量时可增强心肌收缩力、减慢心率、抑制心脏传导系统,使心搏出量和心输出量增加,改善肺循环及体循环,慢性心功能不全时的各种临床表现(如呼吸困难及水肿等)得以减轻或消失。洋地黄一直到今天还在使用,是已发现的 400 多种强心苷中最有价值的一种。

问题: 1. 洋地黄中增强心肌收缩力的主要成分是什么?
   2. 结构性质如何?

第 1 节 概 述

强心苷(cardiac glycoside)是生物界中存在的一类对心脏具有显著生物活性的甾体苷类化合物。它们能选择性地作用于心脏,增强心肌收缩力,常用以治疗急、慢性充血性心力衰竭与节律障碍等疾病。

强心苷存在于许多有毒植物的叶、花、种子、根、茎等不同部位中,目前已发现十几个科数百种植物中含有强心苷。例如,玄参科植物毛花洋地黄、紫花洋地黄,夹竹桃科植物毒毛旋花子、黄花夹竹桃,其他如百合科、萝藦科、十字花科、毛茛科、豆科等均有分布。同一种植物中往往含有数个结构类似的强心苷类化合物。动物中至今尚未发现强心苷成分,动物药"蟾酥"是一类具有强心作用的甾体化合物,但是属于蟾毒配基的羧酸酯类。

强心苷能选择性增强心肌收缩力、减慢心率、抑制心脏传导系统,使心搏出量和心输出量增加,改善肺循环及体循环,临床上主要用来治疗慢性心功能不全和快速型心律失常。

第 2 节 结构与分类

强心苷结构比较复杂,从化学结构上看,是由甾体衍生物(强心苷元)和糖缩合而成的一类苷。

一、强心苷元部分

强心苷元是属于 C_{17} 侧链为不饱和内酯环的甾体化合物,其化学结构及特点如下:

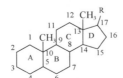

R=五元、六元不饱和内酯环

甾体母核由 17 个 C 原子组成,具有 A、B、C、D 四个环,A/B 多为顺式稠合,也有反式稠合;B/C 环皆为反式稠合;C/D 环皆为顺式稠合,若为反式则无强心活性。

甾体母核 C_3、C_{14} 位都有羟基取代，多以 C_3 位羟基与糖缩合成苷。C_{10}、C_{13}、C_{17} 位上有三个侧链，其中 C_{10} 位上大都为甲基，也可为含氧取代基；C_{13} 位为甲基；C_{17} 位侧链为不饱和内酯环。根据 C_{17} 上连接的不饱和内酯环的不同，将强心苷元分为甲型强心苷元和乙型强心苷元两类。

（一）甲型强心苷元

甾体母核 C_{17} 位连接的是五元不饱和内酯环（$\triangle^{\alpha\beta}$-γ-内酯），基本母核为强心甾烯，即甲型强心苷元。天然存在的强心苷类大多属于此种类型，如洋地黄毒苷元（digitoxigenin）、毒毛旋花子苷元（strophanthidin）。

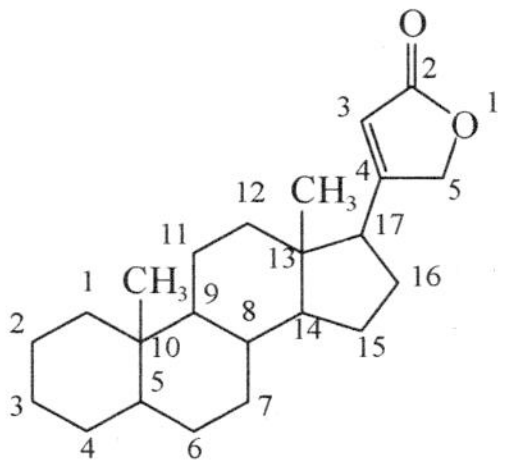

甲型强心苷元 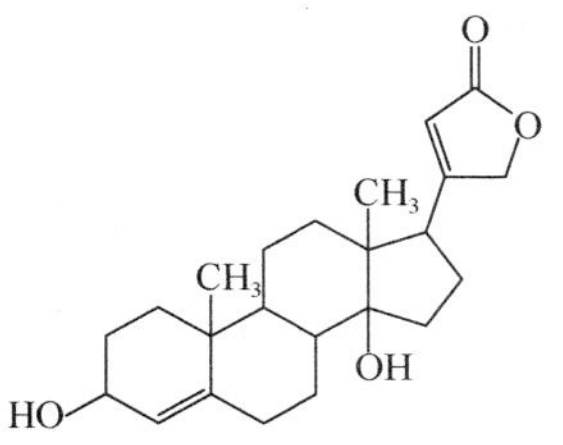　　　　　洋地黄毒苷元

（二）乙型强心苷元

甾体母核 C_{17} 位连接的是六元不饱和内酯环（$\triangle^{\alpha\beta,\gamma\delta}$-$\delta$-内酯），基本母核为海葱甾烯（scillanolide）或蟾酥甾烯（bufanolide）。自然界中仅少数属此类，如海葱苷元（scillarenin）。

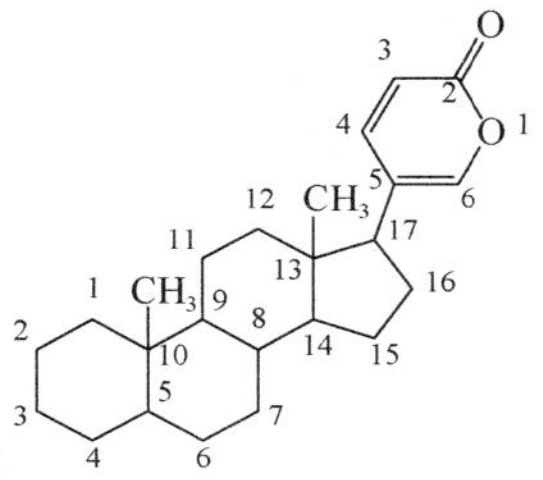

乙型强心苷元 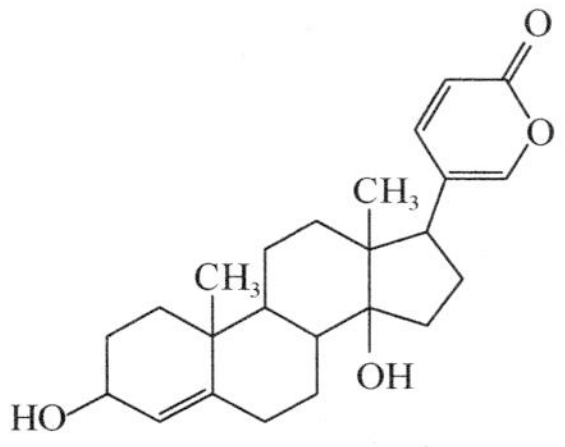　　　　　海葱苷元

考点：强心苷元分类；甲型强心苷元结构

二、糖 部 分

构成强心苷的糖有 20 余种，根据糖的 C_2 位上有无羟基可以分为 2-羟基糖（α-羟基糖）和 2-去氧糖（α-去氧糖）两类，2-去氧糖主要见于强心苷，是区别于其他苷类化合物的一个重要特征。强心苷的糖均与苷元 C_3 位的羟基结合形成苷，可多至 5 个单元。常见的糖有：

（一）α-羟基糖

α-羟基糖指 C_2 位上含有氧（羟基）的糖，主要包括：①D-葡萄糖；②6-去氧糖（L-鼠李糖、D-洋地黄糖、L-黄花夹竹桃糖等）。

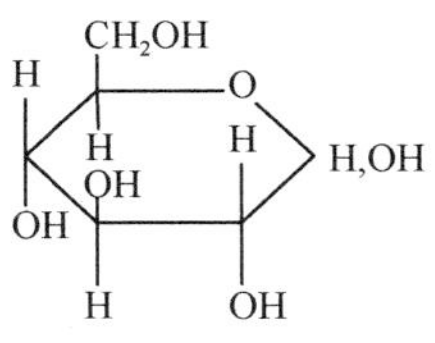

D-葡萄糖 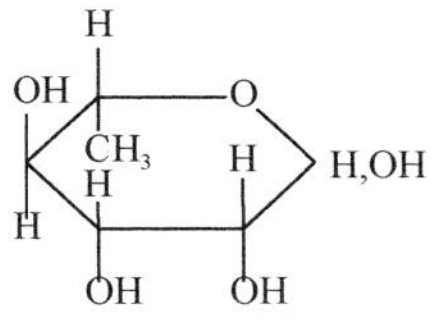　　　　　L-鼠李糖

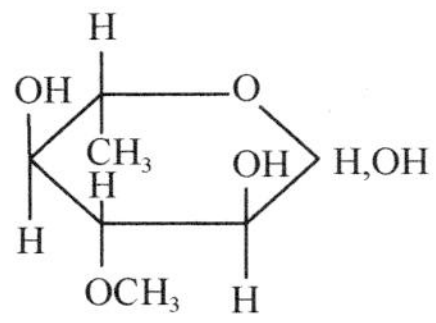

L-黄花夹竹桃糖 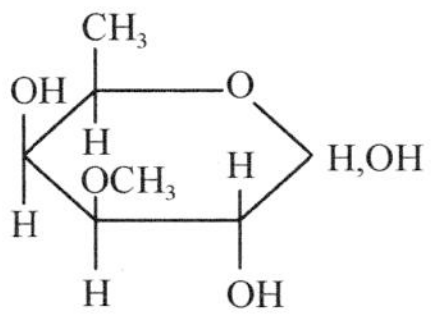　　　　　D-洋地黄糖

（二）α-去氧糖

α-去氧糖指 C_2 位上不含有氧（羟基）的糖，这一类主要是 2，6-去氧糖，如 D-洋地黄毒糖、L-夹竹桃糖、D-加拿大麻糖、D-沙门糖和 2，6-二去氧糖甲醚等。

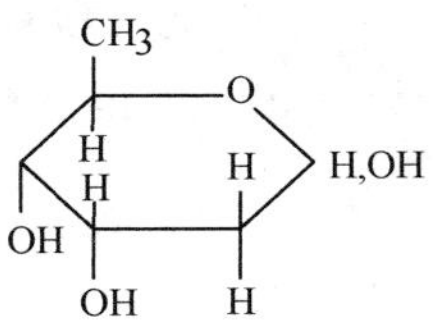

D-洋地黄毒糖 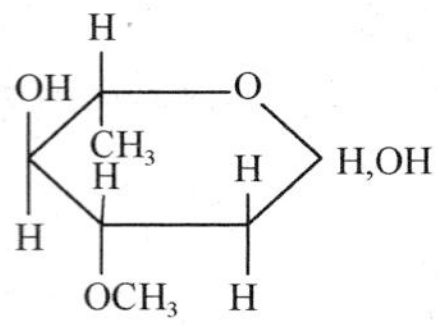　　　L-夹竹桃糖 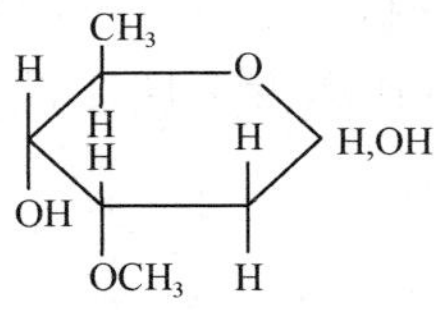　　　D-加拿大麻糖

三、糖与苷元的连接方式

强心苷按糖的种类及与苷元的连接方式不同，可分为以下三种类型：

Ⅰ型：苷元 C_3-O-（2，6-二去氧糖）$_x$-（D-葡萄糖）$_y$，如紫花洋地黄苷 A（purpureaglycoside A）和毒毛花苷 K。

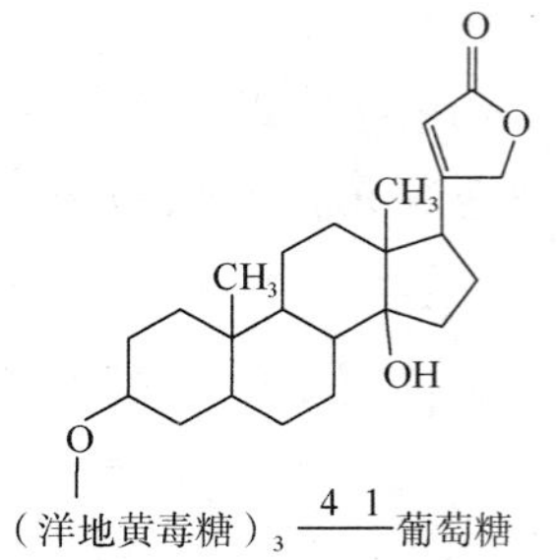

（洋地黄毒糖）$_3 \xrightarrow{4\ 1}$ 葡萄糖

紫花洋地黄苷A

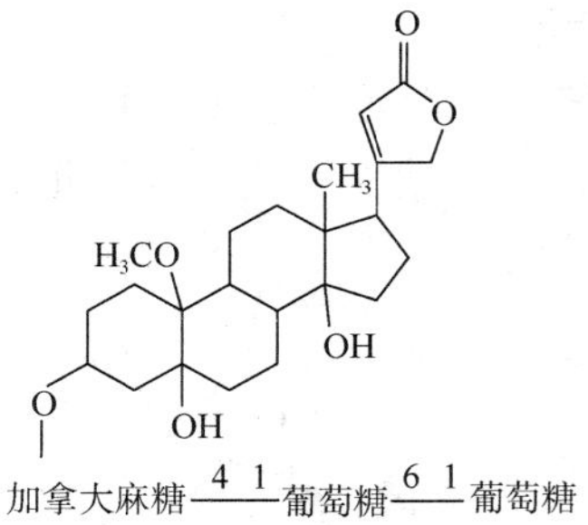

加拿大麻糖 $\xrightarrow{4\ 1}$ 葡萄糖 $\xrightarrow{6\ 1}$ 葡萄糖

毒毛花苷K

Ⅱ型：苷元 C_3-O-（6-二去氧糖）$_x$-（D-葡萄糖）$_y$，如黄花夹竹桃苷 A（thevetin A）。

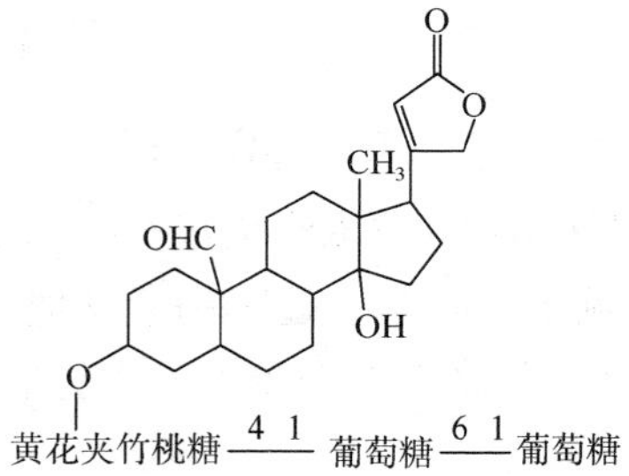

黄花夹竹桃糖 $\xrightarrow{4\ 1}$ 葡萄糖 $\xrightarrow{6\ 1}$ 葡萄糖

黄花夹竹桃苷A

Ⅲ型：苷元 C_3-O-（D-葡萄糖）$_x$，如绿海葱苷（scilliglaucoside）、乌扎拉苷（uzarin）。

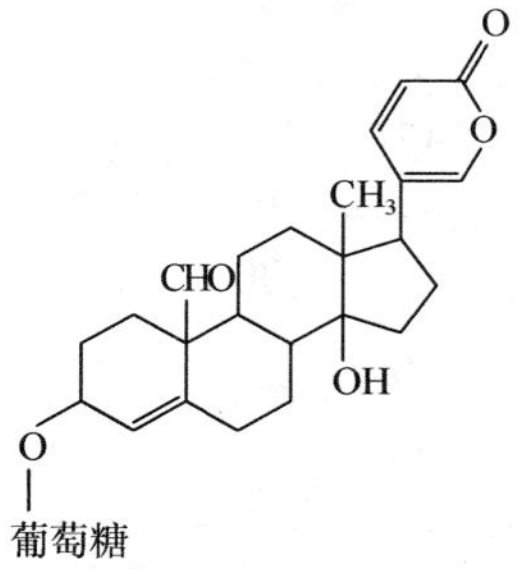

葡萄糖

绿海葱苷

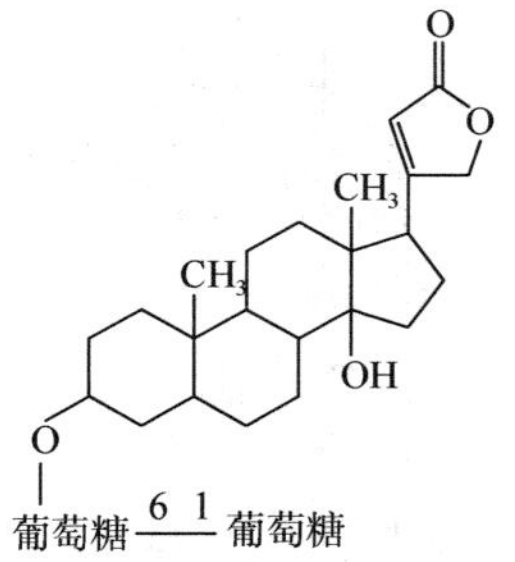

葡萄糖 $\xrightarrow{6\ 1}$ 葡萄糖

乌扎拉苷

植物界存在的强心苷类以Ⅰ、Ⅱ型较多，Ⅲ型较少。

> **链接** 强心苷的构效关系

强心苷的强心作用主要体现在对心肌有高度的选择性,能增强心肌收缩力,增加心脏搏出量,降低心肌耗氧量,能有效地改善心功能不全。但是强心苷一般治疗量已接近中毒量的60%,因此研究强心苷的化学结构与强心作用之间的关系,寻找安全范围大、作用强的新化合物是重要方向。与强心作用有关的化学结构大体有以下几部分:

(一)甾体母核

A/B环可以有顺式或反式两种稠合方式,B/C为反式稠合,C/D是顺式稠合才具有强心作用,若C/D为反式,活性消失。C_{10}若连有醛基或羟甲基时,活性增强。C_{14}位的取代基(大多是羟基)必须是β-构型才具有活性。C_{14}位羟基若脱水成烯,活性消失。

(二)不饱和内酯环

C_{17}位必须连接一个β-构型的不饱和内酯环。如果为α-构型或开环,强心作用很弱甚至消失;内酯环中双键若被氢化或位移,则强心活性和毒性同时减弱,安全范围增大,有一定实用价值。

(三)糖的部分

糖没有强心作用,但糖的性质和数目可以影响强心苷在水/油中的分配系数,影响对心肌细胞膜上类脂质的亲和力,从而可以影响强心活性和毒性。糖基数目增加,苷元的水溶性增加,强心作用减小,但单糖苷作用大于苷元是由于其对细胞膜上类脂质的亲和力大于苷元。乙型强心苷元及其苷的作用规律是:苷元>单糖苷>双糖苷。

第3节 理化性质

一、性 状

强心苷大多是无色结晶或无定形粉末,具有旋光性,对黏膜有刺激性。C_{17}侧链为β-构型时,味苦;C_{17}侧链为α-构型时则无苦味,也无生物活性。

二、溶 解 性

强心苷一般可溶于水、甲醇、乙醇、丙酮等极性较大的溶剂,难溶于乙醚、苯、石油醚等弱极性有机溶剂。其溶解性与分子中所含糖基的种类与数目、苷元分子中所含羟基的数目和所处位置等有关。

原生苷由于所含糖基数目多且具有葡萄糖,比次生苷和苷元亲水性强,可溶于水、醇等溶剂;次生苷亲水性减弱,可溶于乙酸乙酯、含水氯仿、氯仿-乙醇(4:1)等溶剂。

在溶解性的比较时除了考虑糖的种类及数目外,还必须注意整个强心苷分子中羟基的数目和位置,羟基越多,亲水性越强。例如,乌本苷(乌本苷元-3-O-L-鼠李糖)虽是单糖苷,却有8个羟基,水溶性大(1:75),难溶于氯仿;洋地黄毒苷虽是三糖苷,但整个分子仅有5个羟基,在水中溶解度小(1:100 000),而易溶于氯仿(1:40)。强心苷中的羟基若形成分子内氢键,水溶性减小。

三、水 解 性

(一)酶水解

在含强心苷的植物中存有水解强心苷的酶,酶水解反应具有条件温和、专属性强的特点。由于强心苷的植物中仅存在水解β-D-葡萄糖苷键的酶,所以酶只能水解D-葡萄糖苷键,除去分子中的葡萄糖,而不能使苷元与去氧糖之间的苷键及去氧糖与去氧糖之间的苷键水解,故可保留α-去氧糖部分生成次生苷。例如,西地兰酶水解生成次生苷(地高辛);不同性质的酶切断不同的苷元,如K-毒毛旋花子中含有β-D-葡萄糖酶和毒毛花双糖酶,用不同的酶水解,得到的产物不同。

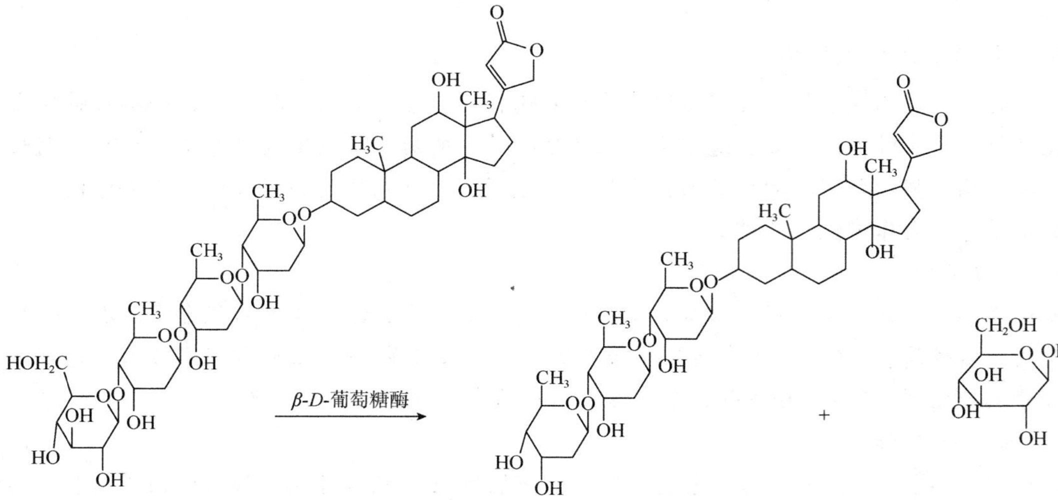

西地兰 →(β-D-葡萄糖酶) 地高辛 + 葡萄糖

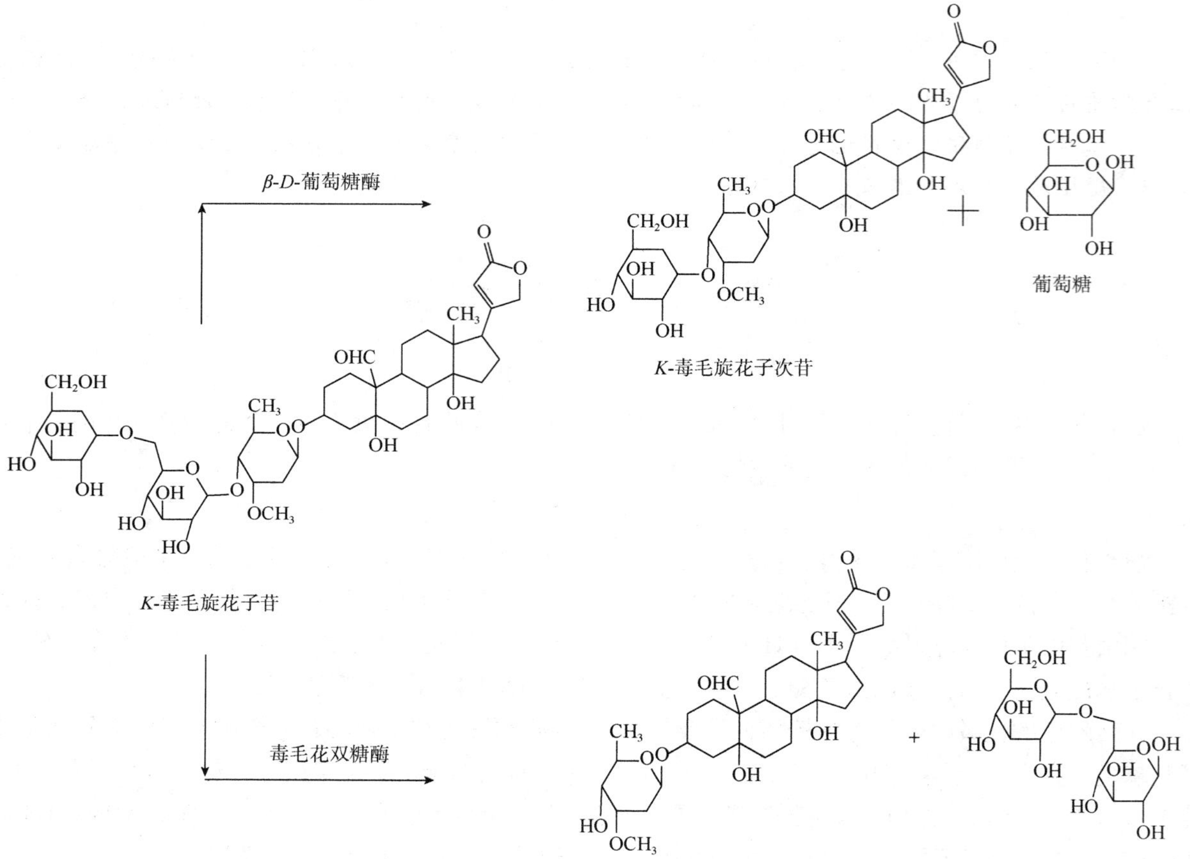

K-毒毛旋花子苷 →(β-D-葡萄糖酶) K-毒毛旋花子次苷 + 葡萄糖

K-毒毛旋花子苷 →(毒毛花双糖酶) 加拿大麻苷 + (双糖)

除植物中与强心苷共存的酶外，其他生物中的水解酶亦能使某些强心苷水解，如蜗牛消化酶（snail enzyme），是一种混合酶，几乎能水解所有的苷键，能将强心苷中糖链逐步水解，直至获得苷元，常用来研究强心苷的结构。

考点：酶水解的专属性

（二）酸水解

根据酸水解条件的不同，可分为温和酸水解法、强烈酸水解法。

1. 温和酸水解法 用稀酸如 0.02～0.05mol/L 的盐酸或硫酸，在含水醇中经一定时间加热回流，可使Ⅰ型强心苷水解成苷元和糖。苷元和 α-去氧糖或 α-去氧糖之间的苷键易被酸水解，但 α-羟基糖与

α-去氧糖之间的苷键在此条件下不易断裂，故常得到二糖或三糖。此法特点是不会引起苷元脱水，也不会导致 α-去氧糖分解。Ⅱ型、Ⅲ型强心苷在此条件下不发生水解。

2. 强烈酸水解法　Ⅱ型和Ⅲ型强心苷的苷元连接的是 α-羟基糖，由于 α-羟基阻碍了苷键原子的质子化，温和酸水解较困难，必须增高酸的浓度（3%～5%），增加作用时间或同时加压，才能水解。在此条件下，由于反应比较强烈常引起苷元的脱水，产生脱水苷元。

考点： 酸强度对强心苷水解的影响

（三）碱水解

强心苷分子中的苷键不易被碱水解，而分子中的酰基和内酯环可在不同的碱性条件下发生水解或裂解，甚至发生双键转位及苷元异构化等反应。

1. 酰基的水解　强心苷的苷元或糖分子中常有酰基存在，在碱性条件下可水解脱去酰基。α-去氧糖上的酰基最易脱去，一般用 Na_2CO_3、$KHCO_3$ 水解就可使糖分子上的酰基除去；羟基糖或苷元上的酰基须用 $Ca(OH)_2$、$Ba(OH)_2$ 水解才能除去；酰基的水解条件温和，不能使内酯环水解开环。

2. 内酯环的水解　强心苷分子中有内酯环结构，可用 KOH 或 NaOH 的水溶液处理，内酯环开环，但酸化后又环合。甲型强心苷在醇性 KOH 溶液中，$\Delta^{\alpha\beta}$-γ-内酯可以发生双键转位，生成活性亚甲基，并可与某些试剂反应而显色，用于甲型强心苷元的检识。而乙型强心苷不能发生双键转位的反应，不能生成活性亚甲基，只是内酯环开裂生成酯，再脱水生成异构化物。

第 4 节　提取与分离

植物中存在的强心苷类成分含量较低（1%以下），又常与糖类、色素、皂苷、鞣质等共存，同一植物中常含有几个乃至数十个性质相似的强心苷，有时在提取过程中受酶、酸、碱的作用还伴有次生苷、苷元的生成。这些都给强心苷的提取分离带来一定困难。因此要根据研究或生产需要明确提取对象。

一、提　取

（一）原生苷的提取

提取原生苷时，首先要注意抑制酶的活性，防止酶解。原料须新鲜，采集后要低温快速干燥，保存期间要注意防潮。可用 70%～80%的乙醇提取，既能破坏酶的活性，同时也可避免酸碱的影响，提高提取效率，如毛花洋地黄苷的提取。也可以加入硫酸铵等无机盐使酶变性，再选择溶剂提取，同时要避免酸、碱的影响。

（二）次生苷的提取

提取次生苷时要利用酶的活性，可将药材粉末加适量水拌匀润湿后，在30～40℃保持6～12小时以上进行酶解后，再选择合适的溶剂进行次生苷的提取，也可选择其他适当的化学方法水解原生苷。

对于含油脂较多的种子药材和含叶绿素、树脂较多的植物，须先用石油醚（或溶剂汽油）脱脂后提取；也可用析胶法、稀碱液皂化法、活性炭吸附法除去叶绿素。与强心苷共存的皂苷、水溶性色素等可用氧化铝吸附，鞣质等酚性物质可被聚酰胺吸附除去。

二、分　　离

强心苷的分离，通常可用两相溶剂萃取法、逆流分配法和色谱法等。对于含量高的成分可采用反复重结晶的方法得到单体。但在多数情况下，需要多种方法配合使用，反复分离才能得到单一成分。

1. 两相溶剂萃取法　利用强心苷在两种互不相溶的溶剂中分配系数的不同而达到分离。例如，毛花洋地黄总苷中苷A、B、C的分离，由于在氯仿中苷C溶解度（1:2000）比苷A（1:225）和苷B（1:550）小，而三者在甲醇（1:20）和水（几不溶）中溶解度均相似。用氯仿-甲醇-水（5:1:5）为溶剂系统进行二相溶剂萃取，溶剂用量为总苷的1000倍，苷A和苷B容易分配到氯仿层，苷C集中留在水层；分出水层，浓缩到原体积的1/50，放置结晶析出，收集结晶，用相同溶剂再进行第二次两相溶剂萃取，可得到纯的苷C。

2. 逆流分配法　亦是依据分配系数的不同，使混合苷分离。例如，黄花夹竹桃苷A和B（thevetins A and B）的分离，以氯仿:乙醇（2:1）750ml、水150ml为二相溶剂，氯仿为移动相，水为固定相，经九次逆流分配（0～8管），最后由氯仿层6～7管中获得苷B，水层2～5管中获得苷A。

3. 色谱分离　分离亲脂性单糖苷、次生苷和苷元，一般选用吸附色谱法，常以硅胶为吸附剂，用正己烷-乙酸乙酯、苯-丙酮、氯仿-甲醇、乙酸乙酯-甲醇为洗脱剂，进行梯度洗脱。对弱亲脂性成分宜选用分配色谱，可用硅胶、硅藻土、纤维素为支持剂，常以乙酸乙酯-甲醇-水或氯仿-甲醇-水进行梯度洗脱。

第5节　鉴　　别

一、化 学 鉴 别

强心苷显色反应是利用苷元甾体母核、C_{17}侧链上的五元不饱和内酯环及特殊糖的显色反应进行的。

（一）甾体母核的显色反应

这类反应与皂苷中同类反应试剂的反应原理和方法基本相同。

1. 醋酐-浓硫酸反应（Liebermann-Burchard反应）　将样品溶于醋酐中，加浓硫酸-醋酐（1:20），可产生黄→红→紫→蓝→绿等颜色变化，本反应的呈色变化过程随分子中双键数目与位置不同而有所差异。

2. 五氯化锑（三氯化锑）反应（Kahlenberg反应）　将样品醇溶液点于滤纸上，喷以20%五氯化锑（三氯化锑）的氯仿溶液（不应含乙醇和水），于100℃加热数分钟，在可见光或紫外光下观察到不同颜色的斑点。

3. 氯仿-浓硫酸反应（Salkowski反应）　将样品溶于氯仿，加入浓硫酸后，静置，在氯仿层呈血红色或青色，硫酸层有绿色荧光。

4. 冰醋酸-乙酰氯反应（Tschugaeff反应）　将样品溶于冰醋酸中，加无水乙酰氯数滴及氯化锌结晶数粒，煮沸，反应液呈紫→红→蓝→绿等变化，B环有不饱和双键的作用更快。

（二）五元不饱和内酯环的显色反应

甲型强心苷类由于C_{17}侧链上有五元不饱和内酯环，在碱性醇溶液中，双键转位形成活性亚甲基，活性亚甲基上的氢原子能与一些试剂缩合而显色。反应物在可见光区往往具有特殊最大吸收，故亦用于定量。乙型强心苷在碱性溶液中不能产生活性次甲基而无此反应产生。

1. 3,5-二硝基苯甲酸（Kedde）反应 取样品乙醇提取液 1ml，加 3,5-二硝基苯甲酸试剂（A液：2% 3,5-二硝基苯甲酸醇溶液，B液：2mol/L 氢氧化钾溶液，用前等量混合）3~4滴，若产生红色或紫红色，表示可能含有强心苷。此试剂也可作为纸色谱和薄层色谱的显色剂。

2. 间二硝基苯（Raymond）反应 取试样少许，加少量 50%乙醇溶解后，加间二硝基苯乙醇溶液 2滴，摇匀后再滴入 20%氢氧化钠溶液 4滴，显紫红色或蓝紫色。

3. 苦味酸（Baljet）反应 取样品乙醇提取液 1ml，加碱性苦味酸试剂 1~2 滴，放置 15 分钟，如显橙色或橙红色，表示可能含有强心苷。

4. 亚硝酰铁氰化钠（Legal）反应 取样品乙醇提取液 2ml，水浴上蒸干，残渣用 1ml 吡啶溶解，加入 3%亚硝酰铁氰化钠溶液和 2mol/L 氢氧化钠溶液各 2 滴，若反应呈深红色并逐渐褪去，表示可能存在强心苷类成分。

（三）α-去氧糖的显色反应

由于只有 I 型强心苷有 α-去氧糖，所以与 α-去氧糖的反应主要用于 I 型强心苷的检识。

1. 三氯化铁-冰醋酸反应（Keller-Kiliani 反应，简称 K-K 反应） 强心苷溶于含少量 Fe^{3+}[$FeCl_3$ 或 $Fe_2(SO_4)_3$]的冰醋酸，沿管壁滴加浓硫酸，观察界面和乙酸层颜色变化。如有 α-去氧糖存在，乙酸层渐呈红、蓝、绿、黄等颜色。界面的呈色，是由于浓硫酸对苷元所起的作用渐渐扩散向下层，其颜色随苷元结构中的羟基、双键的位置和数目不同而不同。例如，洋地黄毒苷呈草绿色，羟基洋地黄毒苷呈洋红色，异羟基洋地黄毒苷呈黄棕色。放置久后因碳化而转为暗色。

该反应只对游离的 α-去氧糖或在此条件下能水解产生游离 α-去氧糖的强心苷有显色反应。凡苷元与一分子 α-去氧糖连接，再与羟基糖连接的双糖或三糖苷在此条件下不能水解生成 α-去氧糖，因此不显色。

2. 对二甲氨基苯甲醛反应 将强心苷醇溶液滴在滤纸上，挥干溶剂后，喷对二甲氨基苯甲醛试剂（1%对二甲氨基苯甲醛溶液-浓盐酸 4:1），并于 90℃加热 30 秒，如有 α-去氧糖，有灰红色斑点。

3. 呫吨氢醇（xanthydrol）反应 取强心苷固体样品少许，加呫吨氢醇试剂（10mg 呫吨氢醇溶于 100ml 冰醋酸，加入 1ml 浓硫酸），置水浴上回流数分钟，只要分子中有 α-去氧糖都能显红色。

4. 过碘酸-对硝基苯胺反应 过碘酸能使强心苷分子中的 α-去氧糖氧化生成丙二醛，再与对硝基苯胺缩合而呈黄色。这个显色反应亦可作为薄层色谱和纸色谱的显色。

考点： 醋酐-浓硫酸和氯仿-浓硫酸反应；五元不饱和内酯环的显色反应

二、色谱鉴别

（一）纸色谱法

对于亲脂性较强的强心苷类，可将滤纸预先用甲酰胺或丙二醇处理作为固定相，以甲酰胺饱和的苯、甲苯或苯-氯仿（9:1）作为展开剂。对于亲脂性较弱的强心苷类，可将展开剂改为较大的溶剂，如二甲苯-丁酮-甲酰胺（25:25:2）、氯仿-四氢呋喃-甲酰胺（50:50:6.5）等溶剂系统。对于亲水性的强心苷类，宜用水处理滤纸作为固定相，以水饱和的丁醇或丁醇-甲苯-水（6:3:1）为展开剂。

（二）薄层色谱法

强心苷的薄层色谱有吸附薄层色谱和分配薄层色谱。

吸附薄层色谱常用的吸附剂有硅胶和反相硅胶。在硅胶薄层色谱中，分离效果较好的溶剂系统有二氯甲烷-甲醇-甲酰胺、乙酸乙酯-甲醇-水。在反相硅胶柱色谱中，可用甲醇-水和氯仿-甲醇-水等溶剂系统展开。

分配薄层色谱分离强心苷可获得更为满意的效果，常用硅胶、硅藻土、纤维素为支持剂，固定相可用甲酰胺、10%~15%甲酰胺的丙酮等。展开剂类似纸色谱。

色谱鉴别常用的显色剂有碱性 3,5-二硝基苯甲酸试剂（喷洒后，显紫红色，放置后褪色）；25%三氯乙酸乙醇液（喷洒后于 100℃加热 2 分钟显红色）。

第6节　提取分离实例——西地兰的提取分离

毛花洋地黄是玄参科植物毛花洋地黄的叶，有强心、利尿功效。毛花洋地黄叶通常作为提取地高辛、西地兰的原料，临床用于治疗充血性心力衰竭与阵发性房颤心动过速。

一、毛花洋地黄中强心苷类化学成分的结构、性质

毛花洋地黄叶中含有30多种强心苷类化合物。属于原生苷的有毛花洋地黄苷甲、乙、丙、丁、戊，其中以苷甲和苷丙含量较高，分别占总皂苷的47%和37%，此外，还含有叶绿素、树脂、蛋白质、水溶性色素、糖类等。

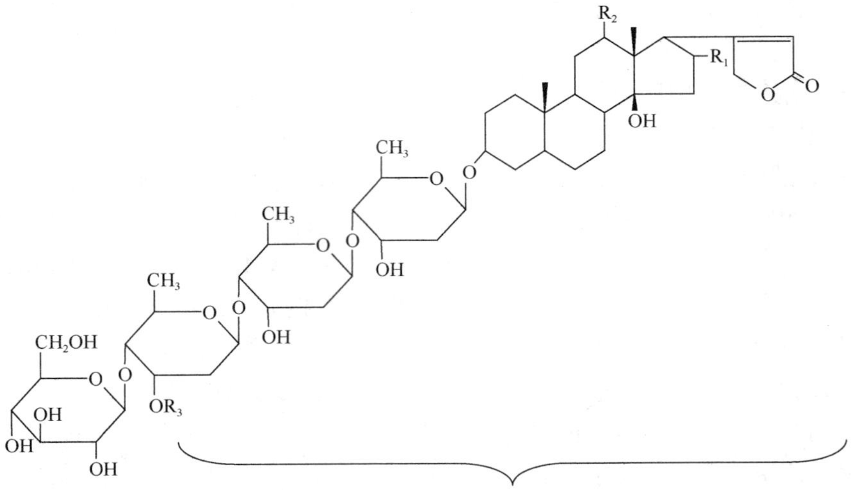

名称	R_1	R_2	R_3
洋地黄毒苷	R_1=H	R_2=H	R_3=H
羟基洋地黄毒苷	R_1=OH	R_2=H	R_3=H
异羟基洋地黄毒苷	R_1=H	R_2=OH	R_3=H（地高辛）
双羟基洋地黄毒苷	R_1=OH	R_2=OH	R_3=H
吉他洛苷	R_1=OCHO	R_2=H	R_3=H
毛花洋地黄苷甲	R_1=H	R_2=H	R_3=H
毛花洋地黄苷乙	R_1=OH	R_2=H	R_3=H
毛花洋地黄苷丙	R_1=H	R_2=OH	R_3=H（西地兰）
毛花洋地黄苷丁	R_1=OH	R_2=OH	R_3=H
毛花洋地黄苷戊	R_1=OCHO	R_2=H	R_3=H

西地兰为白色结晶性粉末，分子式为 $C_{47}H_{74}O_{19}$，分子量为943.08，mp.265～268℃，$[\alpha]$+12.2°（75%乙醇），能溶于水、稀醇，微溶于三氯甲烷，几乎不溶于乙醚。

二、提取工艺流程

（一）毛花洋地黄总苷的提取

毛花洋地黄叶中主要脂溶性杂质有树脂、叶绿素、黏胶等，水溶性杂质有糖类、皂苷等，提取流程如图10-1所示。

总苷提取用70%乙醇，总苷提出率高，可沉淀蛋白质和抑制酶的活性。减压回收前溶液应调pH至中性，防止苷键水解。回收至1/4容积时，乙醇含量在15%～20%，此时脂溶性杂质溶解度小，析胶效果好，而总苷可保留在稀醇溶液中。减压浓缩操作乙醇若有残留，用氯仿洗脂溶性杂质时会损失较多总苷。

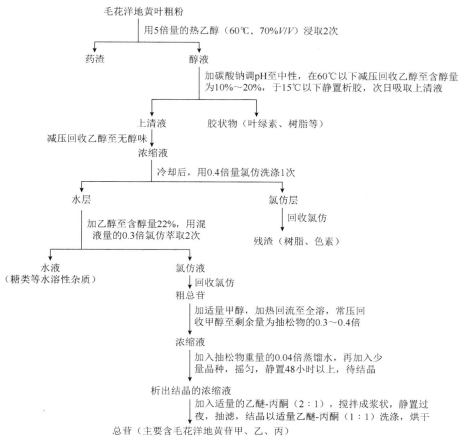

图 10-1 毛花洋地黄总苷提取流程图

（二）毛花洋地黄苷丙的分离

利用毛花洋地黄苷丙的极性大于苷乙和苷甲，以及在氯仿中的溶解度差异进行分离。工艺流程见图 10-2。

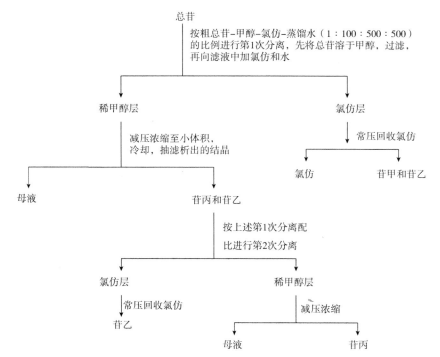

图 10-2 毛花洋地黄苷丙的分离工艺流程

（三）脱乙酰基

将苷丙溶于 25 倍量的热甲醇中，加入 0.15%Ca(OH)$_2$ 溶液[苷丙 1g 约需 Ca(OH)$_2$ 40mg]混合均匀放置过夜，混液应呈中性（如果 pH>7 或<7，应用 HCl 或 Ca(OH)$_2$ 调到 pH=7），减压浓缩至约 1/5 容量，放置过夜，滤集析出沉淀或结晶，自甲醇中重结晶一次即得西地兰纯品。

自 测 题

一、选择题

（一）A 型题（最佳选择题）。每道题的备选项中，只有一个最佳答案。

1. 甲型强心苷元与乙型强心苷元主要区别在于（　　）
   - A. 甾体母核稠合方式
   - B. C$_{10}$ 位取代基
   - C. C$_{13}$ 位取代基
   - D. C$_{17}$ 位不饱和内酯环
   - E. 糖链连接位置不同

2. 水解 I 型强心苷多采用（　　）
   - A. 盐酸丙法
   - B. 温和酸水解
   - C. 酶水解
   - D. 碱水解
   - E. Smith 水解

3. 强心苷中的特殊糖是（　　）
   - A. D-葡萄糖
   - B. 6-去氧糖
   - C. 6-去氧糖甲醚
   - D. α-去氧糖
   - E. 鼠李糖

4. 强心苷元多在哪个位置与糖结合成苷（　　）
   - A. C$_{14}$
   - B. C$_{10}$
   - C. C$_3$
   - D. C$_{17}$
   - E. C$_{13}$

5. 用下列何法水解可以得到原生苷元（　　）
   - A. 0.02～0.05 mol/L HCl
   - B. 3%～5% HCl
   - C. 2% NaOH 水溶液
   - D. NaHCO$_3$ 水溶液
   - E. NaOH 乙醇溶液

6. 强心苷甾体母核的反应不包括（　　）
   - A. 3，5-二硝基苯甲酸反应
   - B. 醋酐-浓硫酸反应
   - C. 五氯化锑反应
   - D. 三氯甲烷-浓硫酸反应
   - E. 冰醋酸-乙酰氯反应

7. Liebermann-Burchard 反应所用的试剂是（　　）
   - A. 三氯化铁-冰醋酸，浓硫酸
   - B. 醋酐-浓硫酸
   - C. 三氯乙酸-氯胺 T
   - D. 五氯化锑
   - E. 三氯甲烷-浓硫酸

8. 与强心苷共存的酶是（　　）
   - A. 只能使 α-去氧糖之间苷键断裂
   - B. 可使葡萄糖的苷键断裂
   - C. 不能使各种苷键断裂
   - D. 可使苷元与 α-去氧糖之间的苷键断裂
   - E. 可使 α-去氧糖与 α-去氧糖之间的苷键断裂

9. 提取次生苷应采用的方法是（　　）
   - A. 乙醇回流提取
   - B. 乙醚连续回流提取
   - C. 沸水煎煮
   - D. 乙酸乙酯提取
   - E. 水润湿一段时间，再用合适的溶剂回流提取

10. 植物中存在的强心苷含量一般在（　　）
    - A. 0.1%以下
    - B. 1%以下
    - C. 2%～5%
    - D. 10%
    - E. 10%以上

（二）X 型题（多项选择题）。每道题的备选项中至少有两个正确答案。

1. 符合甲型强心苷元结构特征的是（　　）
   - A. C/D 环顺式稠合
   - B. B/C 环反式稠合
   - C. A/B 环顺式或反式稠合
   - D. C$_{17}$ 连接五元不饱和内酯环
   - E. C$_{17}$ 连接六元不饱和内酯环

2. 强心苷羟基糖上的酰基水解常用的碱有（　　）
   - A. NaOH 水溶液
   - B. KOH 水溶液
   - C. Ba(OH)$_2$ 水溶液
   - D. NaHCO$_3$ 水溶液
   - E. Ca(OH)$_2$ 水溶液

3. 鉴别甾体母核的试剂有（　　）
   - A. 香草醛-浓硫酸
   - B. 醋酐-浓硫酸
   - C. 三氯乙酸
   - D. 五氯化锑
   - E. 3，5-二硝基苯甲酸

4. 提取植物中原生苷的方法（　　）
   - A. 沸水提取
   - B. 80%乙醇回流提取
   - C. 1%乙酸温浸
   - D. 40℃水温浸
   - E. 药材加硫酸铵水润湿，再用水提取

二、问答题

1. 蟾酥中的强心成分为什么不称为强心苷？
2. 毛花洋地黄苷丙碱水解去除乙酰基，为什么用氢氧化钙而不用氢氧化钠？
3. 在强心苷色谱检识中，展开剂常加入少量水或甲酰胺，起什么作用？

（马宇春）

第 11 章 皂苷类

> **案例 11-1**
>
> 地奥心血康为薯蓣科植物黄山药、穿龙薯蓣的根茎提取物。具有活血化瘀、行气止痛、扩张冠脉血管、改善心肌缺血的作用。可用于预防和治疗冠心病、心绞痛及瘀血内阻之胸痹、眩晕、气短、心悸、胸闷等症。研究发现,黄山药、穿龙薯蓣的有效成分均为甾体皂苷类。据《中国药典》规定,本品按干燥品计算,含甾体总皂苷以甾体总皂苷元计,不得少于 35.0%。甾体皂苷除因作为合成甾体激素及其有关药物的原料而著名外,其自身的药用价值也引起人们的关注。某些皂苷还具有降血脂、降血糖、抗菌、抗癌、杀灭钉螺等活性。因此对甾体皂苷的研究和开发有着重大意义。
>
> 问题:1. 甾体皂苷的结构特点如何?
>
> 2. 如何从天然药物中提取分离甾体皂苷?

第 1 节 概 述

皂苷(saponin)是一类结构比较复杂的苷类化合物。由于它的水溶液振摇后能产生大量持久性、似肥皂样的泡沫(不因加热而消失),故名皂苷。

皂苷广泛存在于自然界,在单子叶植物和双子叶植物中均有分布。常见于百合科、薯蓣科、龙舌兰科、石竹科、远志科、玄参科、豆科、五加科和葫芦科等植物中。许多天然药物如吉祥草、甘草、人参、三七、桔梗、远志、柴胡、薯蓣、知母、地榆、绞股蓝和白头翁等的主要成分都是皂苷类。

皂苷的生物活性极为广泛,如抗菌消炎、抗肿瘤、抗病毒、免疫调节、降血脂、保肝、杀软体动物、抗生育、杀灭钉螺及扩张冠脉等活性。

考点:皂苷的含义

第 2 节 结构与分类

根据皂苷元结构不同分为甾体皂苷(steroidal saponin)和三萜皂苷(triterpenoid saponin)。由于甾体皂苷的苷元和糖中一般不含羧基,呈中性,因此甾体皂苷又称中性皂苷。而三萜皂苷由于水溶液多呈酸性,又称酸性皂苷。

一、甾体皂苷

(一)甾体皂苷元的结构特点

甾体皂苷元由 27 个碳原子组成,共有 A、B、C、D、E、F 六个环,E 环与 F 环以螺缩酮形式连接,共同组成螺甾烷。A/B 环的稠合有顺、反两种形式,B/C 环、C/D 环常为反式稠合。甾体皂苷元中含有多个羟基,除了 C_3—OH(多为 β-构型,少数为 α-构型)外,其他位如 C_1、C_2、C_4、C_6、C_{11}、C_{26} 等均可能接有羟基;双键多在 $\Delta^{5(6)}$、$\Delta^{9(11)}$、$\Delta^{25(27)}$ 位;羰基取代在 C_6、C_7、C_{11}、C_{12} 位,但大多数位于 C_{12} 位,该位羰基是合成肾上腺皮质激素所必需的条件;E 环与 F 环中有 C_{20}、C_{22}、C_{25} 三个手性碳原子,C_{20} 的绝对构型为 S 构型,C_{22} 的绝对构型为 R 构型,C_{25} 则有 R、S 两种构型,R 构型较稳定。

（二）甾体皂苷元的结构类型

根据 C_{25} 的构型又可将甾体皂苷元分为螺甾烷类（C_{25} 为 α-型，又称绝对构型 S 型）和异螺甾烷类（C_{25} 为 β-型，又称绝对构型 R 型）两类。

螺甾烷类　　　　　　　　　　异螺甾烷类

常见的甾体皂苷元如薯蓣皂苷元（diosgenin）和海柯皂苷元（hecogenin），是异螺甾烷的衍生物，剑麻皂苷元（sisalagenin）是螺甾烷衍生物。薯蓣皂苷元俗称薯蓣皂素，化学名为 $\triangle^5$-异螺旋甾烯-3β-醇，是薯蓣皂苷（dioscin）的水解产物；剑麻皂苷元与海柯皂苷元是同分异构体，共存于剑麻中，化学名为 3β-羟基-5α-螺旋甾-12-酮。上述皂苷元是合成甾体激素和甾体避孕药的重要原料。

薯蓣皂苷元　　　　　　　　　剑麻皂苷元

二、三萜皂苷

（一）四环三萜皂苷

四环三萜（tetracyclic triterpenoid）皂苷元的皂苷数量较少。基本骨架也是环戊烷骈多氢菲的结构，母核的 17 位上连接一个由 8 个碳原子组成的侧链。母核上一般有 5 个甲基，即 4 位有偕二甲基，10 位和 14 位各有一个甲基，另一个甲基常连在 13 位或 8 位上。皂苷元除含 30 个碳的化合物外，也有 31 个碳和 32 个碳的衍生物。四环三萜皂苷元的结构类型主要分为以下三种。

1. 羊毛甾烷型　羊毛甾烷（lanostane）型四环三萜，结构特点是 A/B、B/C、C/D 环均为反式。C_{10}、C_{13} 位均有 β-CH_3，C_{14} 位为 α-CH_3，C_{17} 位为 β 侧链。C_{20} 为 R 构型（即 $C_{20}\beta$-H）。在生源上，认为是由鲨烯以椅-船-椅-船构象展开，再经闭环而形成的。天然药物中含此类衍生物的很多，此类具有 C_4、C_4、C_{14}-三甲基取代的甾醇结构，如猪苓酸 A（polyporenic acid A）等。

羊毛甾烷型　　　　　　　　　猪苓酸A

2. 达玛烷型　达玛烷（dammarane）型四环三萜的结构特点是 C_8 位有角甲基，且为 β-构型。此外尚有 $C_{13}\beta$-H，$C_{10}\beta$-CH_3，$C_{14}\alpha$-CH_3，C_{17} 位有 β-侧链，C_{20} 位为 R 或 S 构型，有两种可能。在生源上认为是由角鲨烯根据椅-椅-椅-船构象式闭环而形成。五加科植物人参（*Panax ginseng*）的主根和侧根甚至茎均含有多种人参皂苷（ginsenoside），绝大多数均属于达玛烷型四环三萜，在达玛甾烷骨架的 C_3

和 C_{12} 位均有羟基取代，C_{20} 位为 S 构型，如 20（S）原人参二醇[20（S）-protopanaxadiol] 等。

达玛烷型　　　　　　　　　　　20（S）原人参二醇

3. 葫芦烷型　葫芦烷（cucurbitane）型基本骨架同羊毛甾烷型，唯其 A/B 环上的取代和羊毛甾烷型不同，有 $C_8\beta$-H，$C_9\beta$-CH_3，$C_{10}\alpha$-H，其余与羊毛甾烷一样，如雪胆甲素（cucurbitacin Ⅰ）等。

葫芦烷型　　　　　　　　　　　雪胆甲素

许多来源于葫芦科植物的中药如丝瓜子、苦瓜、甜瓜蒂等均含有此类成分，总称为葫芦素类。葫芦素类具有抗菌、消炎、催吐、抑制肿瘤等广泛的生物活性。

（二）五环三萜皂苷

五环三萜（pentacyclic triterpenoid）皂苷根据其结构主要分为以下三类。

1. β-香树脂烷（β-amyrane）型　又称齐墩果烷（oleanane）型，其基本碳架为多氢蒎的五元环母核。环的稠合方式为 A/B、B/C、C/D 环均为反式，D/E 环为顺式。母核上有 8 个甲基，其中 C_4 和 C_{20} 位上均为偕二甲基，C_8、C_{10}、C_{17} 的甲基均为 β-型，C_{14} 位上甲基为 α-型。一般 C_3 位上的羟基为 β-型，并与糖结合成苷。如 α-乳香酸（α-boswellic acid）、山楂酸（maslinic acid）。

β-香树脂醇　　　　　　α-乳香酸　　　　　　山楂酸

2. α-香树脂烷（α-amyrane）型　又称熊果烷型或乌苏烷（ursane）型。与 β-香树脂烷型不同之处是 E 环上 C_{29} 甲基由 C_{20} 位移至 C_{19} 位，即 C_{29}、C_{30} 甲基分别连接在 C_{19}、C_{20} 位上，构型分别是 β-型和 α-型。如乌苏酸（ursolic acid）、地榆皂苷元（sanguisorbigenin）等。

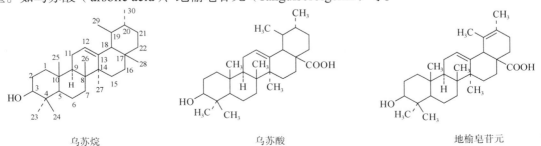

乌苏烷　　　　　　　　乌苏酸　　　　　　　　地榆皂苷元

3. 羽扇豆烷（lupane）型　与齐墩果烷型不同的是 C_{21} 与 C_{19} 连成五元环 E 环，且在 C_{19} 位上有 α-构型的异丙烷或异丙烯基取代，D/E 环为反式稠合，中药中此种类型较少，且大多以苷元形式存在，少数以皂苷形式存在。此类成分主要有羽扇豆（lupinus luteus）种子中存在的羽扇豆醇（lupeol），酸枣仁中的白桦脂醇（betulin）、白桦脂酸（betulinic acid）等。

羽扇豆醇	R=CH₃
白桦脂醇	R=CH₂OH
白桦脂酸	R=COOH

羽扇豆烷

考点：螺甾烷类与异螺甾烷的母核结构特点；四环三萜皂苷的结构特点；五环三萜皂苷的结构特点

第3节 理化性质

一、性　状

皂苷类化合物由于具有苷元和糖结构，导致分子较大，一般不易结晶，多为无色或白色无定形粉末，仅少数为结晶，而皂苷元大多为完好的结晶。

皂苷多味苦而辛辣，对黏膜有刺激性，可反射性地刺激呼吸道黏液腺分泌，使浓痰稀释，易于排出，从而用于止咳祛痰。例如，桔梗、远志、琵琶叶、紫菀等止咳化痰药均含有皂苷。少数皂苷如甘草皂苷有显著而强烈的甜味，对黏膜刺激性也弱。皂苷多具有吸湿性，易吸潮，应干燥保存。

二、溶 解 性

皂苷一般可溶于水，易溶于热水、含水稀醇、热甲醇和热乙醇，几乎不溶或难溶于乙醚、苯等亲脂性有机溶剂。皂苷在含水正丁醇或戊醇中有较大溶解度，可利用此性质从含皂苷水溶液中用正丁醇或戊醇进行萃取，从而与糖类、蛋白质等亲水性大的成分分离。皂苷元不溶于水，可溶于苯、乙醚、三氯甲烷等低极性溶剂。

皂苷糖链部分水解生成次皂苷后，由于糖的数目减少，极性降低，水溶性随之降低，易溶于醇、丙酮、乙酸乙酯。

考点：皂苷在含水正丁醇中的溶解性

三、水 解 性

皂苷的苷键可以被酶、酸或碱水解，随水解条件不同，产物可以是次生皂苷、皂苷元和糖。次生皂苷可以是部分糖先被水解，也可以是双糖链皂苷中一条糖链先被水解。由于皂苷所含都是α-羟基糖，因此水解所需条件较为剧烈，一般可用 2～4mol/L 无机酸。若酸浓度过高或酸性过强（如高氯酸），可导致皂苷元在水解过程中发生脱水、环合、双键位移、取代基位移、构型转化等变化，导致水解产物不是原始的皂苷元，从而造成研究工作复杂化，甚至会产生错误结论。例如，人参皂苷的原始苷元应是 20（S）-原人参二醇和 20（S）-原人参三醇，在酸水解过程中发生构型转化，得到 20（R）-人参二醇和 20（R）-人参三醇。采用温和的水解方法（如酶解法、土壤微生物培养法、Smith 氧化降解法或光解法等）可以得到原始皂苷元。在碱性条件下水解，反应条件比酸水解温和，酯苷键容易水解，苷元不易被破坏。

四、表 面 活 性

多数皂苷的水溶液经强烈振摇后可产生大量持久性泡沫，并不因加热而消失，这是因为皂苷有降低水溶液表面张力的作用。因此，皂苷可作为清洁剂、乳化剂应用。皂苷的表面活性与其分子内部亲水性和亲脂性结构的比例相关，只有二者比例适当，才能较好地发挥其表面活性。

利用发泡试验可初步判断皂苷的有无。但需注意的是，某些植物成分如糖类（树胶、黏液质）、氨基酸及蛋白质等成分的水溶液经振摇也能产生泡沫，但此泡沫加热后消失或不能持久，据此可与皂苷区别。另外还需注意的是某些皂苷起泡性不明显（如甘草皂苷）。

利用发泡试验还可以区别甾体皂苷（中性皂苷）和三萜皂苷（酸性皂苷）：取两支试管分别加入 0.1mol/L 盐酸 5ml 和 0.1mol/L 氢氧化钠 5ml，再各加中药水提液 3 滴，振摇 1 分钟，如果两管泡沫高度相同，则提取液中含三萜皂苷；如果碱管泡沫比酸管泡沫高数倍，保持时间长，则提取液中含甾体皂苷。

考点： 发泡性试验鉴别皂苷、区分甾体皂苷和三萜皂苷的方法

五、溶 血 性

大多数皂苷能破坏红细胞而有溶血作用。各种皂苷的溶血作用强弱不同，可用溶血指数表示。溶血指数是指在一定条件下（同一来源红细胞、等渗、恒温等）能使血液中红细胞完全溶解的最低皂苷溶液浓度。例如，薯蓣皂苷的溶血指数为 1：400 000，甘草皂苷的溶血指数为 1：4000。

皂苷的溶血作用是因为皂苷能与红细胞膜上胆甾醇结合生成不溶性的分子复合物，沉积于细胞膜上，破坏了细胞的正常渗透，使细胞内渗透压增高而使细胞破裂，从而导致溶血。因此，皂苷不宜做成注射剂。

考点： 皂苷溶血性在制剂中的注意事项

第 4 节 提取与分离

一、提 取

（一）皂苷的提取

皂苷多以苷的形式存在，亲水性较强，常用不同浓度的乙醇或甲醇作为溶剂提取，然后回收溶剂，将残渣溶于水，滤除不溶物，水溶液再用石油醚、苯等亲脂性有机溶剂萃取，除去油脂、色素等脂溶性杂质，然后再用正丁醇对水溶液进行萃取，则皂苷转溶于正丁醇，而糖类等水溶性杂质留在水中，分取正丁醇溶液，回收正丁醇，得粗制总皂苷，此法被认为是皂苷提取的通法。

也可以先用石油醚或苯将药材进行脱脂处理，去除油脂、色素。脱脂后的药材再用乙醇或甲醇为溶剂加热提取，冷却提取液，由于多数皂苷难溶于冷乙醇或冷甲醇，就可以析出沉淀。或将醇提取液适当浓缩，再加入适量的丙酮或乙醚，皂苷就可以析出沉淀。

（二）皂苷元的提取

皂苷元极性小，易溶于苯、三氯甲烷、石油醚等弱极性有机溶剂，不溶或难溶于水。皂苷元的提取一般可采用两种方法：可先提取皂苷，将粗皂苷加酸水解后，再用弱极性有机溶剂提取；也可直接将药材加酸水解，使皂苷生成皂苷元，再用有机溶剂提取。

加酸水解皂苷时，要注意在剧烈的水解条件下，皂苷元结构可能发生变化。这时应降低反应条件或改用温和的水解方法以保证皂苷元结构不被破坏。另外先用酶解法再用酸水解，可以缩短酸水解时间，还能提高皂苷元收得率。

二、皂苷的精制与分离

（一）分段沉淀法

利用皂苷可溶于醇，难溶于乙醚、丙酮等溶剂的性质，先将粗总皂苷溶于少量的甲醇或乙醇中，然后逐滴加入乙醚或丙酮至浑浊，放置产生沉淀，滤过得极性较大的皂苷。母液继续滴加乙醚或丙酮至析出沉淀，得极性较小的皂苷。通过这样反复处理，可初步将不同极性的皂苷分离。

（二）胆甾醇沉淀法

利用甾体皂苷可与胆甾醇生成难溶性的分子复合物的性质，与其他成分分离。具体操作为：先将粗皂苷溶于少量乙醇中，然后加入胆甾醇的饱和醇溶液，直至不再析出沉淀为止（混合后需稍加热），滤集沉淀，用水、乙醇、乙醚依次洗涤，以除去糖类、色素、油脂和游离的胆甾醇。最后将沉淀干燥，再用乙醚连续回流提取，此时甾体皂苷与胆甾醇形成的分子复合物分解，胆甾醇溶于醚中，残留物即为较纯的皂苷。

（三）色谱法

用以上方法分离，除少数皂苷可获得单体成分外，一般只能除去大部分杂质，获得相对纯的总皂

苷，若需更进一步分离出单体，一般采用色谱法。

1. 分配色谱法 皂苷极性较大，用分配柱色谱分离效果较好。可用水饱和的硅胶或氧化铝做支持剂，用三氯甲烷-甲醇-水等极性较大的溶剂系统进行梯度洗脱。

2. 吸附色谱法 适用于分离亲脂性皂苷元。吸附剂常用硅胶，洗脱剂常用混合溶剂，如苯-三氯甲烷-水系统，按极性由小到大依次洗脱。若采用反相硅胶分离皂苷可取得较好效果。

3. 高效液相色谱法 是目前分离皂苷最常用的方法。常采用反相色谱柱，用甲醇-水或乙腈-水等溶剂系统为流动相，分离和纯化皂苷效果良好。

4. 大孔树脂吸附法 是近年来常用于分离极性较大化合物的一种方法，特别适用于皂苷的初步分离。可将植物先用甲醇提取，回收甲醇，残渣用水溶解，上树脂柱，先用水洗去糖类杂质，再用乙醇梯度洗脱，得到不同组分的皂苷混合物，初步分离后还需进一步用硅胶柱色谱或高效液相色谱分离得皂苷单体。

考点：皂苷提取液的纯化操作要点；皂苷分段沉淀的操作；皂苷胆甾醇沉淀的操作

第5节 鉴 别

一、化 学 鉴 别

（一）醋酐-浓硫酸反应（Liebermann-Burchard 反应）

将试样溶于醋酐中，加入冰冷的醋酐-浓硫酸（20∶1）数滴，可出现黄→红→紫→蓝→绿色等变化，最后可褪色。甾体皂苷颜色变化较快，最后显蓝绿色。而三萜皂苷只能显红或紫色，不出现绿色。用此法可初步区别甾体皂苷和三萜皂苷。

（二）三氯甲烷-浓硫酸反应（Salkowski 反应）

将试样溶于三氯甲烷，加入浓硫酸后，振摇，三氯甲烷层呈现蓝色或绿色荧光，硫酸层呈现血红色，有绿色荧光。

（三）三氯乙酸反应（Rosen-Heimer 反应）

将试样的三氯甲烷溶液滴在滤纸上，喷25%的三氯乙酸乙醇溶液，甾体皂苷在加热到60℃时即可显示红色，三萜皂苷必须加热到 100℃才能显示颜色。此反应除了可用于纸色谱显色，也可用于区别甾体皂苷和三萜皂苷。

（四）五氯化锑反应（Kahlenberg 反应）

将试样的三氯甲烷溶液点在滤纸上，喷以20%五氯化锑三氯甲烷溶液，干燥后显蓝紫色。用三氯化锑结果相同。

（五）冰醋酸-乙酰氯反应（Tschugaeff 反应）

将试样溶于冰醋酸中，加乙酰氯数滴及氯化锌结晶数粒，稍加热，呈现淡红色或紫色。

二、色 谱 鉴 别

（一）薄层色谱法

分离极性较大的皂苷，选用分配薄层色谱效果较好。一般要求展开剂的极性要大一些，才能取得较好的效果。常用的展开剂有三氯甲烷-甲醇-水（65∶35∶10，下层）、正丁醇-乙酸乙酯-水（4∶1∶5，上层，即 BAW 系统）、乙酸乙酯-吡啶-水（3∶1∶3）、乙酸乙酯-乙酸-水（8∶2∶1，上层）等。

分离皂苷元和亲脂性强的皂苷，可用吸附薄层色谱。以硅胶为吸附剂，常用苯-丙酮、苯-乙酸乙酯、三氯甲烷-乙酸乙酯、三氯甲烷-苯等亲脂性溶剂系统为展开剂。分离酸性皂苷时，可在展开剂中加入少量甲酸或乙酸，防止产生拖尾现象。

薄层色谱常用的显色剂有三氯乙酸试剂、10%硫酸乙醇液和磷钼酸等。

（二）纸色谱法

对于亲水性强的皂苷，可直接用水做固定相，展开剂的极性也相应增大。常用水饱和的正丁醇、乙酸乙酯等混合溶剂。这种以水为固定相的纸色谱法，缺点是不易得到集中的斑点。

亲脂性皂苷和皂苷元，一般多用甲酰胺为固定相，用甲酰胺饱和的三氯甲烷、苯或它们的混合溶液做展开剂。

纸色谱常用三氯乙酸、五氯化锑等做显色剂。

考点：区分三萜皂苷与甾体皂苷的化学鉴别法

第6节　提取分离实例——穿山龙中薯蓣皂苷元的提取

一、概　　述

穿山龙为薯蓣科薯蓣属植物穿龙薯蓣（*Dioscorea nipponica*）的根茎。具有祛风湿、止痛的功效，临床常用于治疗风湿腰腿痛。穿山龙及薯蓣属植物根茎含有大量的薯蓣皂苷，其苷元俗称薯蓣皂素，是制药工业中合成甾体激素和甾体避孕药的重要原料。

薯蓣皂苷属单糖链甾体皂苷（C_3连1分子葡萄糖和2分子鼠李糖），也是一种常见的中性皂苷（分子中无羧基）。白色针晶或无定形粉末，熔点275～277℃（分解），微溶于水，可溶于甲醇、乙醇、乙酸，微溶于丙酮、戊醇，难溶于乙醚、苯、石油醚。

薯蓣皂苷元熔点204～207℃，可溶于石油醚、汽油、乙醚及乙酸，不溶于水。

薯蓣皂苷元的侧链经酸、铬酐等试剂处理降解生成的醋酸孕甾双烯醇酮是合成各种甾体激素的重要中间体。

薯蓣皂苷元　　　　醋酸孕甾双烯醇酮

二、提取流程

从穿山龙中提取薯蓣皂苷元的提取方法有两种，分别是酸水解提取法（图11-1）和预发酵提取法（图11-2）。

（一）酸水解提取法

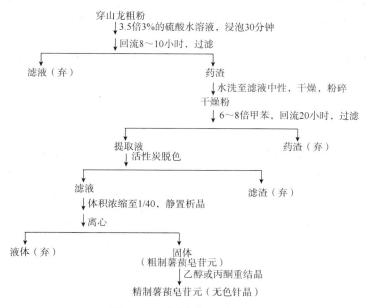

图11-1　酸水解提取法流程

（二）预发酵提取法

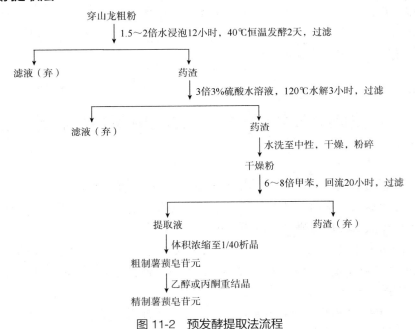

图 11-2 预发酵提取法流程

此法提取收率约 2%，在此条件下水解时间长，但是还有一部分皂苷未水解，影响收率。如果将原料在酸水解之前经过预发酵处理，不但能缩短水解时间，还能提高薯蓣皂苷元的收率。据报道，穿山龙可提高收率 54%，盾叶薯蓣可提高 40%。

考点：穿山龙酸水解提取流程

自 测 题

一、选择题

（一）A 型题（最佳选择题）。每道题的备选项中，只有一个最佳答案。

1. 下列不属于皂苷理化性质的是（　　）
   A. 无色粉末　　B. 易溶于热水　　C. 表面活性
   D. 溶血性　　E. 碱性

2. 属于四环三萜皂苷元类型的是（　　）
   A. α-香树脂烷型　　B. β-香树脂烷型
   C. 达玛烷型　　D. 羽扇豆烷型
   E. 齐墩果烷型

3. 齐墩果烷型的结构类型属于（　　）
   A. 羊毛脂甾烷型　　B. 达玛烷型
   C. 羽扇豆烷型　　D. α-香树脂烷型
   E. β-香树脂烷型

4. 下列苷最易水解的是（　　）
   A. 2-氨基糖苷　　B. 2-去氧糖苷
   C. 2-羟基糖苷　　D. 6-去氧糖苷
   E. 6-甲氧基糖苷

5. 甾体皂苷元基本母核是（　　）
   A. 孕甾烷　　B. 螺甾烷　　C. 羊毛脂甾烷

   D. α-香树脂醇　　E. β-香树脂醇

6. 从药材水提取液中萃取甾体皂苷常用的溶剂是（　　）
   A. 乙醇　　B. 丙酮　　C. 正丁醇
   D. 乙酸乙酯　　E. 氯仿

（二）X 型题（多项选择题）。每道题的备选项中至少有两个正确答案。

1. 按照皂苷元的化学结构可将皂苷分成两大类，分别是（　　）
   A. 甾体皂苷　　B. 单糖链皂苷
   C. 双糖链皂苷　　D. 三萜皂苷
   E. 三糖链皂苷

2. 符合甾体皂苷元结构特点的是（　　）
   A. 含 A、B、C、D、E 和 F 六个环
   B. E 环和 F 环以螺缩酮形式连接
   C. E 环是呋喃环，F 环是吡喃环
   D. 分子中常含羧基，又称酸性皂苷
   E. 含有 27 个碳原子，C_{22} 为螺原子

3. 属于五环三萜皂苷元结构的是（　　）
   A. 齐墩果烷型　　B. 羽扇豆烷型
   C. 乌苏烷型　　D. 达玛烷型

E. 羊毛脂甾烷型
4. 下列关于皂苷性质的叙述正确的是（　　）
   A. 泡沫加热会消失　　B. 对黏膜有刺激性
   C. 吸湿性　　　　　　D. 溶血性
   E. 能制成注射剂使用
5. 皂苷在哪些溶剂中溶解度较大（　　）
   A. 含水稀醇　　B. 乙醚　　C. 热水
   D. 苯　　　　　E. 正丁醇
6. 区别三萜皂苷与甾体皂苷的方法有（　　）
   A. 醋酐-浓硫酸反应　　B. 三氯甲烷-浓硫酸反应
   C. 五氯化锑反应　　　　D. 三氯乙酸反应
   E. 冰醋酸-乙酰氯反应
7. 皂苷的精制与分离方法有（　　）
   A. 分段沉淀法　　B. 胆甾醇沉淀法
   C. 乙醇沉淀法　　D. 色谱法
   E. 酸溶碱沉法

二、问答题

1. 简述如何利用皂苷的泡沫反应区别三萜皂苷和甾体皂苷？
2. 皂苷溶血作用的原因及表示方法如何？含有皂苷的药物临床应用时应注意什么？
3. 哪些试验常用于检测药材中皂苷的存在？

（刘　亮）

第12章

生物碱类

> **案例 12-1**
>
> 疟疾是全球致命的疾病之一，因疟疾死亡的人数远超过有记录的历史中所有战争死亡人数的总和。印第安人用金鸡纳树皮泡水是相传最早治疗疟疾的方法，直到 1817 年，Caventou 和 Pelletier 从金鸡纳树皮中分离得到了奎宁单体，并尝试对疟疾进行治疗，后来奎宁被证实是存在于金鸡纳树皮中的抗疟疾有效成分。
>
> 问题： 1. 金鸡纳树中抗疟有效成分的结构属于哪一类？
> 　　　 2. 什么是生物碱？

第 1 节 概 述

生物碱（alkaloid）是一类含氮的天然有机化合物（蛋白质、肽类、氨基酸、核酸及维生素 B 等含氮化合物例外）。生物碱多具复杂的环状结构，多数呈碱性，具有显著的生物活性。人类研究生物碱的历史久远，早在古希腊时期人们就开始应用罂粟碱煎剂缓解疼痛，直到 1803 年 Derosne 才分离得到了第一个生物碱那可丁（narcotine），首次报道了这种具有碱性的物质。1819 年，Meissner 把植物中的碱性化合物统称为类碱或生物碱，生物碱一名由此诞生。

生物碱广泛分布于植物界，多数分布于双子叶植物中，如防己科、罂粟科、夹竹桃科、毛茛科、茄科、小檗科等。单子叶植物中的百合科、石蒜科，裸子植物中的红豆杉科、三尖杉科、麻黄科及羊齿植物中的石松科、卷柏科、木贼科等的一些植物中也有生物碱。少数动物中也存在生物碱，如中药蟾酥碱（此碱也分布于植物中），麝香中的麝香吡啶和羟基麝香吡啶 A、B，加拿大海狸香腺中的海狸碱等，甚至少数菌类植物亦含生物碱。目前，仅在地衣类和苔藓类植物中尚未发现生物碱存在。

植物界亲缘关系相近的植物，尤其同属植物中往往含结构相似的生物碱，如茄科的莨菪属、颠茄属、曼陀罗属、东莨菪属及华山参属等植物均含有莨菪碱（hyoscyamine）和东莨菪碱（scopolamine）。但在亲缘关系较远的植物中，也发现相同或者相类似的生物碱，如小檗碱不仅存在于小檗科植物中，在毛茛科、罂粟科、芸香科、防己科等植物中都有分布。

在生物体内，多数生物碱与有机酸作用以盐的形式存在，如草酸盐、琥珀酸盐、柠檬酸盐、酒石酸盐等，少数以无机酸盐形式存在，如盐酸小檗碱、硫酸吗啡等。少数碱性极弱的生物碱以游离态存在，如酰胺类生物碱。极少数以 N-氧化物或生物碱苷等形式存在。

生物碱具有多种多样的生物活性。例如，吗啡、四氢帕马丁（延胡索乙素）具有镇痛作用；麻黄碱有止咳平喘作用；利血平具有降压作用；喜树碱、秋水仙碱、长春碱、紫杉醇、美登素等具有不同程度的抗癌作用；石杉碱甲（huperzine A）具有抗老年痴呆症的作用等。

考点：生物碱概念

第 2 节 结 构 类 型

生物碱的分类主要有三种方法：按来源分类，如鸦片生物碱、麦角生物碱等；按化学结构分类，如托品烷生物碱、异喹啉生物碱等；按生源结合化学结构分类，如来源于鸟氨酸的吡咯生物碱等。分类依据不同，各有利弊。本书采用化学结构分类法，现将一些较重要的结构类型介绍如下。

一、有机胺类生物碱

本类生物碱数目不多，结构中氮原子不在环内，在侧链上。例如，麻黄草质茎中的麻黄碱（ephedrine），具有兴奋中枢神经、升高血压、扩大支气管作用，可治疗哮喘等；益母草中的益母草碱（leonurine），能促进子宫收缩、复原，对子宫有增强其紧张性与节律性作用；百合科秋水仙球茎和种子，山慈菇（*Iphigenia indica*）的鳞茎中含有的以酰胺形式存在的秋水仙碱（colchicine）和秋水仙胺（demecolcine）均属于此类生物碱，秋水仙碱具有抗有丝分裂的作用，临床上用于治疗癌症和痛风，但毒副作用较大。

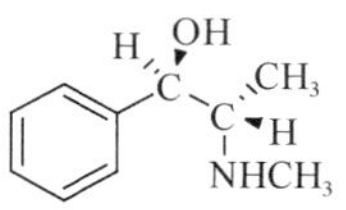

麻黄碱 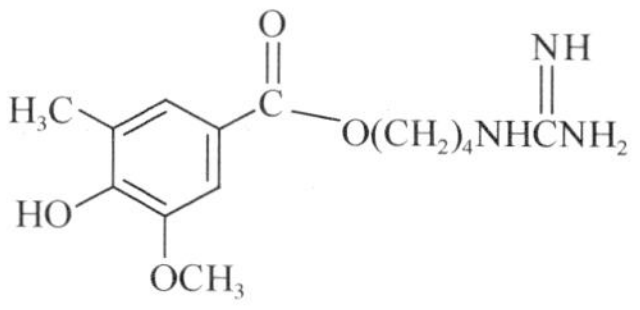　　　益母草碱

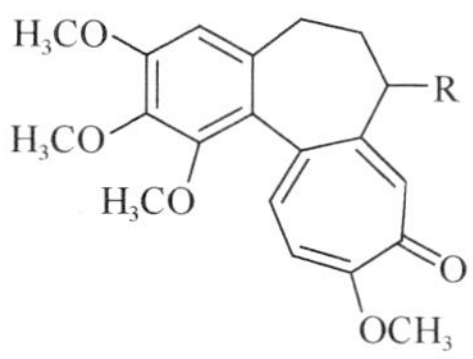

秋水仙碱　R=NHCOCH$_3$
秋水仙胺　R=NHCH$_3$

二、氮杂环衍生物类生物碱

常见氮杂环衍生物类生物碱有吡咯类生物碱、吡啶类生物碱、托品烷类生物碱、喹啉类生物碱和异喹啉类生物碱、吲哚类生物碱。

（一）吡咯和吡啶类

例如，常温下呈液态的生物碱，如槟榔碱（arecoline）、毒芹碱（coniine）、烟碱（nicotine）；碱性极弱、具有镇静和抗惊厥作用的胡椒碱（piperine）；具有兴奋中枢神经作用、临床可用于治疗脊髓灰质炎及某些自主神经系统紊乱所引起头晕等症状的一叶萩碱（securinine）；具有保肝、护肝作用的苦参碱（matrine）和氧化苦参碱（oxymatrine）等都属于此类。

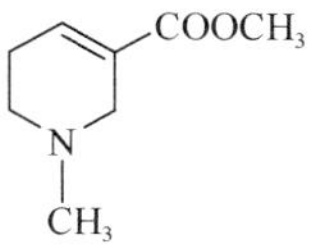

槟榔碱 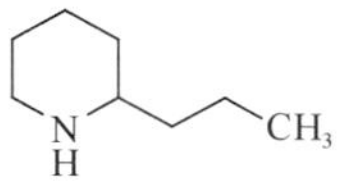　　　毒芹碱 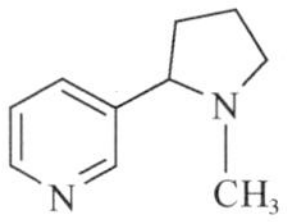　　　烟碱

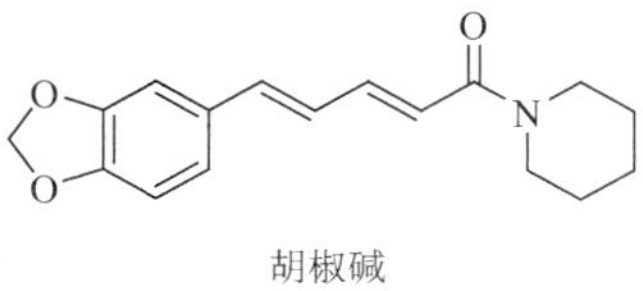

胡椒碱 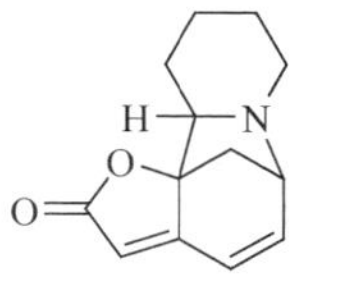　　　一叶萩碱

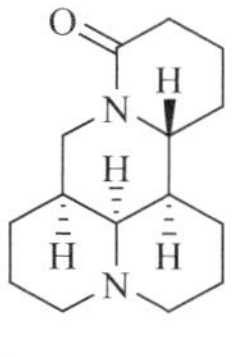

苦参碱 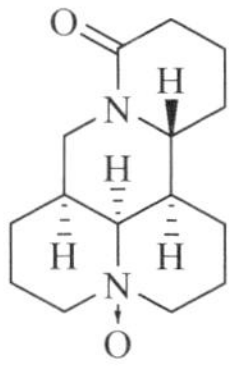　　　氧化苦参碱

（二）托品烷类

此类生物碱大多数是由莨菪烷衍生的氨基醇与有机酸结合而成的一元酯。莨菪碱（hyoscyamine）、阿托品（atropine）和东莨菪碱（scopolamine）的生物活性相似，均具有解痉、镇痛和解毒作用。莨菪碱呈左旋光性，阿托品为其消旋体。

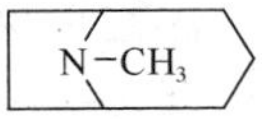

莨菪烷 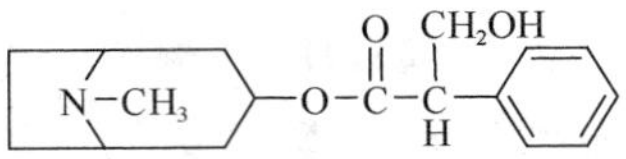　　　　阿托品 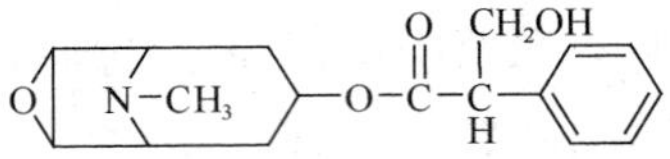　　　　莨菪碱

（三）喹啉类

从芸香科植物和常山（*Dichroa febrifuga*）的根中分离得到的常山碱具有抗疟作用；奎宁（quinine）在金鸡纳树皮中含量高达3%，1810年由西班牙医生Gomes得到结晶，是治疗疟疾的有效成分；具有抗肿瘤作用的喜树类生物碱（camptothecine）等属于此类。

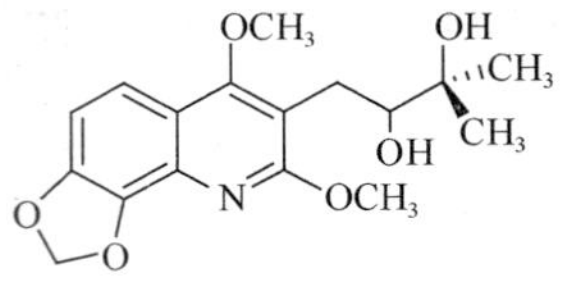

常山碱

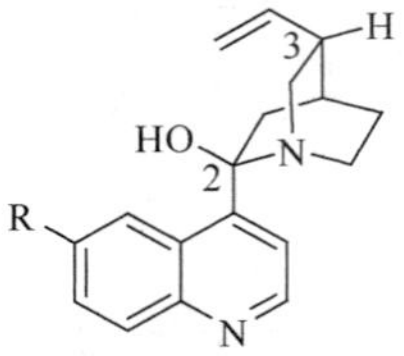

奎宁	R=OCH$_3$(3S, 2R)
奎宁丁	R=OCH$_3$(3R, 2S)
辛可宁	R=H(3R, 2S)
辛可宁丁	R=H(3S, 2R)
脱甲奎宁	R=OH

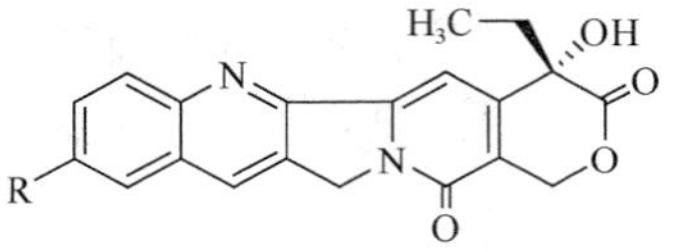

喜树碱	R=H
10-羟基喜树碱	R=OH
甲氧基喜树碱	R=OCH$_3$

（四）异喹啉类

具有强烈麻醉和镇痛作用的吗啡（morphine）、具有解痉作用的罂粟碱（papaverine）、具有镇咳作用的可待因（codeine）、具有治疗支气管炎及支气管哮喘作用的成瘾药物海洛因（heroine）、抗菌消炎成分小檗碱（berberine）都属于异喹啉类。从汉防己中提取的汉防己甲素（tetrandrine），又称粉防己碱，具有镇痛和抗肿瘤作用，也属于此类结构。

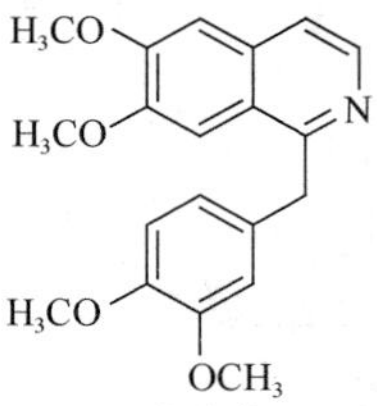

罂粟碱 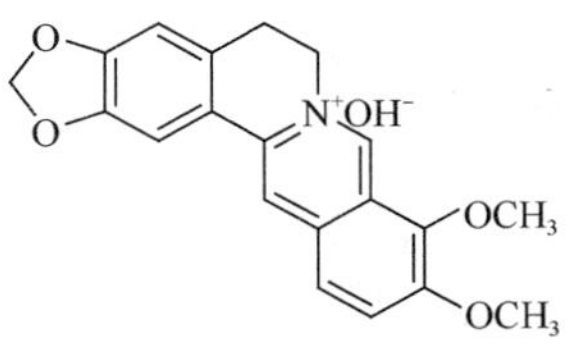　　　　小檗碱

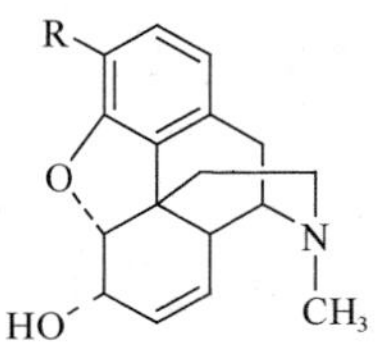

吗啡	R=OH
可待因	R=OCH$_3$
海洛因	R=OAc

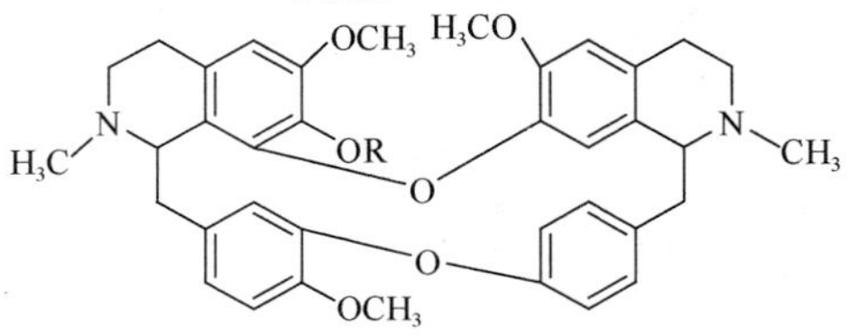

汉防己甲素	R=CH$_3$
防己诺林碱	R=H

（五）吲哚类

如萝芙木中具有降压作用的利血平（reserpine）和长春花中具有抗癌活性的长春碱（vinblastine）与长春新碱（vincristine）等都属于此类。

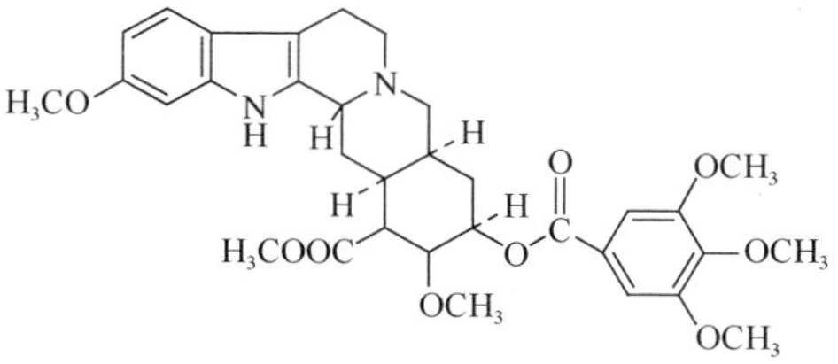

利血平

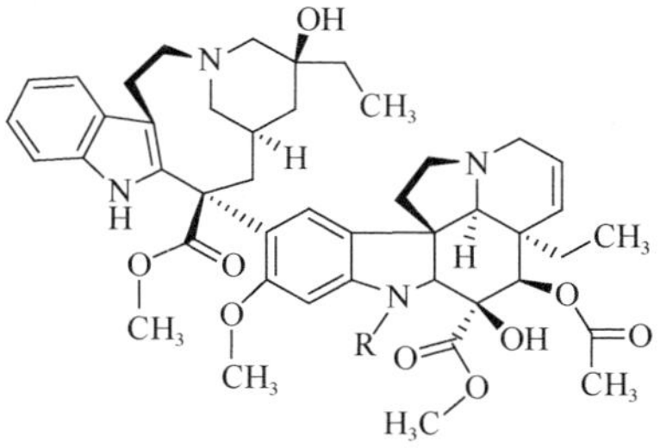

长春碱　　R=CH₃
长春新碱　R=CHO

考点：麻黄碱结构；苦参碱结构；阿托品结构；小檗碱结构

三、其他类生物碱

（一）萜类生物碱

乌头类中药黑顺片、白附片不能直接服用，其中含有二萜类生物碱乌头碱（aconitine），需要水解后降低毒性方可入药。同属植物高乌头根中含有高乌头碱（hypaconitine），具有镇痛、麻醉、降温和消肿活血的活性。

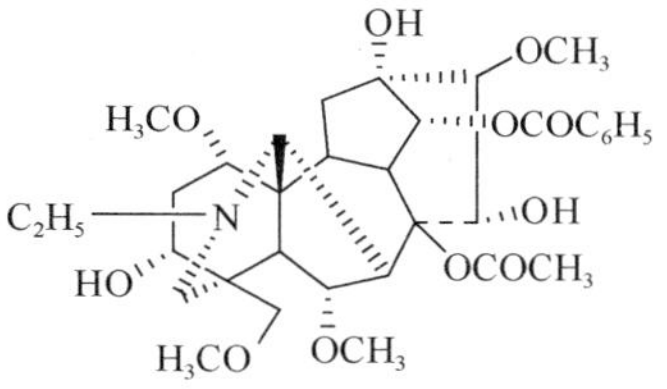

乌头碱

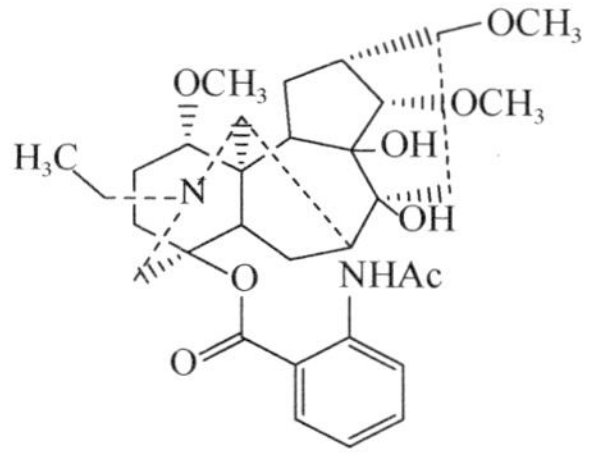

高乌头碱

（二）甾体类生物碱

具有保肝作用和细胞毒活性的辣椒茄碱（solanocapsine），有催吐、祛瘀等作用的藜芦碱（veratrine），土豆芽中的毒性成分龙葵碱（solanine），具有清热化痰、开郁散结作用的贝母碱（peimine）都属于甾体类生物碱。

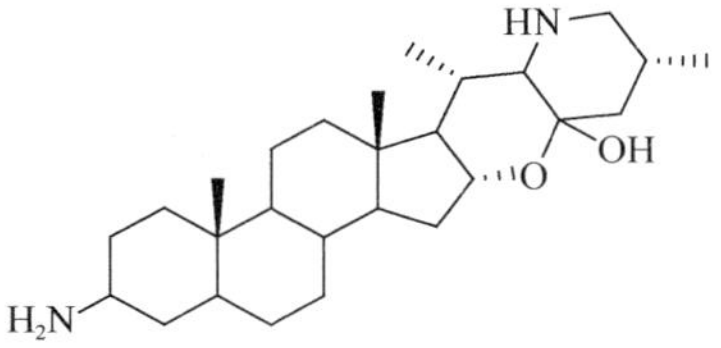

辣椒茄碱

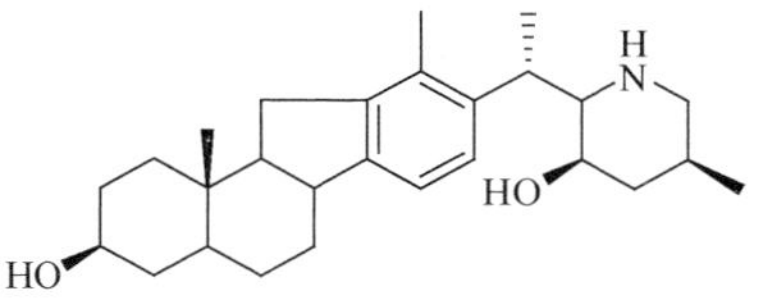

藜芦碱

（三）嘌呤类生物碱

如具有中枢兴奋作用的咖啡因（caffeine）和茶碱（theophylline）等。

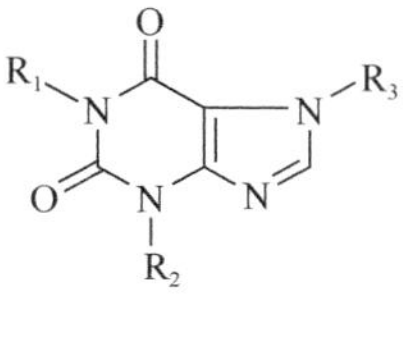

咖啡因　$R_1=R_2=R_3=CH_3$
茶碱　　$R_1=R_2=CH_3$，$R_3=H$

> **链接**
>
> 罂粟是新石器时代人们在地中海东海岸的群山中游历时偶然发现的。因为其具有止咳、镇痛、催眠等效果，苏美尔人曾虔诚地把它称为"快乐植物"，历史上人们也曾将罂粟作为药物进行使用。

然而鸦片战争中的鸦片就是从罂粟中提取得到的。

罂粟未成熟的果实割裂时渗出的乳汁中含有相当多的生物碱，其中包括吗啡碱、罂粟碱、可待因等，制干后即为鸦片。按照我国《治安管理处罚法》规定，非法种植罂粟不满五百株的，处十日以上十五日以下拘留，可以并处三千元以下罚款；情节较轻的，处五日以下拘留或者五百元以下罚款。

第3节 理化性质

一、性 状

(一) 形态

多数生物碱为结晶型固体，有一定的熔点，个别的具有双熔点，如粉防己碱，熔点法鉴别纯度时需注意。少数是无定型粉末，还有一些呈液体状态，如烟碱、毒芹碱、东莨菪碱和槟榔碱等。

(二) 颜色

大多数生物碱呈无色状态，少数因有较长的共轭体系结构而显各种颜色，如小檗碱（黄色）、蛇根碱（黄色）、血根碱（红色）等。还有一些生物碱在可见光下不显色，但在紫外光下可显不同颜色的荧光，如利血平等。

(三) 气味

生物碱多具苦味，有些味极苦，如盐酸小檗碱。有些刺激唇舌有焦灼感。

(四) 挥发性

液体生物碱有一定沸点，能随水蒸气蒸馏而逸出。绝大多数的固体生物碱无挥发性，少数小分子、游离状态生物碱具有挥发性和升华性。例如，咖啡因具有升华性，麻黄碱能随水蒸气蒸馏。

二、旋 光 性

结构中含手性碳原子或本身为手性分子的生物碱，一般具有旋光性。生物碱的旋光性易受pH、溶剂等因素的影响。例如，在中性条件下，烟碱、北美黄连碱呈左旋，但在酸性条件下，则变为右旋。麻黄碱在氯仿中呈左旋，但在水中则变为右旋。

生物碱的生物活性与其旋光性有密切的关系，一般左旋体的生物活性和毒性强于右旋体，如 L-莨菪碱的散瞳作用比 D-莨菪碱约大100倍，去甲乌药碱仅 L 型具有强心作用。也有少数例外，如 D-古柯碱比 L-古柯碱的局部麻醉作用大2.6～3倍。

三、溶 解 性

生物碱及其盐类的溶解性与其分子中N原子的存在形式、极性基团的有无、数目及溶剂等密切相关，可以把生物碱按照溶解性不同分为脂溶性生物碱、水溶性生物碱和特殊溶解性生物碱。

(一) 脂溶性生物碱

大多数叔胺和仲胺生物碱具有亲脂性，这类生物碱的游离态易溶于亲脂性有机溶剂，如苯、氯仿、乙醚等，尤其易溶于氯仿中；也可溶于亲水性溶剂如甲醇、乙醇、丙酮等，难溶于水和碱水中。其盐类可溶于水和亲水性有机溶剂，如甲醇、乙醇、丙酮，难溶于亲脂性有机溶剂。生物碱盐类在水中的溶解性因成盐的酸不同而异。一般情况下，无机酸盐尤其是含氧酸盐（如硫酸盐、磷酸盐）的溶解度大于卤代酸盐。有机酸盐中，小分子有机酸（如乙酸）或羟基酸（如酒石酸）盐的水溶性较大，而大分子有机酸的生物碱盐如苦味酸盐、鞣酸盐等在水中的溶解度较小或难溶于水。

(二) 水溶性生物碱

水溶性生物碱是指游离态时可溶于水的一类生物碱。主要包括：①季铵型生物碱（如小檗碱）；②含有配位键的生物碱（如氮氧化物的生物碱：氧化苦参碱）；③小分子的生物碱（如麻黄碱）；④液态生物碱（如东莨菪碱等）。

(三)特殊溶解性生物碱

这类生物碱主要包括：①两性生物碱，生物碱分子中有酚羟基、羧基等酸性基团（如吗啡），既可溶于氢氧化钠溶液，又可溶于盐酸溶液；②具有内酯结构或内酰胺结构的生物碱，易溶于热氢氧化钠溶液（其内酯结构可开环形成羧酸盐而溶于水中）；③极弱碱性生物碱，如酰胺生物碱遇酸水成盐不稳定，易游离，可用氯仿直接从酸水中萃取分离；④其他类，少数生物碱盐不溶于水（小檗碱盐酸盐、麻黄碱草酸盐），少数生物碱的盐酸盐能溶于氯仿（盐酸石蒜宁碱、盐酸四氢巴马亭、盐酸洛贝林）。

考点：液体生物碱都有哪些；水溶性生物碱包括哪些

四、碱　性

（一）碱性的产生及其强度表示

大多生物碱都具有碱性。因为其分子中氮原子上的孤对电子能接受质子而显碱性。

$$\diagdown N: + H^+ = [\diagdown N:H]^+$$
　　生物碱　　　　　生物碱盐

其碱性强度分别用酸式离解指数 pK_a 和碱式离解指数 pK_b 表示。pK_b 值越大，碱性越弱，酸性越强；相反，pK_a 值越大，酸性越弱，碱性越强。目前大多数用 pK_a 表示生物碱的碱度。

$$pK_a = pK_w - pK_b = 14 - pK_b$$

可根据 pK_a 值将生物碱分为：弱碱性生物碱（pK_a 2～7），中强碱性生物碱（pK_a 7～12），强碱性生物碱（pK_a ＞12）。碱性基团的 pK_a 值大小顺序一般是：胍基[—NH（C=NH）NH$_2$]＞季铵碱＞脂肪胺基＞芳杂环（吡啶）＞酰胺基。

（二）碱性与分子结构的关系

生物碱的碱性强弱和氮原子的杂化方式、诱导效应、共轭效应、空间效应及分子内氢键的形成等有关。

1. 氮原子杂化方式　生物碱分子中氮原子的杂化方式有三种形式，即 sp^3、sp^2、sp，其碱性强弱为 $sp^3 > sp^2 > sp$。

（1）sp^3 杂化的 N 原子：属于 sp^3 杂化的 N 原子主要包括两大类。①N 在侧链上的生物碱，如脂胺、芳胺；②脂氮杂环生物碱。

脂胺　　　芳胺　　　脂氮杂环

（2）sp^2 杂化的 N 原子：芳氮杂环类生物碱的 N 原子属于 sp^2 杂化，如吡啶和吡咯。由于吡咯氮原子上的共用电子对参与了环的共轭体系，氮原子的电子云密度降低，减弱了对氢离子的结合能力。故吡咯的碱性比胺类化合物弱得多。

吡啶　　　吡咯

（3）sp 杂化的 N 原子：此类 N 原子主要是腈类，如乙腈，较少应用于临床。此类碱性较弱，几乎呈中性。

$$CH_3—C\equiv N$$
乙腈

根据上述结构分析，通过辨明生物碱 N 原子的杂化方式，从而判断其碱性的强弱。例如，六氢吡啶 N 为 sp^3 杂化，吡啶的 N 原子为 sp^2 杂化，所以六氢吡啶的碱性（pK_a 11.2）大于吡啶的碱性（pK_a 5.17）。

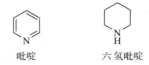

吡啶　　　六氢吡啶

课堂活动

比较生物碱的碱性强弱，说明为什么？

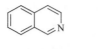

A. 异喹啉　　　B. 四氢异喹啉

考点：生物碱碱性排序；生物碱碱性大小判断

2. 电子效应

（1）诱导效应：生物碱分子中氮原子上电子云密度受到分子中供电子基（如甲基、乙基等）或吸电子基（如苯基、羰基、酯基、醚基、羟基和双键等）的诱导效应的影响，使氮原子上电子云密度升高或降低。供电子基使氮原子电子云密度升高，碱性增强；吸电子基则降低氮原子电子云密度，碱性减弱。例如，托哌古柯碱（pK_a 9.88）的碱性强于古柯碱（pK_a 8.31）是因为古柯碱氮原子 β 位上有一个酯基产生吸电子作用。去甲基麻黄碱（pK_a 9.00）的碱性小于苯异丙胺（pK_a 9.80）是因去甲基麻黄碱分子中 N 原子附近有吸电子的羟基存在。

苯异丙胺　　　甲基麻黄碱　　　托哌古柯碱　　　古柯碱

从诱导效应考虑，双键和羟基的吸电子诱导效应可使生物碱的碱性减弱，但在环叔胺分子中，氮原子的邻位如果有 α、β-双键或 α-羟基，且在立体条件许可情况下，则氮原子上的孤电子对可与双键的 π 电子或碳-氧单键的 δ 电子发生转位，使环叔胺变为季铵型而呈强碱性，如季铵型小檗碱。

醇胺型小檗碱　　　季铵型小檗碱

萝芙木中的蛇根碱（serpentine）分子中，N_2 位的 α、β-位有双键，N_1 位上的孤电子对参与了共轭体系，当互变异构时，N_1 可形成季铵型，而 N_2 成为 N_1 季铵的电子接受体，所以碱性较强。

蛇根碱　　　季铵型蛇根碱

（2）共轭效应：在生物碱分子中，如有供电子基团或吸电子基团和氮原子处在同一共轭体系中，可引起共轭效应。

1）吸电子基共轭效应：①苯胺型，苯胺氮原子上孤电子对与苯环 π 电子形成 p-π 共轭体系，其碱性（pK_a 4.58）比苄胺（pK_a 9.34）弱得多。例如，毒扁豆碱（physostigmine）分子中两个氮原子，N_1 的 pK_a 为 7.88 而 N_2 的 pK_a 为 1.76，两者碱性相差悬殊，原因是 N_2 处于 p-π 共轭体系中；②酰胺型，氮原子处于酰胺结构中，其孤电子对与羰基的 π 电子形成 p-π 共轭，碱性很弱，如胡椒碱（pK_a 1.42）。

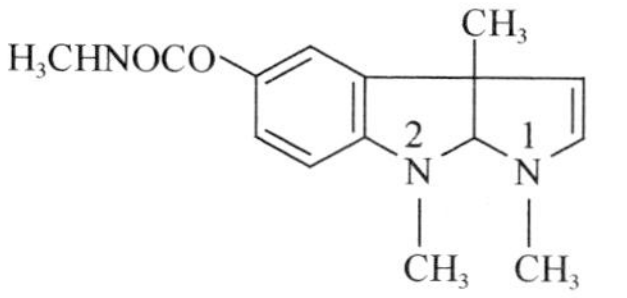

毒扁豆碱 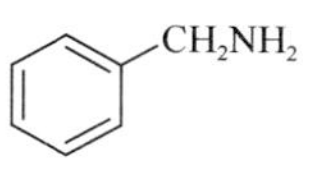　　苄胺 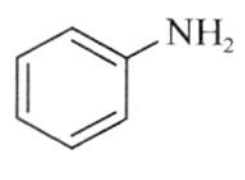　　苯胺

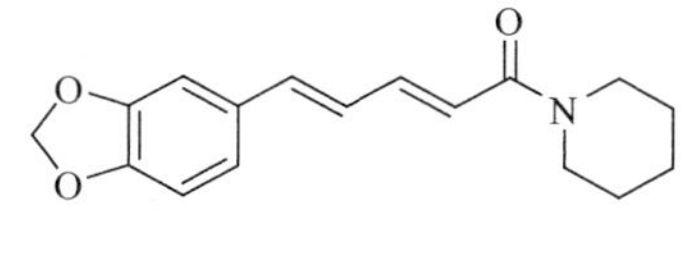

胡椒碱

2）供电子基共轭效应：并非所有的 p-π 共轭效应都降低碱性强度。当氮原子上孤电子对与供电子基发生共轭时，可使生物碱的碱性增强。例如，含胍基的生物碱多数呈强碱性，因为胍基接受质子后形成铵离子，呈更强的 p-π 共轭，体系稳定性增大而成为最强的碱（pK_a 13.6）。

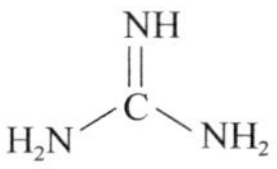

胍基

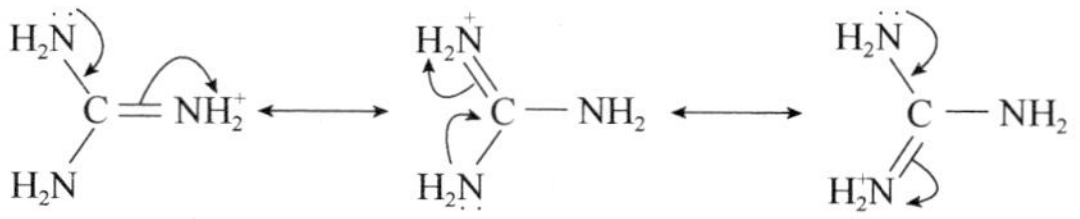

3. 立体因素　生物碱大多是稠环化合物，因此分子的立体结构对碱性也有一定影响。甲基麻黄碱（pK_a 9.30）的碱性弱于麻黄碱（pK_a 9.56），原因是甲基的空间位阻。东莨菪碱结构中 N 原子附近氧环的空间位阻，使其碱性（pK_a 7.50）弱于莨菪碱（pK_a 9.65）。

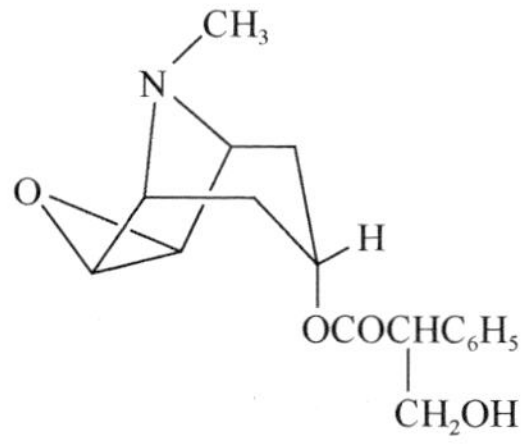

东莨菪碱 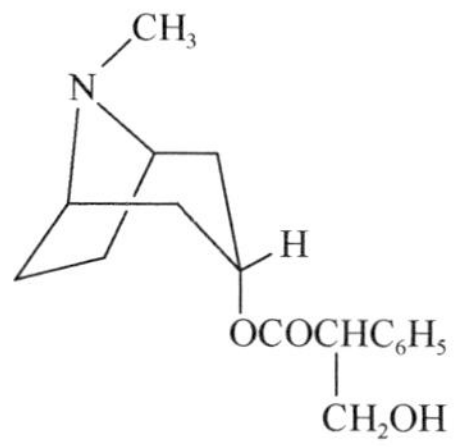　　莨菪碱

再比如，伯胺、仲胺和叔胺，供电诱导基团逐渐增加，碱性应该逐渐增强，但是叔胺碱性弱于仲胺，其原因是叔胺结构中的三个甲基阻碍了氮原子接受质子的能力，因而碱性降低。

NH_3　　$H_2N—CH_3$　　$H_3C—\overset{H}{\underset{}{N}}—CH_3$　　$H_3C—\overset{CH_3}{\underset{}{N}}—CH_3$
　　　　　（伯胺）　　　　（仲胺）　　　　　（叔胺）
pK_a 9.75　pK_a 10.64　　pK_a 10.70　　　pK_a 9.74

4. 氢键效应　生物碱的共轭酸盐若能生成稳定的分子内氢键，则其共轭碱的碱性较强。例如，质子化后钩藤碱盐（rhyncholphylline）的氮上氢可与酮基形成分子内氢键，较稳定，而异钩藤碱盐（isorhynchophylline）则无类似氢键的形成，故前者碱性（pK_a 6.32）大于后者（pK_a 5.20）。

钩藤碱　　　　　　　　异钩藤碱

生物碱种类繁多，结构复杂，影响其碱性的效应因素大多不止一种。因此，分析具体化合物碱性强弱时，应综合考察。总体来说，空间效应、共轭效应和诱导效应共存时，后者的影响较小。此外，除分子结构本身外，外界因素如溶剂、温度等也会影响生物碱的碱性强度。

第4节　提取分离

一、生物碱的提取

在生物碱的提取过程中首先要考虑生物碱的性质和存在形式，根据其自身特点选择合适的提取方法。

大多数生物碱的提取可使用溶剂提取法。提取速率与溶剂用量（一般8～10倍）、原料粉碎度、操作条件（如温度、搅拌）等因素有关。应注意提取生物碱类宜用新鲜原料并消除酶的活性。

（一）酸水提取法

此法适用于水溶性生物碱及中强碱性生物碱的提取。利用生物碱盐易溶于水的性质，或通过与酸水反应，将生物碱转变为水溶性比较大的盐，使其溶解在水溶液当中。一般用0.1%～1%的硫酸、盐酸、乙酸或酒石酸溶液为提取溶剂。在植物体内的生物碱大多以有机酸盐形式存在，酸水溶液可以使生物碱转变为水溶性较大的小分子盐，有利于提取。提取方法可以使用渗滤法或浸渍法，对于含淀粉少的药材可用煎煮法。酸水提取法的优点是提取效率高、操作简便、成本低；缺点是提取液体积较大，造成浓缩困难，且水溶液易霉变，水溶性杂质较多。

（二）醇类溶剂提取法

此法适用于各种生物碱，是利用醇性溶剂溶解性能的广泛性，使亲脂性强弱不同的游离生物碱及生物碱盐都被溶解提取出来。甲醇对生物碱盐类的溶解性比乙醇好，但甲醇具有一定毒性，故常用乙醇提取。醇类溶剂提取法的优点是适用于各种极性生物碱的提取，水溶性杂质少，易于浓缩，但脂溶性杂质较多，提取液常含有树脂及脂溶性色素等。

（三）亲脂性溶剂提取法

此法适用于亲脂性生物碱，因为大部分游离生物碱有较强的亲脂性，可用亲脂性有机溶剂如氯仿、乙醚、苯等提取。此法提取可先用氨水、石灰乳将药材粗粉湿润，使药材中生物碱盐转变为游离态，然后用亲脂性有机溶剂进行提取。该法提取生物碱选择性高，被提出的杂质少，所得产品较纯。缺点是其操作复杂，需反复提取，成本较高。提取流程见图12-1。

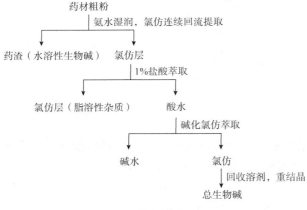

图12-1　亲脂性溶剂提取法流程图

二、生物碱的纯化

（一）离子交换树脂法

将酸水提取液与阳离子交换树脂（多用磺酸型）进行交换，使生物碱盐类的阳离子被交换而吸附，一些不能离子化的杂质则随溶液流出，达到分离的目的。交换后的树脂，用碱水（如10%氨水）碱化后，再用有机溶剂（如乙醚、氯仿、甲醇等）进行洗脱，回收溶剂得总生物碱。由于生物碱分子一般都比较大，宜选用低交联度（3%~6%）聚苯乙烯磺酸型树脂较适宜。生物碱的离子交换与碱化时的反应如下：

$$R^-H^+ + [BH]^+ \longrightarrow R^-[BH]^+ + H^+$$
阳离子型交换树脂　生物碱阳离子

$$R^-[BH]^+ + NH_3 \cdot H_2O \longrightarrow R^-NH_4^+ + B + H_2O$$
R 代表树脂　　　　B 代表生物碱

离子交换树脂法的优点是所得生物碱纯度高，有机溶剂用量少，树脂可反复使用。许多药用生物碱如东莨菪碱、奎宁、麦角碱、咖啡因、一叶萩碱等的纯化都是应用此法。

（二）雷氏铵盐沉淀法

此法主要用于季铵生物碱的纯化和分离。季铵生物碱极性大，易溶于水和酸水中。实验室常用雷氏铵盐沉淀法进行分离或纯化。雷氏铵盐沉淀法的具体操作如下：将含季铵生物碱的水溶液用盐酸调到弱酸性，加入新鲜配制的雷氏铵盐饱和水溶液至不再生成沉淀为止。滤取沉淀，用少量水洗涤 1~2 次，抽干，将沉淀溶于丙酮（或乙醇）溶液中，过滤，滤液即为雷氏生物碱复盐丙酮（或乙醇）液。向此滤液中加入饱和硫酸银水溶液，形成雷氏银盐沉淀，过滤，于滤液中加入计量 $BaCl_2$ 溶液，滤除沉淀，最后所得滤液即为季铵生物碱的盐酸盐。整个反应过程如下：

$$B^+ + NH_4[Cr(NH_3)_2(SCN)_4] \longrightarrow B[Cr(NH_3)_2(SCN)_4]\downarrow + NH_4^+$$

$$2B[Cr(NH_3)_2(SCN)_4] + Ag_2SO_4 \longrightarrow B_2SO_4 + 2Ag[Cr(NH_3)_2(SCN)_4]\downarrow$$

$$B_2SO_4 + BaCl_2 \longrightarrow BaSO_4\downarrow + 2BCl$$

三、生物碱的分离

（一）总生物碱的系统分离

经提取和精制后所得的生物碱，仍可能是一些结构相近、性质相似的混合物。因此可根据生物碱的碱性强弱或是否具酚性粗略分成不同的类别。总生物碱的系统分离流程如图 12-2 所示。

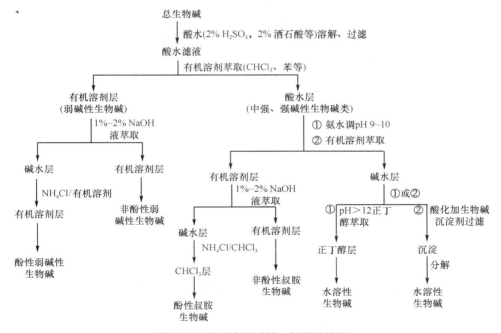

图 12-2　类别生物碱的一般分离流程

（二）单体生物碱的分离

单体生物碱的分离主要是利用待分离生物碱之间的结构、理化特性差异进行。常用以下几种方法：

1. 利用生物碱的碱性强弱不同进行分离 各单体生物碱的碱性之间存在一定的差异时，可采用pH梯度萃取法，具体操作方式有两种：一是将总碱溶于酸水中，逐步加入碱水，使pH由低到高增加，生物碱则由弱到强游离，用有机溶剂分别萃取，使碱性有差异的生物碱分离；另一种方法是将混合生物碱溶于有机溶剂中，用pH由高到低的酸性缓冲液萃取，按照碱性由强到弱的顺序将生物碱依次萃取出，然后将各部位缓冲液碱化，转溶于有机溶剂，回收溶剂即获得各个不同碱度的生物碱。进行pH梯度萃取法之前可用多层缓冲纸色谱做萃取分离的预实验，可有针对性地用各种不同pH缓冲溶液来萃取分离。

2. 利用生物碱的溶解度不同进行分离 利用各种生物碱在某种溶剂中溶解度差别的性质而达到分离目的。例如，汉防己中的两个主要生物碱：粉防己碱与防己诺林碱，它们都是双苄基异喹啉生物碱，但防己诺林碱的结构中比粉防己碱多一个隐性酚羟基，故极性大于粉防己碱，在冷苯中的溶解度小于粉防己碱，可借此将两者分离。

3. 利用生物碱盐的溶解度差异进行分离 生物碱可与盐酸、硫酸、苦味酸、氢溴酸等形成盐，这些盐在不同溶剂中溶解度不同，借此可达到分离目的。例如，金鸡纳树皮中四种生物碱奎宁、奎尼丁、金鸡宁丁和金鸡宁的分离。硫酸奎宁、酒石酸金鸡宁丁、氢碘酸奎尼丁均在水中溶解度较小，金鸡宁不溶于乙醚。据此在不同分离的步骤制备成相应的难溶盐类而彼此分离。分离流程见图12-3。

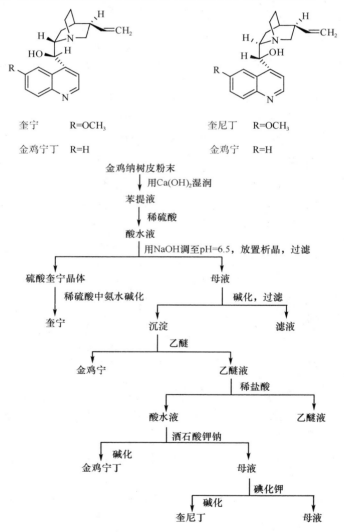

图12-3 从金鸡纳树皮中提取奎宁类生物碱流程

4. 色谱法 色谱法广泛地用于生物碱的分离。大多数采用吸附色谱，还可采用分配色谱、离子交换色谱、大孔树脂吸附色谱、葡聚糖凝胶色谱等进行分离。实际工作中，常运用中压或低压柱色谱、制备薄层色谱进行分离。天然产物成分较复杂，常需要若干方法交替或反复使用方可获得较好的分离效果。

（1）氧化铝吸附色谱：如小蔓长春花（*Vinca minor*）中阿朴长春花碱（apovincamine）和表长春花碱（epi-vincamine）的分离过程中，对游离混合生物碱采用氧化铝吸附柱色谱进行分离，方法是将分离长春花碱（vincamine）后的滤液抽干，用丙酮溶解后通过氧化铝吸附柱，并继续用正己烷-氯仿-甲醇梯度洗脱，得阿朴长春花碱、表长春花碱。

阿朴长春花碱　　　　表长春花碱

将分离阿朴长春花碱和表长春花碱后的氧化铝吸附柱，继续用正己烷-氯仿-甲醇梯度洗脱，得混合物，此混合物用制备薄层色谱（PTLC）分离，以乙醚-正己烷-甲醇（75：24：1）为展开剂，分得 N-metlylaspidospermidine、vincadifformine、长春辛（vincine）和长春胺（vincamidine）四种吲哚生物碱。

（2）硅胶吸附色谱：对华北白前（*Cynanchum hancockianum*）根中两个菲骈联吡啶类生物碱，采用硅胶进行色谱分离。分别以氯仿-甲醇不同浓度的混合溶剂洗脱，再精制得安托芬（antofine）和去甲安托芬（6-*O*-demethylantofine）两个化合物。

安托芬　　　　去甲安托芬

（3）硅胶分配色谱法：如三尖杉生物碱中三尖杉酯碱（harringtonine）与高三尖杉酯碱（homoharringtonine）同系物的分离。高三尖杉酯碱结构中多一个—CH_2—，亲脂性比三尖杉酯碱稍强，采用分配色谱时，高三尖杉酯碱先被洗脱，而三尖杉酯碱随后被洗脱。方法是以硅胶（100～160目）为支持剂，预先加约等量 pH5.0 缓冲液，充分研合均匀，再加适量氯仿，搅拌成糊状，湿法装柱，将样品的氯仿溶液上柱，用氯仿（预先用缓冲溶液饱和）洗脱，收集各流分，经薄层色谱检查合并为三部分，先洗脱出的为高三尖杉酯碱，最后洗脱出的为三尖杉酯碱，中间部分为二者混合物。

三尖杉酯碱　　高三尖杉酯碱

（4）离子交换树脂色谱：麻黄科植物草麻黄（*Ephedra sinica*）和木贼麻黄（*Ephedra equisetina*）含有六种以上生物碱，主要为（−）-麻黄碱，其次为（+）-伪麻黄碱和少量甲基麻黄碱、去甲基麻黄碱、甲基伪麻黄碱、去甲基伪麻黄碱。

5. 其他方法　生物碱分子中含有特殊基团如羟基、内酯或内酰胺等，可利用其性质进行分离。例如，酚羟基的弱酸性用于吗啡的分离，酯化用于美登木碱的分离，皂化用于喜树碱的分离，苦参碱分离中利用酰胺的开环和闭合反应等。

考点：生物碱各种提取方法的特点及适用范围；两种纯化方法的适用范围及原理；总生物碱系统分离流程图

第 5 节 鉴 别

一、化学鉴别

(一) 生物碱沉淀反应

生物碱在酸水条件下与某些试剂生成难溶于水的盐、复盐或配合物的反应，称为生物碱沉淀反应。与生物碱形成沉淀的化学试剂称为生物碱沉淀试剂。大多数 N 杂环类生物碱都能发生沉淀反应（咖啡因等不反应），N 在侧链的有机胺类生物碱不发生反应（如麻黄碱）。大多数沉淀反应在酸性水溶液中进行（少数如苦味酸在中性条件进行）。利用生物碱沉淀反应，可预测生物碱是否存在，在进行提取时可检识生物碱是否提取完全，也可用于生物碱的分离。常用沉淀试剂见表 12-1。

表 12-1 常用生物碱沉淀试剂

名称	试剂组成	生成物	备注
碘-碘化钾（Wagner 试剂）	$KI\text{-}I_2$	棕色或褐色沉淀	
碘化汞钾（Mayer 试剂）	$HgI_2 \cdot 2KI$	类白色沉淀	试剂过量，沉淀又被溶解
碘化铋钾（Dragendorff 试剂）	$BiI_3 \cdot KI$	红棕色沉淀	改良碘化铋钾试剂常用于薄层色谱显色
硅钨酸（10%）（Bertrand 试剂）	$SiO_2 \cdot 12WO_3 \cdot 26H_2O$	淡黄色或灰白色沉淀	
磷钼酸	$H_3PO_4 \cdot 12MoO_3 \cdot H_2O$	生成白色至黄褐色无定形沉淀，加氨水转变成蓝色	
苦味酸（Hager 试剂）	2,4,6-三硝基苯酚	晶形沉淀	反应必须在中性条件下进行，产生的结晶可用于鉴定和含量测定
硫氰酸铬铵（雷氏铵盐）	$NH_4[Cr(NH_3)_2(SCN)_4]$	生成难溶性复盐，往往有一定晶形和熔点（或分解点）	用于分离及含量测定

干扰生物碱沉淀反应的主要是一些水溶性杂质，如酸水提取液中的蛋白质、氨基酸、多肽、鞣质等。为提高检出的准确性，可先使生物碱与蛋白质等水溶性杂质分离，然后再进行生物碱沉淀反应。也可采取薄层色谱或纸色谱方法，将粗提液展开后，再用生物碱沉淀试剂显色，观察有无生物碱的色斑。

考点： 各种沉淀试剂的名称及反应现象

(二) 生物碱显色反应

生物碱能和一些试剂反应生成不同颜色的产物，该类反应称为生物碱显色反应，所使用的化学试剂称为生物碱显色试剂。显色反应主要用于生物碱的检识和区别个别生物碱，生物碱显色试剂也可能与一些生物碱不显色。由于影响色泽的因素较多，所以生物碱显色试剂不如沉淀试剂应用广泛。常见的生物碱显色试剂见表 12-2。

表 12-2 常用的生物碱显色反应试剂

名称	试剂组成	生物碱及反应结果
Fröhde 试剂	1%钼酸钠或 5%钼酸铵的浓硫酸溶液	乌头碱呈黄棕色 吗啡呈紫色转棕色 可待因呈暗绿色～淡黄色
Mandelin 试剂	1%钒酸铵的浓硫酸溶液	阿托品呈红色 奎宁呈橙色 吗啡呈蓝紫色 可待因呈蓝色 士的宁呈蓝紫色～红色

续表

反应名称	试剂	生物碱及反应结果
Marquis 试剂	浓硫酸中含有少量甲醛	吗啡呈橙色～紫色
		可待因呈洋红色～黄棕色

二、色谱鉴别

（一）薄层色谱法

生物碱的薄层色谱，常以硅胶或氧化铝为吸附剂。展开剂以苯或氯仿为主要组成，再根据生物碱的极性强弱加入其他溶剂进行调整。总之，须使展开剂的极性与生物碱的极性相似，才能获得单一而集中的斑点。如采用弱酸性硅胶作吸附剂，碱性强的生物碱在层析板上易出现拖尾现象或分离不理想。可采用以下方法：①铺板时加一定量的氢氧化钠水溶液，碱化硅胶薄层板；②在中性展开剂中加入一定量的二乙胺或氨水；③在层析缸中放一盛有氨水的小杯，使生物碱的薄层色谱在碱性环境中进行。碱性氧化铝呈碱性，可不经处理直接使用。

吸附色谱难以鉴别的一些结构相似的生物碱，可采用分配色谱法，以纤维素或硅胶为支持剂、甲酰胺为固定相、氯仿或苯（用固定相饱和）为移动相进行展开，可以获得较满意的结果。层析后，可在可见光或紫外灯下观察具有颜色或荧光的生物碱斑点。不能直接观察到颜色的生物碱常用改良碘化铋钾试剂显色，一般显橘红色。此外，也可用碘铂酸（H_2PtI_6）试剂、三氯化锑试剂、硫酸铈的硫酸（或磷酸）溶液作显色剂，不同生物碱产生不同的颜色。

（二）纸色谱法

生物碱的纸色谱，主要是指以水为固定相的分配层析。根据生物碱在不同的 pH 条件下存在状态不同，可分为两种层析形式。当生物碱以离子状态层析时，要调节溶剂系统至一定程度的酸性，以保证在层析过程中全部样品都能离子化。如溶剂系统不能使生物碱全部离子化，则只有一部分生物碱成为离子，由于离子化的生物碱的极性较同一生物碱分子状态的极性大，层析后前者的 R_f 值比后者小。但由于二者是同一化合物的离子和分子，其 R_f 值相差小。生物碱以离子状态层析最常用的溶剂系统为正丁醇∶乙酸∶水（4∶1∶5，上层）。另一种方法是将滤纸预先用一定 pH 的缓冲液处理，再用极性较小的溶剂系统展开，或用多缓冲纸层析的方法，均能获得较好分离效果。当生物碱以分子状态层析时，溶剂系统以偏碱性的、亲脂性较强的流动相组成。实际应用中常将甲酰胺加到滤纸上代替水作固定相，以亲脂性溶剂如苯、氯仿或乙酸乙酯等（预先都用甲酰胺饱和）作为移动相，可得到满意的分离效果。纸色谱法的显色试剂与薄层色谱法相同。

（三）高效液相色谱法

对结构相似的生物碱用高效液相色谱法可得到良好的分离效果。常用反相分配色谱，固定相用 C_{18}（C_8）烷基键合硅胶（要求游离硅醇基少，以防与生物碱作用产生严重拖尾），流动相常用甲醇-水、乙腈-水或磷酸缓冲液等。在实验条件相同时，被测样品与生物碱对照品保留时间相同，则为同一化合物；如果实验条件不同，可将适量已知对照品加入被测试样中，在一定色谱条件下测定，峰面积增加的生物碱与已知对照品为同一化合物。

第6节 提取分离实例

一、麻黄生物碱的提取、分离和鉴别

麻黄为麻黄科植物草麻黄（*Ephedra sinica*）、中麻黄（*Ephedra intermedia*）或木贼麻黄（*Ephedra equisetina*）的干燥草质茎。麻黄具有发汗散寒，宣肺平喘，利水消肿等功能，用于风寒感冒、胸闷喘咳、风水浮肿、支气管哮喘等。

（一）化学成分

麻黄中含有多种生物碱，以麻黄碱为主，占总生物碱的 80%～85%，其次是伪麻黄碱等，均为有机胺类生物碱。

l-麻黄碱（1R，2S）
d-伪麻黄碱（1S，2S）

R=H,R'=CH₃　l-麻黄碱
R=R'=CH₃　l-甲基麻黄碱
R=R'=H　l-去甲麻黄碱

d-伪麻黄碱
d-甲基伪麻黄碱
d-去伪麻黄碱

麻黄碱有收缩血管、兴奋中枢作用，而伪麻黄碱有升压、利尿作用。

（二）理化性质

麻黄碱和伪麻黄碱为无色结晶，有挥发性，可用水蒸气蒸馏法提取。

麻黄碱和伪麻黄碱结构中的氮原子在侧链上，为仲胺生物碱，碱性较强。伪麻黄碱的碱性（pK_a=9.74）略强于麻黄碱（pK_a=9.58），是由于伪麻黄碱的共轭酸与 C_1-OH 形成分子内氢键稳定性大于麻黄碱。

麻黄碱和伪麻黄碱易溶于氯仿、乙醇和苯等溶剂，但在水中的溶解度不同，麻黄碱可溶于水，而伪麻黄碱难溶于水，是因为伪麻黄碱形成较稳定的分子内氢键。麻黄碱盐与伪麻黄碱盐的溶解性能不完全相同，可利用此性质分离（表 12-3）。

表 12-3　l-麻黄碱和 d-伪麻黄碱溶解性能比较

名称	水	氯仿
l-麻黄碱	可溶	易溶
d-伪麻黄碱	难溶	易溶
盐酸 l-麻黄碱	易溶	不溶
盐酸 d-伪麻黄碱	易溶	可溶
草酸 l-麻黄碱	难溶	—
草酸 d-伪麻黄碱	易溶	—

考点：麻黄碱与伪麻黄碱的分离原理

（三）提取分离

1. 溶剂法　根据麻黄碱和伪麻黄碱易溶于有机溶剂的性质，将麻黄水浸液用甲苯萃取，甲苯层流经草酸溶液，使两种生物碱均转变为草酸盐，因两者在水中溶解度不同而分离。流程见图 12-4。

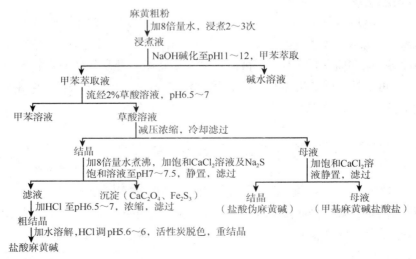

图 12-4　溶剂法提取麻黄生物碱

2. **水蒸气蒸馏法** 麻黄碱和伪麻黄碱具有挥发性，能随水蒸气蒸馏，再利用两种化合物的草酸盐在水中溶解度不同而分离。本方法的优点是操作简便而安全，但是麻黄草需经过煎煮、浓缩和蒸馏等高温过程，使部分麻黄碱分解而影响产品质量和收率。

3. **离子交换树脂法** 利用生物碱盐可与强酸型阳离子交换树脂发生交换，而麻黄碱的碱性弱于伪麻黄碱，加入适量的碱液，使麻黄碱先从树脂柱上洗脱下来，从而使两者分离。流程见图12-5。

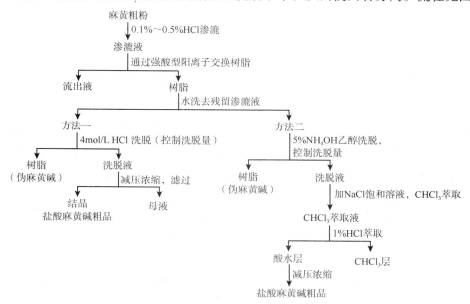

图 12-5　离子交换树脂法提取麻黄生物碱

（四）鉴定

1. **化学方法** 麻黄碱和伪麻黄碱皆为仲胺衍生物，具有挥发性，不易和生物碱沉淀试剂发生沉淀。可选用下列两种方法鉴别：

（1）二硫化碳-硫酸铜反应：在麻黄碱或伪麻黄碱的乙醇溶液中，加二硫化碳、硫酸铜和氢氧化钠试剂各1滴，可产生黄棕色沉淀。

（2）铜络盐反应：在麻黄碱或伪麻黄碱的水溶液中加硫酸铜试剂和氢氧化钠试剂，溶液呈蓝紫色。加入乙醚振摇放置后，乙醚层显紫红色，水层变蓝色。

紫红色铜络盐可溶于乙醚，在水中转变成四水合物显蓝色。

2. **气相色谱法** 采用气相色谱法，可同时测定麻黄碱和伪麻黄碱等6种生物碱，方法灵敏、准确、快速。

色谱柱：HP-5石英毛细管柱，5.25m×2mm，柱温90℃（1min）→梯度升温（3℃/min）→124℃（3min）→梯度升温（20℃/min）至250℃。

检测器：NPD。He（载气）1.4ml/min，H_2 3.2ml/min，空气90ml/min。检测器温度280℃，进样口220℃。可用二苯胺作内标物。

二、颠茄生物碱的提取、分离和鉴定

颠茄生物碱主要包括莨菪碱、东莨菪碱、樟柳碱、山莨菪碱等，是存在于茄科植物颠茄、莨菪、曼陀罗、洋金花、山莨菪等药材中的生物碱。莨菪碱和阿托品有解痉、镇痛、解救有机磷中毒和散大瞳孔等作用。东莨菪碱的生物活性与莨菪碱相似，常作为防晕药和狂躁性精神病镇静药，并能产生全身性麻醉，用于全身麻醉前给药及镇痛。山莨菪碱和樟柳碱有明显的抗胆碱和改善微循环作用，樟柳碱抑制唾液分泌及扩瞳作用弱于阿托品（为莨菪碱的消旋体）但比山莨菪碱强，毒性却比山莨菪碱及阿托品小得多，此外，樟柳碱在治疗眼科疾病方面具有良好的效果。

1. **结构与性质** 莨菪碱是由莨菪醇与莨菪酸缩合成的酯类化合物。

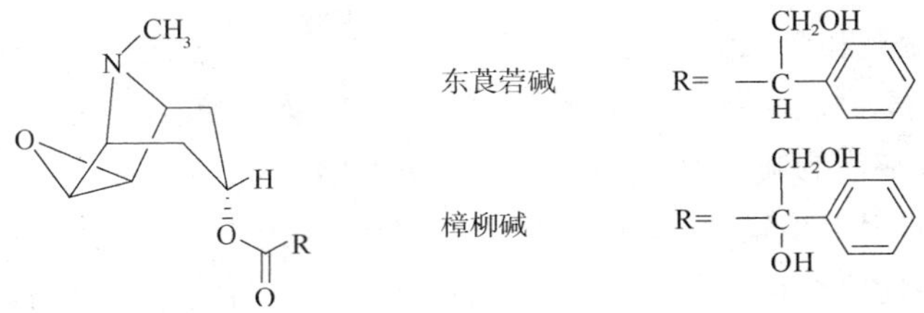

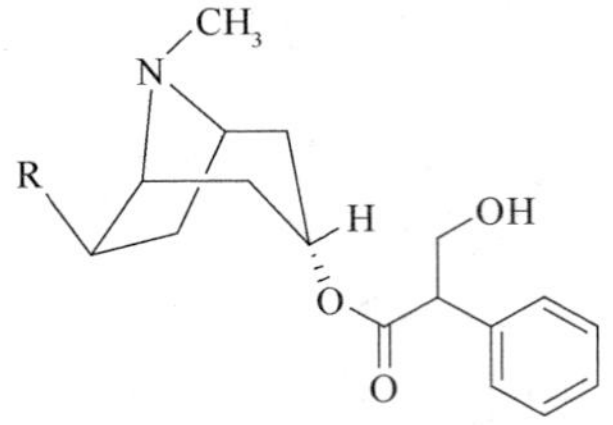

莨菪碱分子中虽有 4 个手性碳原子，但只有莨菪酸部分的手性碳原子能产生光学活性，莨菪醇部分的 3 个手性碳原子不能产生光学异构现象。东莨菪碱和樟柳碱与莨菪碱相似，但山莨菪碱由于 6-位的羟基，破坏了莨菪烷原有的对称性，所以不仅多 1 个手性碳原子，而且使所有手性碳原子都有光学活性。山莨菪碱的左旋光性是几个手性碳原子光学活性的总和。莨菪碱分子中莨菪酸部分的手性碳原子上的氢位于羰基的 α 位，容易产生互变异构，当莨菪碱和碱液接触或受热时容易消旋化，转变为莨菪醇的消旋莨菪酸酯（阿托品），无旋光性，而东莨菪碱、山莨菪碱和樟柳碱都呈左旋光性。

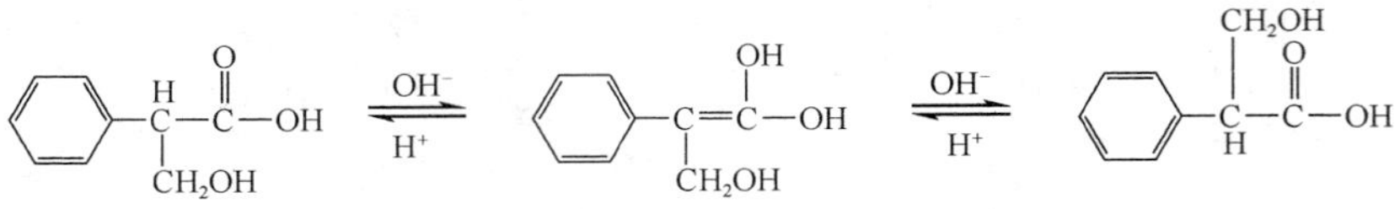

莨菪酸的互变异构

颠茄类生物碱的分子中的叔氮原子结合在环内，呈碱性反应。比较此 4 种生物碱分子中氮原子的化学环境可以看出：东莨菪碱和樟柳碱的分子中 6,7-位有氧环，对氮原子的孤电子对产生显著的空间阻碍，使氮原子不易给出电子，所以碱性较弱。山莨菪碱分子 6-位羟基对其氮原子也能产生立体阻碍，但不如东莨菪碱氧环影响大，所以山莨菪碱的碱性虽弱，但比东莨菪碱和樟柳碱强。莨菪碱和阿托品分子中不存在立体阻碍，所以它们的碱性在这几种生物碱中最强。

此类生物碱的分子中都是氨基醇的酯类，容易被水解，特别是在碱性水溶液中更容易水解生成莨菪醇和莨菪酸。因此，操作流程中应减少此类生物碱与碱液接触的时间。东莨菪碱具有较强的亲水性，可能与其分子中环氧醚键有关。樟柳碱的性质与东莨菪碱相似，也具较强的亲水性。

2. 检识反应

（1）氯化汞试剂反应：阿托品与氯化汞的乙醇溶液反应生成黄色沉淀，加热后转为红色。

$$2B + HgCl_2 + H_2O \xrightarrow{\text{加热}} HgO + 2B \cdot HCl$$

东莨菪碱碱性较阿托品弱，无此反应，与氯化汞反应只生成白色的分子复合物沉淀。

（2）硝基醌（Vitali）反应：莨菪碱、东莨菪碱和山莨菪碱用发烟硝酸处理，其分子中的莨菪酸部分硝基化，生成三硝基衍生物，再与碱性醇反应，导致分子内双键重排，生成醌样结构的衍生物而呈现颜色，先显深紫色，后转暗红色，最后颜色消失。

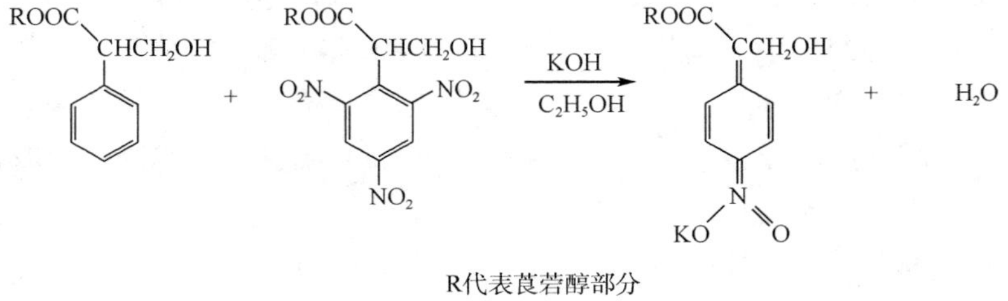

R 代表莨菪醇部分

（3）过碘酸-乙酰丙酮缩合反应：樟柳碱分子中的羟基莨菪酸部分，具有α-羟基醇结构，可被过碘酸氧化生成甲醛，然后与乙酰丙酮在乙酸铵溶液中加热，缩合形成二乙酰基二甲基二氢吡啶（DDL）而显黄色，此反应可用于樟柳碱的鉴别和含量测定。

$$R-OC-C-C_6H_5 \xrightarrow{H_5IO_6} R-OC-C-C_6H_5 + HCHO + H_2O$$

$$HCHO + 2H_3C-CO-CH_2-CO-CH_3 + CH_3COONH_4 \longrightarrow \text{(DDL)} + CH_3COOH + 3H_2O$$

3. 提取与分离

自颠茄中提取莨菪碱并转为阿托品，流程见图12-6。

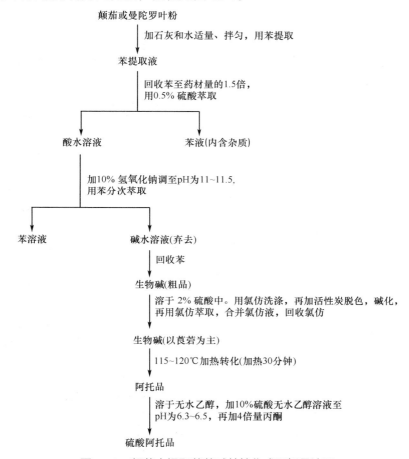

图12-6 颠茄中提取莨菪碱并转化成阿托品流程

工艺流程分析及注意事项：原料药粉末用石灰水浸润，主要目的使生物碱游离出来，以便于用苯萃取；萃取时所用的稀硫酸浓度控制在0.5%左右以中和过量的碱液，使莨菪碱转化为盐，使之易溶解于水；用氢氧化钠调节pH至11~11.5时生物碱会游离出来，便于萃取，但碱性不能太强，否则酯键会发生水解反应；用氯仿洗涤，目的是去除粗品中的脂溶性成分；提取得到的生物碱在115~120℃加热30分钟使莨菪碱分子中莨菪酸部分的手性碳原子通过稀醇化作用而消旋成阿托品，除加热外，也可通过酸碱催化进行消旋化。

自 测 题

一、选择题

（一）A 型题（最佳选择题）。每道题的备选项中，只有一个最佳答案。

1. 小檗碱的结构类型是（　　）
   A. 喹啉类　　B. 异喹啉类　　C. 哌啶类
   D. 有机胺类　　E. 吲哚类

2. 比季铵类生物碱碱性更强的是下列哪个（　　）
   A. 脂肪胺　　B. 芳香胺　　C. 胍基
   D. N-芳香杂环　　E. N-烷杂环

3. 下列生物碱类型碱性最强的是（　　）
   A. 伯胺类　　B. 仲胺类　　C. 叔胺类
   D. 季铵类　　E. 酰胺类

4. 从水中萃取水溶性生物碱常用的溶剂为（　　）
   A. 乙醚　　B. 甲醇　　C. 乙醇
   D. 正丁醇　　E. 苯

5. 伪麻黄碱的碱性强于麻黄碱的原因是（　　）
   A. 氮原子杂化方式　　B. 诱导效应
   C. 共轭效应　　D. 空间效应
   E. 氢键效应

6. 莨菪碱的碱性强于东莨菪碱的原因是（　　）
   A. 氮原子杂化方式　　B. 诱导效应
   C. 共轭效应　　D. 空间效应
   E. 氢键效应

7. 酰胺类生物碱碱性较弱的原因是（　　）
   A. 氮原子杂化方式　　B. 诱导效应
   C. 共轭效应　　D. 空间效应
   E. 氢键效应

8. 用来分离麻黄碱和伪麻黄碱的试剂是（　　）
   A. 盐酸　　B. 硫酸　　C. 乙酸
   D. 草酸　　E. 碱水

9. 除去黄柏水提取液中的多糖可加入（　　）
   A. 乙醚　　B. 石灰乳　　C. 氢氧化钠
   D. 苯　　E. 盐酸

10. 氮原子杂化后，碱性强弱顺序正确的是（　　）
    A. $sp^3 > sp^2 > sp$　　B. $sp^3 > sp > sp^2$
    C. $sp > sp^2 > sp^3$　　D. $sp^2 > sp^3 > sp$
    E. $sp > sp^3 > sp^2$

11. 下列植物富含小檗碱的是（　　）
    A. 防己　　B. 苦参　　C. 三颗针
    D. 洋金花　　E. 川乌

12. 乌头中所含生物碱的结构类型是（　　）
    A. 有机胺类　　B. 吡啶类
    C. 异喹啉类　　D. 萜类
    E. 莨菪烷类

13. 下列可用于区分吗啡和可待因的试剂为（　　）
    A. Mayer 试剂　　B. Dragendorff 试剂
    C. Mandelin 试剂　　D. Wagner 试剂
    E. Macquis 试剂

14. 下列哪种生物碱沉淀试剂在中性条件下反应（　　）
    A. 雷氏铵盐　　B. 碘-碘化钾
    C. 碘化铋钾　　D. 苦味酸
    E. 硅钨酸

15. 阿托品的结构类型属于（　　）
    A. 有机胺类生物碱
    B. 吗啡烷类生物碱
    C. 莨菪烷类生物碱
    D. 原小檗碱型生物碱
    E. 双苄基异喹啉类生物碱

（二）X 型题（多项选择题）。每道题的备选项中至少有两个正确答案。

1. 亲水性生物碱常指（　　）
   A. 两性生物碱　　B. 季铵生物碱
   C. 游离生物碱　　D. 仲胺生物碱
   E. 具有 N→O 配位键的生物碱

2. 影响生物碱的碱性强弱的因素有（　　）
   A. 立体效应　　B. 诱导效应
   C. 共轭效应　　D. 氮原子杂化方式
   E. 氢键效应

3. 下列属于有机胺类生物碱的是（　　）
   A. 苦参碱　　B. 益母草碱
   C. 麻黄碱　　D. 秋水仙碱
   E. 小檗碱

4. 常用的检识生物碱的色谱方法有（　　）
   A. 活性炭薄层色谱法　　B. 硅胶薄层色谱法
   C. 氧化铝薄层色谱法　　D. 聚酰胺薄层色谱法
   E. 纸色谱法

5. 下列含有小檗碱的药材有（　　）
   A. 黄连　　B. 黄柏　　C. 三颗针
   D. 洋金花　　E. 防己

6. 可用于分离伪麻黄碱和麻黄碱的方法有（　　）
   A. 雷氏铵盐沉淀法　　B. pH 梯度萃取法
   C. 乙酸铅沉淀法　　D. 草酸沉淀法
   E. 阳离子交换树脂法

7. 植物体内的生物碱的存在形式有（　　）
   A. 有机酸盐　　B. 无机酸盐　　C. 苷类形式
   D. 游离形式　　E. 配合物形式

8. 硅胶薄层色谱法检识生物碱时，若用碱性展开剂，常用的碱有（　　）
   A. 碳酸钠　　B. 碳酸氢钠　　C. 氨水
   D. 氢氧化钠　　E. 二乙胺

二、问答题

1. 比较下列试剂碱性强弱，简要说明原因。

(1)

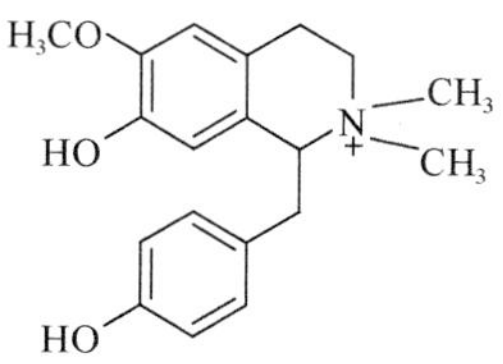

A. 厚朴碱 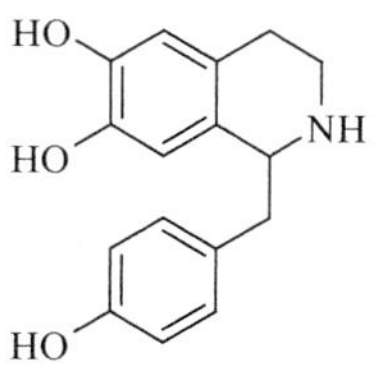　　B. 去甲乌药碱

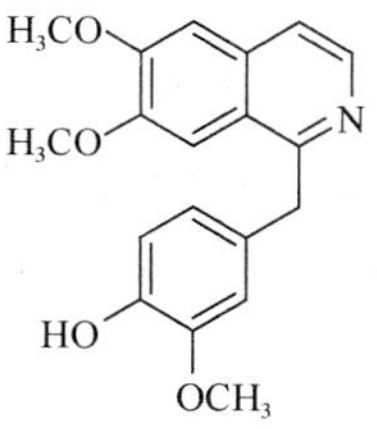

C. 罂粟碱

(2)

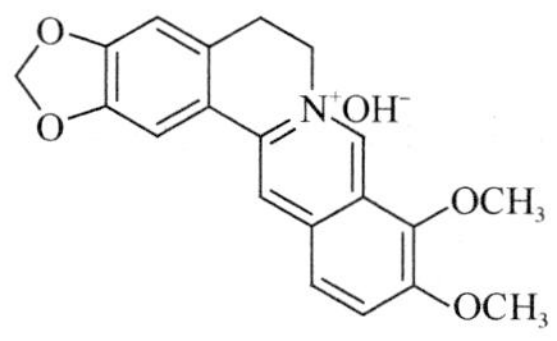

A 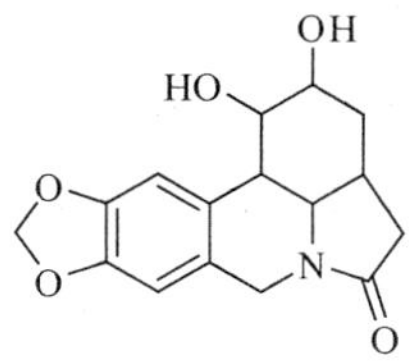　　B

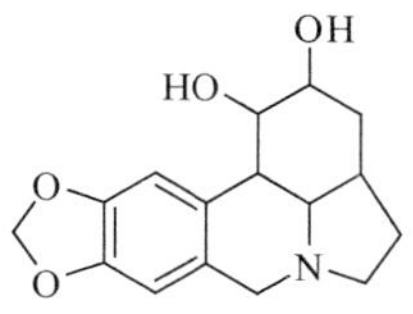

C 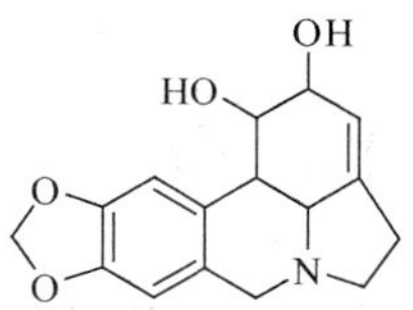　　D

2. 大多数生物碱碱性的来源是什么？影响碱性强弱的因素包括什么？

3. 某植物药中含有下列 A、B、C 三种生物碱及水溶性、脂溶性杂质，试设计提取与分离三种生物碱的实验流程。

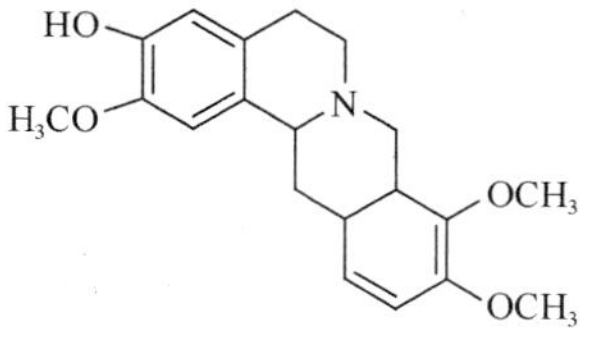

A 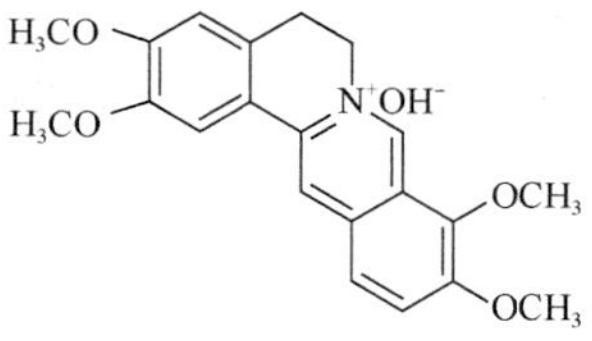　　B

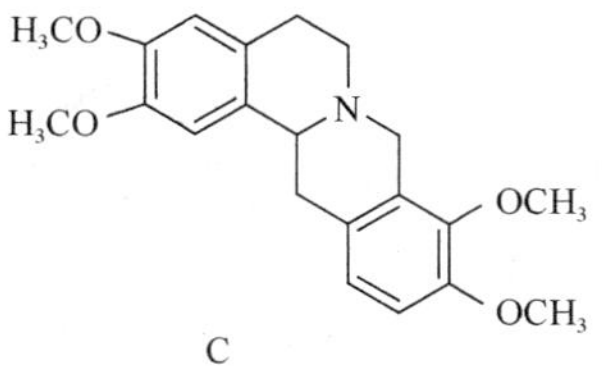

C

（李　喆）

第13章
其他类成分

在天然药物中，除了之前章节学习的主要成分以外，还有一些成分逐渐被发现也具有良好的生理活性，如五倍子、地榆中含有较多的鞣质，天花粉中的蛋白质类成分，金银花中的有机酸类成分等，此发现表明了传统的"无效成分"向有效成分的转变。本章主要介绍鞣质、有机酸、氨基酸、蛋白质、海洋天然药物等主要活性成分。

第1节 鞣 质

一、概 述

鞣质（tannin）又称单宁或鞣酸（tannic acid），是广泛存在于植物中的一类结构较为复杂的多元酚类化合物。因能与兽皮中的蛋白质结合，生成致密而柔韧的皮革而得名，是一类分子较大、结构复杂的多元酚类化合物。

鞣质广泛分布于植物界，化合物数量多，类型广，亦具有多方面的生物活性。现代研究表明，鞣质类化合物具有抗肿瘤、抗氧化、抗病毒、抗过敏、收敛止泻等作用。因此，研究鞣质类成分具有重要的临床意义和应用前景。

二、结 构 分 类

根据鞣质的性质，鞣质分为可水解鞣质和缩合鞣质两类。

（一）可水解鞣质

可水解鞣质由于分子中含有酯键和苷键，因此在酸、碱或酶的作用下，可水解成小分子的简单化合物，进而失去鞣质的性质。根据水解的主要产物（酚酸及其多元醇）不同，可水解鞣质又分为没食子酸鞣质和逆没食子酸鞣质两类。

1. 没食子酸鞣质 水解后能生成没食子酸和糖（或多元醇），如五倍子和大黄中的鞣质。目前，在大黄鞣质中已分离出没食子酰-β-D-葡萄糖，水解后即生成没食子酸和 D-葡萄糖。

没食子酰-β-D-葡萄糖　　　　没食子酸

2. 逆没食子酸鞣质 其化学结构组成较为特殊，由六羟基联苯二甲酸或与其有生源关系的酚羧酸与多元醇（多以葡萄糖为主）结合形成酯，水解后能生成逆没食子酸和葡萄糖，或同时有黄没食子酸产生。中药诃子中的鞣质也是一种混合鞣质，水解后可产生黄没食子酸，黄没食子酸脱水产生逆没食子酸。

六羟基联苯二甲酸　　逆没食子酸　　黄没食子酸

考点：鞣质的分类

（二）缩合鞣质

此类鞣质不含酯键和苷键，在酸、碱、酶的环境中均不能水解，但是能够缩合成不溶于水的高分子化合物，为棕红色沉淀，故又名鞣红、鞣酐。在天然药物中分布广泛，天然鞣质大多属于此类，如茶叶、麻黄、虎杖、肉桂等都含有缩合鞣质。

缩合鞣质的化学结构较为复杂，目前多认为是由儿茶素等黄烷-3-醇或黄烷-3,4-二醇类以 C—C 键缩合而成，因此又称为黄烷类鞣质。儿茶素不是鞣质，但作为鞣质的前体物发生聚合反应，逐渐显现出鞣质的性质，且随着聚合度的增加而增强。

（+）-儿茶素　　　肉桂鞣质

考点：鞣红形成的原因

三、理化性质与鉴别反应

（一）物理性质

多数为灰白色无定形粉末，多具有吸湿性。极性较强，溶于水、甲醇、乙醇、丙酮，可溶于乙酸乙酯、丙酮和乙醇的混合溶液，难溶于乙醚、苯、氯仿、石油醚等亲脂性强的有机溶剂。

（二）化学性质

1. **还原性**　鞣质含有较多的酚羟基，还原性强，能还原斐林试剂，可使高锰酸钾褪色。

2. **与蛋白质的作用**　鞣质可与蛋白质结合形成不溶于水的沉淀。实验室中多用明胶沉淀鞣质，此法可作为溶液提纯、检识鞣质的常用方法。

3. **与三氯化铁的作用**　鞣质的水溶液可与 $FeCl_3$ 生成蓝黑色、绿黑色溶液或生成沉淀，可作为鞣质的检识方法。市场上蓝黑墨水的生产就是利用此性质。

4. **与重金属盐的作用**　鞣质的水溶液能与重金属盐，如乙酸铅、乙酸铜或碱土金属的氢氧化物溶液生成沉淀，也可作为鞣质的提纯、分离及检识方法。

5. **与生物碱的作用**　鞣质的水溶液可与生物碱生成难溶或不溶性的沉淀，可作为生物碱的沉淀试剂，也可作为鞣质的提纯方法。

6. **与铁氰化钾氨溶液的作用**　鞣质可与铁氰化钾氨溶液反应，起初显示深红色，并很快变成棕色。

（三）鉴别

1. **三氯化铁反应**　鞣质中含有多个酚羟基，利用其与三氯化铁的作用性质，可进行鉴别反应。通常情况下，可水解鞣质显蓝色或蓝黑色，缩合鞣质呈绿色或墨绿色。

2. **氯化钠-明胶反应**　明胶是一种蛋白质，氯化钠-明胶试剂在水溶液中能与鞣质产生类白色的浑浊或沉淀。明胶不溶于乙醇，因此本反应只能在水溶液中进行，所用试剂需新配制。

3. **松木片试验**　以松木片浸蘸供试溶液后，晾干，再滴加或浸蘸少量浓盐酸，加热烤干，若出现红色或红紫色为缩合鞣质的反应。一般认为此反应是缩合鞣质中的间苯二酚或间苯三酚的反应，所以可水解鞣质无此反应。

考点：鞣质的化学性质分类；鉴别方法

四、提取与分离

（一）提取

鞣质由于多元酚结构，在水、氧气、光照和酶的作用下易发生变质，因此在提取鞣质时宜选取新鲜的植物原料，并尽快提取，干燥原料时也应快速完成。

在提取时应选择水、低级醇、丙酮等极性强的溶剂，提取温度不宜超过50℃，可采用浸渍法或渗漉法，提取液减压浓缩，即得鞣质的粗提物。

（二）分离

由于鞣质的粗提物成分复杂，需要多步分离、提纯。通常先用氯仿、乙醚等溶剂对粗提取液进行萃取，以除去脂溶性杂质；然后用乙酸乙酯萃取，以除去水溶性大的杂质，得到较纯的鞣质。

目前，柱色谱法是制备鞣质的最主要方法。用葡聚糖凝胶 Sephadex LH-20 为固定相，分别用水、水-醇、水-丙酮为洗脱剂，可得到不同组分的鞣质。

五、除去鞣质的方法

鞣质的结构不稳定，易发生变质，严重影响药物制剂的稳定性；同时由于鞣质具有收敛性，肌内注射能引起局部硬结和疼痛，因此在天然药物制剂的制备过程中，鞣质常常作为杂质必须除去。常用方法主要有以下几种：

（一）热处理法

鞣质的水溶液是胶体溶液，在高温下稳定性被破坏而引起胶粒聚集，放冷后会形成沉淀析出，过滤除去。

（二）明胶沉淀法

在含鞣质的水溶液中加入 4%明胶溶液，两者会形成不溶于水的沉淀，滤除。滤液中加入适量乙醇，可使过量的明胶产生沉淀，最后回收乙醇即可。

（三）石灰法

利用碱土金属的氢氧化物溶液可使鞣质生成沉淀的性质，向含鞣质的水溶液中加入氢氧化钙，使鞣质沉淀除去。也可以在提取之前，将药物粉碎后加入石灰乳，使鞣质形成沉淀留于药材渣中，不被提取。

（四）铅盐沉淀法

在含鞣质的水溶液中加入饱和的乙酸铅溶液，使鞣质沉淀完全，过滤。滤液再用常法脱铅。

（五）聚酰胺吸附法

在含醇溶液中，聚酰胺颗粒对鞣质的吸附力（多元酚，氢键吸附）明显大于对其他有效成分的吸附力，因此在天然药物的乙醇提取液中加入适量聚酰胺颗粒以吸附鞣质，加热回流后过滤，可较好地除去鞣质。聚酰胺颗粒经处理后可重复使用。

考点：除去鞣质常用的几种方法

第2节 有 机 酸

有机酸是指分子式中含有羧基（不包括氨基酸）的一类化合物，在植物体中广泛存在，具有良好的生物活性，多与钾、钠、钙等金属阳离子或生物碱结合成盐存在，也有以结合成酯的形式存在。常见成分如金银花中的绿原酸，当归中的阿魏酸、香草酸，丹参中的丹参素、丹酚酸。

一、结构分类

有机酸按照结构特点主要分为脂肪有机酸和芳香有机酸两类。

（一）脂肪有机酸

根据分子中是否有双键，分为饱和脂肪酸和不饱和脂肪酸。又根据分子中含有的羧基的数目不同分为一元酸、二元酸和多元酸。

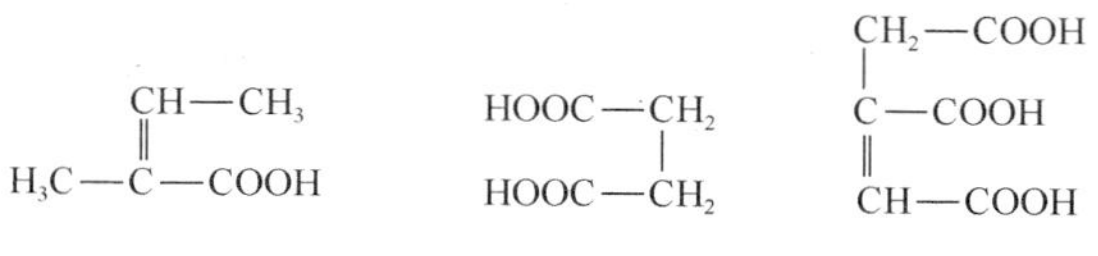

当归酸　　　琥珀酸　　　乌头酸

（二）芳香有机酸

分子中含有芳香环结构，如咖啡酸、桂皮酸。

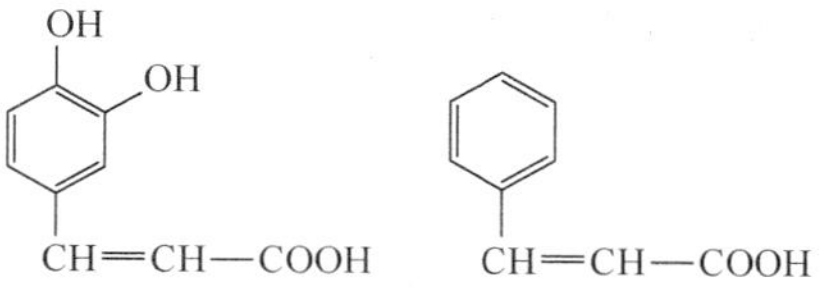

咖啡酸　　　桂皮酸

二、理化性质

（一）性状

低级脂肪酸（C≤8）和不饱和脂肪酸在常态下多为液体，高级脂肪酸、饱和脂肪酸和芳香酸多是固体。

（二）溶解性

低级脂肪酸可溶于水和乙醇，但随着碳链增加，脂溶性显著增加；分子中的极性基团越多，水溶性越大。高级脂肪酸和芳香酸不溶于水，可溶于热乙醇、苯、氯仿、乙醚等有机溶剂。

（三）酸性

有机酸含有羧基，具有一定的酸性，可与碱结合成盐。

三、提取与分离

（一）提取

1. 有机溶剂提取法　大部分的有机酸极性较小，常用乙醚、石油醚等亲脂性溶剂进行提取，再回收有机溶剂，即得粗提的有机酸。由于有机酸多以盐的形式存在，因此在提取之前，可将药材进行酸处理，使有机酸游离。

2. 超临界流体萃取法　通常在压力0.1～0.5kPa，温度30～45℃的环境下提取总有机酸。

3. 离子交换法　有机酸的水提取液先通过强碱性阴离子交换树脂，使有机酸根离子交换在树脂上，而碱性和中性杂质则流经树脂而除去。将树脂用水洗净后，用稀酸洗脱即可得游离的有机酸。

（二）分离

上述方法得到的是总有机酸的混合物，尚需采用分步结晶法或色谱法进行分离，才能获得单体的有机酸。

四、鉴　　别

（一）pH试纸实验

有机酸溶液可使pH试纸呈酸性反应。

（二）溴酚蓝实验

在滤纸上滴加有机酸，再滴加0.1%溴酚蓝试剂，在蓝色的背景上立即可见黄色斑点。

（三）色谱检识

纸色谱和薄层色谱是有机酸常用的检识方法。为避免检识时出现的斑点拖尾现象，可在展开剂中添加适量乙酸，抑制有机酸的解离。

五、应用实例——金银花

金银花为忍冬科植物忍冬（*Lonicera japonica*）的干燥花蕾或带初开的花，夏初花开放前采收，干燥。功能主治为清热解毒，疏散风热，指标性成分为绿原酸（不得少于1.5%），分子式 $C_{16}H_{18}O_9$，分子量354.31。在热水中的溶解度较大,易溶于乙醇和丙酮,难溶于亲脂性强的有机溶剂。

绿原酸

金银花中绿原酸和异绿原酸提取流程见图13-1。

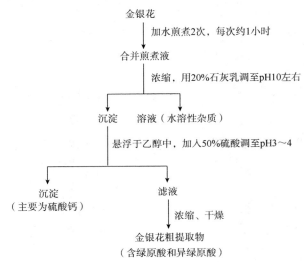

图13-1 金银花中绿原酸和异绿原酸提取

> **课堂活动**
> 1. 水煎液为什么用石灰乳调至pH10左右?
> 2. 加入50%硫酸调至pH=3~4的目的是什么?

考点:有机酸的分类

第3节 氨 基 酸

一、概 述

氨基酸是一类既含有氨基又含有羧基的化合物,广泛存在于动植物体内。根据其来源可以分为两类:一类氨基酸来源于蛋白质水解产物,很多是人体必不可少的,又称为必需氨基酸。此类氨基酸大部分已经应用于临床,如精氨酸用于治疗肝性脑病,组氨酸用于治疗消化系统疾病等。另一类氨基酸虽不是必需氨基酸,却有一些独特的生理活性,又称为天然游离氨基酸。目前,此类氨基酸在天然药物中已发现300余种,如使君子中的使君子氨酸具有良好的驱虫效果,南瓜子中的南瓜子氨酸可抑制血吸虫幼虫生长,天冬、玄参中的天门冬素具有止咳平喘作用。

使君子氨酸　　南瓜子氨酸　　天门冬素

二、理 化 性 质

(一)性状

氨基酸多为无色结晶,熔点高,多易溶于水,难溶于乙醚、氯仿等有机溶剂。

（二）成盐性

氨基酸分子内既有氨基，又有羧基，是两性化合物。当调节至某一特定 pH 时（等电点），氨基电离和羧基电离程度恰好相等，分子以内盐的形式存在，此时溶解度最小，即可沉淀析出。

三、提取与分离

（一）提取

蛋白质氨基酸的提取多是将蛋白质水解后，分离得到各种氨基酸。天然游离氨基酸的提取多采用水或乙醇回流提取法，减压浓缩后通过阳离子交换树脂处理，得到总氨基酸。

（二）分离

1. **溶剂法** 利用各种氨基酸在水、乙醇等溶剂中溶解度的不同，将氨基酸分离。例如，胱氨酸在水中溶解度很小，酪氨酸在热水中溶解度大，两者可用改变水溶液温度的方法来进行分离。

2. **成盐法** 有的氨基酸可以和某些物质结合成不溶性盐，利用此性质得以分离。例如，利用过氯酸盐来分离南瓜子氨酸。

3. **电泳法** 通过控制氨基酸溶液的 pH，使带电荷不同的氨基酸分别移向阴阳两极，且每种氨基酸移动的速度不同，进而达到分离的目的。

四、色谱鉴别

（一）纸色谱

常用的展开剂有正丁醇-乙醇-乙酸-水（4∶1∶1∶2）、甲醇-水-吡啶（80∶20∶4）、水饱和的酚。

（二）薄层色谱

常用的展开剂有正丁醇-乙酸-水（65∶15∶20）、正丁醇-甲醇-水（75∶15∶10）、乙醇-氨水（4∶1）等。

（三）显色剂

1. **茚三酮试剂** 喷后 110℃ 加热至显出颜色，氨基酸多显示紫色，个别如脯氨酸显示黄色。注意此反应有氨气的假阳性反应产生，在鉴别时应予以排除。

2. **吲哚醌试剂** 喷后加热 5 分钟，不同氨基酸显示的颜色不同，但是灵敏度不如茚三酮试剂。

3. **Folin 试剂**（1，2-萘醌-4-磺酸试剂） 喷后于室温干燥，不同氨基酸显示的颜色不同。

第 4 节 蛋 白 质

一、概 述

蛋白质是由氨基酸通过肽键聚合而成的一类大分子化合物，是生物体内最基本的生命物质基础。在天然药物中，蛋白质类成分普遍存在，有的蛋白质具有显著的生理活性，如从天花粉中提得的天花粉蛋白质可用于人工引产与治疗绒毛膜上皮癌，槲寄生蛋白具有抗癌活性，从半夏鲜汁中分得的半夏蛋白具有抑制早期妊娠的作用。

二、理 化 性 质

（一）溶解性

大多数蛋白质溶于水，不溶于有机溶剂，极少数蛋白质能溶于稀乙醇中。蛋白质的溶解度也受 pH 的影响。

（二）分子量

蛋白质分子量大，颗粒大小在 1~100μm 范围，因此蛋白质溶液具有亲水胶体性质，不能透过半透膜，利用此性质可进行蛋白质提纯。

（三）两性和等电点

蛋白质分子具有氨基和羧基，类似于氨基酸，具有两性和等电点，可用电泳法分离和鉴别蛋白质，也可以通过调节溶液 pH 沉淀蛋白质。

（四）盐析

在蛋白质溶液中加入大量的强电解质，如硫酸钠、氯化钠等，可使蛋白质沉淀析出，此性质可逆，加水后蛋白质又溶解，可用于蛋白质的提纯。

（五）变性

在加热，或强酸、强碱、乙醇、重金属盐等环境中，蛋白质会变性失活，以沉淀析出，此性质不可逆。

（六）检识反应

1. **沉淀反应** 蛋白质可与硫酸铜、氯化汞等重金属盐，或鞣质、三氯乙酸、苦味酸等酸性物质产生沉淀。

2. **显色反应** 蛋白质可与碱性硫酸铜溶液产生紫红色反应，氨基酸也可与其产生茚三酮颜色反应。

> 考点：蛋白质常见的理化性质

三、提取与分离

常用水提取蛋白质，然后向提取液中添加氯化钠至饱和，析出总蛋白质。提取时注意控制温度，不宜过高。沉淀出的总蛋白质，可以采用分级沉淀法、透析法、色谱法、电泳法等方法进行分离纯化，使各种蛋白质成分分离。

> **链接 酶**
>
> 酶是活性蛋白质中最重要的一类物质，现在已经广泛应用于临床治疗，如木瓜酶（得自番木瓜的蛋白质水解酶），可作驱除肠内寄生虫药；麦芽中的淀粉酶可用于食积不消；苦杏仁酶可止咳平喘。酶的理化性质同蛋白质，提取分离方法也可参考蛋白质。
>
> 酶具有一些特殊的活性，如催化能力，具有专一性的特点。在大部分含有苷类主要成分的天然药物中，往往含有能够分解自身苷的酶，因此在药物保存过程中，要充分抑制酶的活性。

第 5 节　海洋天然药物简介

海洋占地球表面积的约 2/3，拥有着丰富的海洋生物资源，成为世界各国争相研究的重点领域。海洋特殊的生态环境也是天然药物生长的温床，海洋天然药物中有大量的结构特殊的化合物，有着显著的临床活性，但是目前已知的还是寥寥无几，因此急需开展海洋天然药物的相关新药研究，为维持人类健康寻求新的药源。

目前，海洋天然药物主要来源有多孔动物门（海绵）、软体动物门、棘皮动物门、尾索动物门、节肢动物门、纽形动物门、藻类、海洋微生物、脊椎动物等。活性化合物类型主要有萜类、大环内酯类、多糖类、甾醇、生物碱、肽类、高级脂肪醇（酸、酯）等，在抗菌、抗病毒、抗肿瘤、心血管系统、血液系统、神经系统等方面均显现出良好的生理活性，这也是当前海洋天然药物新药研究主攻的应用方向。以大环内酯类为例，简单介绍其结构。

从海洋软体动物 *Aplysia depilans* 中分离得到的大环内酯类化合物 alplyolides（结构 A、B、C）作为海洋动物的一种化学防御物质，具有强的毒鱼活性。

苔藓虫素（bryostatins）是从海洋苔藓动物总合草苔虫中分离得到的一系列大环内酯类化合物。1968年，美国亚利桑那州立大学 Pettit 小组首次发现了总合草苔虫的抗癌活性。1982 年该小组从采集于加利福尼亚太平洋蒙特内海湾的海底栖息动物总合草苔虫（*Bugula neritina*）中分离得到第一个有抗癌活性的大环内酯化合物 bryostatin-1（结构 D），并用 X 线衍射确定了其结构。

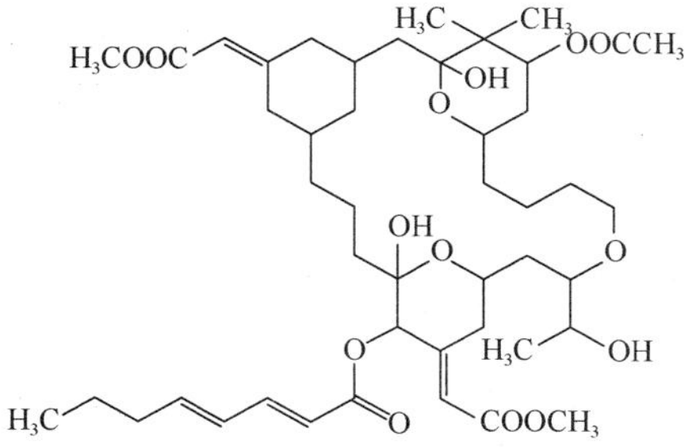

从红藻（*Varicosporina ramulosa*）中分离得到的 celletodiol（结构 E、F）和 celltoketol（结构 G），属于大环内酯类，均具有一定的抗真菌活性。

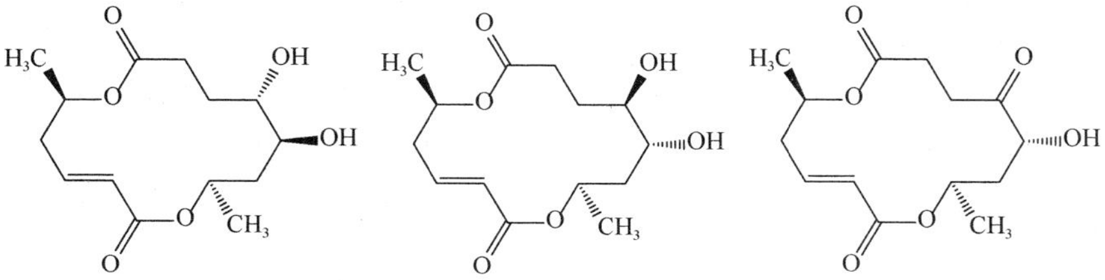

海洋药物可以分为三大类：①中药：海洋中药是在中医药理论指导下将海洋药用生物按我国新药审批要求研制成的中药。大多情况下，海洋药用生物按其性味和功效，多与其他中药材配伍成复方中药。②化学药：采用化学的方法，从海洋生物中提取、分离、纯化得到的生物活性成分作为药物先导化合物，然后经合成或半合成方法研制而成的海洋药物，在分类上属于化学药。③生物制品：采用基因工程、蛋白质工程、细胞工程和发酵工程等生物技术从海洋生物和微生物中获得的海洋药物，在分类上属于生物制品类药物。

链接

2019 年 11 月由相关高校和研究所联合研发的治疗阿尔茨海默病的新药甘露特钠胶囊（商品名"九期一"）上市，该药是以海洋褐藻提取物为原料，是我国自主研发并拥有自主知识产权的创新药，成为全球首个多靶性抗阿尔茨海默病创新药物，填补了过去 17 年阿尔茨海默病治疗领域无新药上市的空白。由此可见，海洋天然药物还有很大的发展空间，还有许多未知的有效成分等待发掘，其将为人类重大疾病的防治做出新的、更大的贡献。

自 测 题

一、选择题

（一）A 型题（最佳选择题）。每道题的备选项中，只有一个最佳答案。

1. 某药物水浸液，①遇明胶溶液产生白色沉淀；②遇 $FeCl_3$ 试液产生绿黑色沉淀；③与稀酸共热产生暗棕色沉淀，此药物含有的成分为（　　）
   A. 树脂　　B. 可水解鞣质　　C. 缩合鞣质
   D. 有机酸　　E. 蛋白质

2. 鞣质能生成鞣红的原因是（　　）
   A. 与氧气接触　　B. 与水接触
   C. 酸性条件下缩合　　D. 酸性条件下分解
   E. 水解性

3. 在水溶液中不能被乙醇沉淀的是（　　）
   A. 蛋白质　　B. 多肽　　C. 多糖
   D. 酶　　E. 鞣质
4. 鞣质与下列物质中不能产生沉淀的是（　　）
   A. 铁氰化钾氨溶液　　B. 生物碱
   C. 金属盐　　D. 石灰水
   E. 蛋白质
5. 可水解鞣质易水解的主要原因是（　　）
   A. 儿茶素结构　　B. 酚酸类结构
   C. 多羟基结构　　D. 酰胺结构
   E. 酯键或苷键
6. 具有引产作用的是（　　）
   A. 猪苓多糖　　B. 天花粉蛋白　　C. 昆布素
   D. 丹参素　　E. 人参多糖
7. 提取蛋白质一般采用的方法是（　　）
   A. 乙醇冷浸　　B. 水冷浸　　C. 回流提取
   D. 煎煮法　　E. 渗漉法

（二）X型题（多项选择题）。每道题的备选项中至少有两个正确答案。

1. 下列关于鞣质溶解性说法正确的是（　　）
   A. 可溶于乙醇
   B. 难溶于乙酸乙酯
   C. 可溶于乙醚和乙醇的混合溶液
   D. 可溶于水
   E. 难溶于氯仿
2. 关于氨基酸的说法正确的是（　　）
   A. 多为无色结晶
   B. 为两性物质
   C. 多为 α-氨基酸
   D. 在等电点时，溶解度最大
   E. 在等电点时，溶解度最小
3. 关于有机酸说法正确的是（　　）
   A. 易成盐
   B. 可溶于 $NaHCO_3$
   C. 能被中性乙酸铅沉淀
   D. 能被碱式乙酸铅沉淀
   E. 既有游离型又有结合型
4. 鞣质可分为（　　）
   A. 缩合鞣质　　B. 可水解鞣质
   C. 没食子酸鞣质　　D. 逆没食子酸鞣质
   E. 鞣酸
5. 鞣质的主要性质有（　　）
   A. 具有吸湿性
   B. 可溶于水
   C. 在碱性条件下颜色易变深
   D. 可与生物碱生成沉淀
   E. 可与蛋白质生成不溶性沉淀
6. 除去鞣质的方法主要有（　　）
   A. 热处理法　　B. 明胶沉淀法
   C. 石灰法　　D. 乙酸铅沉淀法
   E. 聚酰胺吸附法

二、问答题

1. 简述蛋白质提取分离方法及注意事项。
2. 在药物制剂过程中为什么要除去鞣质？常用的方法有哪些？
3. 解释氨基酸的成盐性。

（薄纯光）

第 14 章 天然药物化学成分的研究方法

案例 14-1

天然药物能防治疾病的物质基础是其所含有的活性成分。20 世纪以来，随着现代分离技术、光谱技术和活性检测技术的飞速发展，紫杉醇、青蒿素、小檗碱、苦参碱等一大批来源于天然药物的活性单体化合物已广泛用于临床。近四十年来，上市的 100 多种新化合物药物中，源于天然药物有效成分的约占 50%，其余还有一部分属于天然药物有效成分的结构修饰产物。由此可见，天然药物活性成分的研究是天然药物研究与开发的基础。

问题： 1. 如何开展天然药物活性成分的研究？
2. 通过哪些途径可以改善天然药物活性成分的药理活性？

第 1 节 天然药物研究开发的一般程序

天然药物研究开发的方法多种多样，国内外药学前辈为我们积累了丰富的经验，但实际应用过程中我们不能生搬硬套，应根据具体情况拟定切实可行的途径。天然药物的研究分为临床前研究和临床研究两个阶段，其一般程序为：确定研究目标→文献调研→药材采集→药材鉴定→活性筛选→预试验→提取分离→结构鉴定→活性筛选→得到有效成分，其研究路线如图 14-1 所示。在实践研究过程中，无论采用何种方法和途径，都会涉及目标确定、文献调研、活性筛选及确定有效成分等几个关键环节。

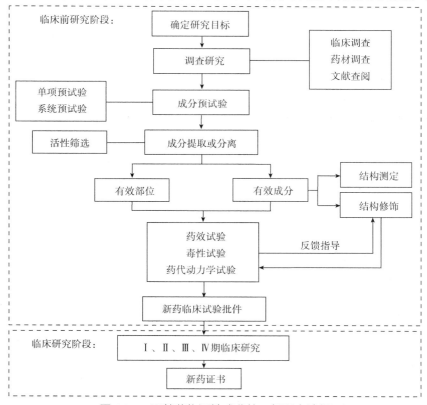

图 14-1 天然药物活性成分的一般研究途径

考点： 天然药物活性成分的研究途径

一、确定研究目标

天然药物的研发首先需要确定治疗疾病的类型,这是新药研发的出发点,是进行活性筛选的基础。疾病类型的确定可以将当前疾病存在的治疗缺陷作为切入点,也可以根据疾病的危急程度和发病数量进行研究。在确定类型后,需要选择研究对象,即对某一种、某一类天然药物进行研究,选择的方法主要有:

1. 充分收集和整理中医药积累的临床经验 注重临床常用中药的功效、服用方法、配伍应用、加工炮制等。例如,对青蒿抗疟成分研究时,先期研究总是难以提取获得活性成分,后经查阅东晋葛洪撰写的《肘后备急方》,进一步明确了青蒿的使用方法,即"青蒿一握,以水二升渍,绞取汁,尽服之",这一古代用药经验使得从事青蒿研究的工作人员受到启发,说明青蒿治疗疟疾的用法不能加热煎煮,其活性成分遇热不稳定。为此,研究人员采用低沸点溶剂(乙醚)进行提取,经进一步分离得到抗疟有效单体青蒿素(artemisinin),青蒿素抗疟成果也于2015年获得诺贝尔生理学或医学奖。

2. 从民族民间医药中寻找研究对象 民族民间药用资源是我国天然药物的宝库之一,各少数民族经过长期的用药积累,有些已形成独特的理论体系,如苗药、藏药、蒙药等。一般而言,民族民间药物疗效确切,从中发现活性成分或活性部位的概率较高。例如,河南一带常用冬凌草(*Rabdosia erubescentis*)治疗食管癌,后经研究发现冬凌草对人体食管癌细胞具有明显的细胞毒作用,临床治疗食管癌有效率为35%,对食管上皮细胞重度增生有效率为91%,并从冬凌草中分离出冬凌草甲素(oridonin)、冬凌草乙素(ponicidin)等抗癌有效成分。

3. 重视传统复方制剂的研究 复方治病依据是多靶点协同增效,但由于复方由多味药材组成,成分组成非常复杂,并且这些成分之间是否存在相互作用尚不清楚,导致研究难度较大,这也是当前阻碍复方制剂国际化的瓶颈问题。因此,传统复方的研究需要形成独特的研究路径,主要包括:①将复方作为一个整体,复方配伍后的化学成分并非单味化学成分的简单加和,需要重视化学成分的相互影响,同时还可将药材提取后进行动物实验研究,比较服药前后的化学物质变化,从而进一步确定复方的药效物质基础;②在确定多指标活性评价的基础上,对组成复方的1~n种药材交叉组合后的药效进行对比,寻找主要组方、组方依据、作用原理与活性成分;③利用网络药理学(network pharmacology)技术,结合复方各单味药化学成分的研究报道,综合预测复方在治疗某种疾病时可能的作用机制或作用靶标,再采用蛋白质印迹法等相关技术验证这些可能的作用靶标。例如,采用网络药理学分析苓桂术甘汤治疗阿尔茨海默病的潜在作用机制。

4. 打破传统思维,开拓研究新领域 抛开传统陆生动植物的研究范畴,把研究对象拓展到海洋动植物、微生物等,这些生长环境不同的生物更有可能提供陆地动植物所没有的化合物结构与类型,近年有不少成功的案例。例如,作为一线抗癌药物使用的紫杉醇,起初来源于红豆杉的树皮,但由于其含量极低,人工合成紫杉醇又面临很大的困难。为此,通过微生物转化的方式,使紫杉醇的产量得到了大幅提高。

二、文献调研

文献调研是贯穿于天然药物研发全过程的一项重要工作。进行全面而详细的文献调研,不仅有利于继承和借鉴前人的研究成果,避免重复或走弯路,而且还可以帮助研究人员明晰研究内容的创新性、实用性与前瞻性,为制定研究工作方案提供依据。随着计算机技术的普及,充分利用互联网获取信息是现代研究工作的重要途径,也是最快速、最准确的方法。调研的文献资料应包括已出版的图书、期刊论文、学位论文、各国专利以及技术标准等。此外,与同行交流,向专家咨询及对市场前景进行调查和预测,都可能成为文献信息的来源。

1. 图书 我国古今中医药文献中记载了大量的科研成果、技术知识和生产经验。在浩如烟海的书籍中,需要根据研究内容针对性地进行查阅,并应充分利用最新图书,还可从"参考文献"栏有目的地查阅原始文献。

2. 期刊　期刊是反映最新科技动态和信息的出版物，具有更新迅速的特点，是文献调研过程中提供信息量最大的部分。与天然药物活性成分研究相关且常用的国际权威文献来源主要包括：《Chemical Abstract、Biological Abstracts》《Current List of Medical Literature》《Journal of Medicinal Chemistry》《European Journal of Medicinal Chemistry》《Natural Product Reports》《Journal of Natural Products》《Journal of the American Chemical Society》《Angewandte Chemie International Edition》等。

国外的期刊虽能为研究者提供许多有用信息，但国内在中医药、药学方面的期刊应作为我们的首选，因为中文刊物无文字障碍，便于快速阅读。常用的权威期刊有《药学学报》《中草药》《中国药理学通报》《中国药学杂志》《中国中药杂志》《药物分析杂志》《中国新药杂志》《药学文摘》《中国天然药物》《中国药物化学杂志》等。

3. 其他工具书和读物　《中国药典》《中国植物志》《中药大辞典》《全国中草药汇编》及学位论文、专著、专利、标准、报纸等也应善于学习和利用。

三、活 性 筛 选

活性筛选是一项细致而又复杂的工作，也是天然药物化学成分研究的中心工作，是确定天然药物具有防病治病作用的重要技术支撑，天然药物活性成分的研究需要活性筛选结果进行反馈。活性筛选的形式可分为体内筛选和体外筛选，体内筛选常以鼠、兔等动物或器官组织作为模型进行筛选工作，而体外筛选主要以离体的细胞作为模型进行筛选。

活性筛选模式主要有两种，一种是传统模式，即首先对天然药物进行化学成分的提取、分离、结构鉴定，在获得单体化合物后再进行活性筛选。这种方法的检测结果容易判断，但化学成分分离的盲目性较大，容易在分离过程中丢失活性成分，使分离获得的化学成分并不是实际需要的活性成分，还存在浪费大量人力、物力和财力的缺陷，目前已较少采用。

另一种是现代研究模式，即选用简易、灵敏、可靠的活性检测方法作为指导，将提取分离的每一阶段的组分进行活性评估，追踪其活性最强的部分，再继续追踪，结合药理实验筛选，指导获得活性单体化合物。该法发现活性成分的可能性远大于传统模式，在分离过程中可以发现活性成分可能发生的结构分解、氧化等变化过程，微量成分不易遗漏，但这种方法需要良好的实验工作条件。

在活性筛选过程中，传统模式和现代研究模式既可采用体内筛选形式，又可采用体外筛选形式，也可采用体内、体外筛选结合的形式进行。为保证活性筛选结果的可靠性，目前天然药物的活性筛选以现代研究模式为主，并采用体内、体外筛选结合的形式。

> **链　接**　高通量筛选
>
> 高通量筛选（high throughput screening，HTS）技术是20世纪80年代出现的技术体系，是应用先进的技术手段对大量样品就生物学活性或药理活性进行分析评价的大规模群集式微量活性筛选模式，结合了分子生物学、分子药理学、自动化监测等技术，利用分子、细胞水平的生物活性检测模型，同时借助高灵敏度的检测仪器对化合物的生物活性进行检测，日均筛选数可达数万样品，具有快速、高灵敏度、高特异性的特点。但其采用的主要是体外试验模型，并不能完全反映药物在体内的全面药理作用，不能反映机体全部生理功能或药物对整个机体的作用。

考点：文献调研的作用；活性筛选模式有哪些

四、有效成分的确定

对天然药物而言，有效成分可体现为单一的化学成分，也可是某一类化学成分的集合（即提取部位）。有效成分的确定需要活性筛选、活性成分结构鉴定结果的支撑和反馈。一般而言，当来源于天然药物的某化学成分或某提取物在活性筛选中显示出良好活性，且该活性经另一种检测方法得以验证时，我们即把该化学成分或该提取物认为是来源天然药物的有效成分或有效部位。在分析确定天然药物活性成分时，不能仅根据一种活性指标就给出确定的结论。如果只有一种活性指标，只能初步认定该化学成分或提取部位可能有效成分或有效部位，需要进一步采用其他活性指标综合验证后才能得到相对可靠的结论。

第2节　天然药物化学成分预试验

天然药物化学成分非常复杂，不同类型的成分具有不同的物理性质和化学性质。为便于进一步制定合理的提取分离流程，大致了解天然药物可能含有的化学成分类型，可采用单项预试验或系统预试验的方法进行。需要注意的是，两种试验均只能定性了解天然药物化学成分类型是否存在，不能进行定量。

单项预试验是根据工作需要，有针对性地检查某类成分。例如，检测某天然药物中是否含有黄酮类成分，可先采用黄酮类成分的提取方法制备供试液，然后用黄酮类化合物的专属性试剂进行检测。系统预试验则是利用比较简单、灵敏、准确的定性试验方法，对天然药物中所含的各类化学成分进行比较全面的检查，最终达到了解药材所含化学成分类型的目的。

预试验往往只能提供初步线索，其准确性受多种因素影响。主要因素包括：共存成分相互干扰、提取方案不完善、提取液杂质多、检测试剂专属性较差、成分含量低、与检测试剂反应灵敏度低等。与此同时，在进行预试验时还需要注意假阳性或假阴性现象。例如，生物碱沉淀试剂碘-碘化钾（Wagner试剂）与香豆素、蛋白质、萜类内酯等成分能产生沉淀反应，如果这些成分含量较高，反应速度可能类同生物碱，这就难以说明是哪类成分发生的反应。相反，是生物碱的咖啡因却对Wagner试剂不太敏感，这同样不能说完全不含生物碱。

为了提高预试验的检出准确性，应尽可能考虑以下几个方面：

1. 观察药材的性状特征。如药材折断时出现粉尘，说明含淀粉或其他多糖；药材味苦，可能含有生物碱、强心苷；味酸可能含有有机酸；味涩可能含有鞣质；药材黄色可能含有黄酮、蒽醌；药材红色可能含有醌类、酮类成分。

2. 尽可能采用专属性强的检查试剂。例如，蒽醌首选碱液呈色反应；强心苷首选Keller-Kiliani反应；皂苷首选泡沫试验等。

3. 尽可能除掉供试液中能产生干扰的物质。例如，在采用生物碱沉淀试剂检测生物碱存在时，为防止蛋白质、多肽、鞣质的干扰，可将酸水提取液碱化，然后用三氯甲烷进行萃取，分离得到的三氯甲烷萃取液再用酸水萃取，得到的酸水液用于生物碱的检测。

4. 反应颜色判断不准确时，可同时做同类型成分的对照试验或做空白试验。如反应液颜色太深，可将反应液加适量溶剂稀释后再观察，或将反应液点在滤纸上观察。

考点：单项预试验的概念、影响因素；提高单项预试验准确性的方法

一、供试液的制备

单项预试验和系统预试验的供试液制备方式基本相同，不同在于系统预试验则需要制备水提取液（图14-2）、石油醚提取液（图14-3）和乙醇提取液（图14-4），而单项预试验只需制备待检查成分类型所需的供试液，无须制备其他供试液。

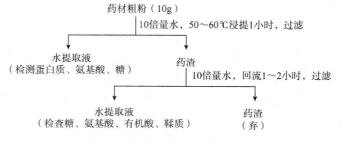

图14-2　系统预试验水提取液的制备流程

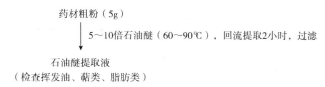

图 14-3　系统预试验石油醚提取液的制备流程

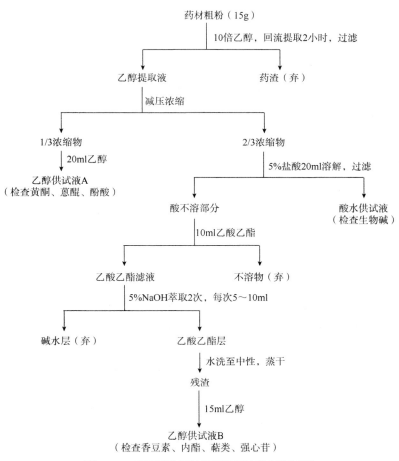

图 14-4　系统预试验乙醇提取液的制备流程

考点：供试液制备方法

二、各类成分的检查

预试液制备后，应及时对所含成分进行检识，否则会由于某些提取液长期放置产生沉淀、霉变等现象，导致成分检查的结果受到影响。例如，水提取液含有大量糖类成分，长时间放置易发生霉变现象。检识反应一般在试管中或滤纸片上进行，也可用薄层点滴反应，即制备方形氧化铝或硅胶薄层板，将试液点在玻璃板的方格中，再分别滴加显色剂。

根据前面各章介绍的各类试剂，从中选择专属性较好的试剂对相应成分进行检测，详见表14-1。

表 14-1　常见成分类型的化学检视

试剂或试验	检出成分	反应现象
碘化铋钾	生物碱	橘红色沉淀
碘化汞钾	生物碱	类白色或淡黄色沉淀
硅钨酸	生物碱	浅黄色沉淀或结晶
碘-碘化钾	生物碱	褐色沉淀
茚三酮	氨基酸、多肽、蛋白质	蓝（紫）色
吲哚醌	氨基酸、小分子肽	蓝、红、棕色斑点

续表

试剂或试验	检出成分	反应现象
双缩脲	肽类、蛋白质	紫红色
酸性茚醌	蛋白质	紫色
溴酚蓝	有机酸	黄色斑点
三氯化铁	酚类、鞣质	绿、蓝绿、蓝黑、暗紫色
三氯化铁-铁氰化钾	鞣质	蓝色
明胶试验	鞣质	白色沉淀
咖啡因	鞣质	棕色沉淀
香草醛-浓盐酸	间苯二酚、间苯三酚	不同程度的红色
4-氨基安替比林-铁氰化钾	酚（对位无取代）	橙红色
α-萘酚-浓硫酸	糖、苷	紫红色环
斐林试剂	还原糖	砖红色沉淀
银氨溶液	还原糖	银镜
碱液	蒽醌	红色
乙酸镁	邻二酚羟基蒽醌、黄酮	黄色、橙红色、紫色
盐酸-镁粉	黄酮	红或紫色
三氯化铝	邻二酚羟基、3-羟基、5-羟基黄酮	黄绿色荧光
浓氨水	黄酮	明显的黄色荧光
异羟肟酸铁	内酯、香豆素	红或紫色
开环-闭环反应	内酯、香豆素	加碱澄清、酸化后浑浊
叠氮化试剂	酚羟基（邻对位无取代）	红色、紫红色
三氯乙酸	三萜、甾体	红、紫、黄、蓝、黄褐色
醋酐-浓硫酸	三萜、甾体	甾体最后呈蓝绿色 三萜最后呈红或紫色
三氯甲烷-浓硫酸	三萜、甾体	三氯甲烷层显蓝色或绿色荧光，硫酸层显血红色有绿色荧光
溶血试验	皂苷	溶血现象
泡沫试验	皂苷	持久性泡沫
三氯化铁-冰醋酸	强心苷（α-去氧糖）	上层蓝绿色，界面紫色环
呫吨氢醇	强心苷（α-去氧糖）	红色
间二硝基苯	强心苷（活性次甲基）	紫红色
碱性3,5-二硝基苯甲酸	强心苷（活性次甲基）	紫红色
碱性亚硝酰铁氰化钾	强心苷（活性次甲基）	深红色逐渐褪去
碱性苦味酸	强心苷（活性次甲基）	橙（红）色
香草醛-浓硫酸	挥发油	颜色变化
油斑试验	挥发油	挥发无痕迹
	脂肪油	不挥发，留油斑
苦味酸钠	氰苷	试纸变为砖红色
普鲁士蓝	氰苷	试纸变为蓝色
硝酸铈铵	醇类	棕色
2,4-二硝基苯肼	醛、酮	黄红色斑点

注：1. 用斐林试剂检查还原糖时，如供试液水解前后均为阳性反应，但水解后的反应产物增多，说明可能含有还原糖、多糖或苷类。

2. 开环闭环试验检查内酯时，如存在有机酸、酚类干扰，可将供试液蒸干后，用乙酸乙酯和稀氢氧化钠进行两相萃取，分离得到的乙酸乙酯层用于内酯的检查，稀氢氧化钠层检查酚类和有机酸。

3. 异羟肟酸铁检查内酯类成分时，如背景颜色深，不易观察，可再将滤纸片置恒温箱中片刻，减轻背景颜色。

此外，预试验还可以选择色谱法进行检识，色谱预试不仅可以减少成分间的相互干扰，还可以根据展开剂和各成分的比移值推断各成分的极性大小和溶解性能。如有标准品作为对照，还可以初步判断供试液中含有相应的化学成分。各类成分常用的色谱预试条件见表14-2。

表14-2 各类成分色谱预试条件

成分类型	色谱种类	展开剂	显色剂
生物碱	氧化铝薄层色谱	氯仿-甲醇（9:1）	改良碘化铋钾
糖	纸色谱	正丁醇:乙酸:水（4:1:5，上层）	苯胺-邻苯二甲酸
蒽醌	硅胶薄层色谱	环己烷-乙酸乙酯（7:3）	氨水熏
黄酮	聚酰胺薄层色谱	甲醇-水（6:4）	1%氯化铝乙醇液
香豆素	硅胶薄层色谱	石油醚-氯仿（1:1）	观察荧光
强心苷	纸色谱	苯-氯仿-甲酰胺（6:4:饱和）	碱性3,5-二硝基苯甲酸
三萜、甾体	硅胶薄层色谱	氯仿-丙酮（8:2）	10%三氯化锑氯仿液
挥发油	硅胶薄层色谱	石油醚-乙酸乙酯（8:2）	1%香草醛-浓硫酸
酚类、鞣质	纸色谱	正丁醇:乙酸:水（4:1:5，上层）	1%三氯化铁
有机酸	纸色谱	正丁醇:乙酸:水（4:1:5，上层）	0.05%溴酚蓝乙醇液
氨基酸	纸色谱	正丁醇:乙酸:水（4:1:5，上层）	茚三酮

第3节 天然药物有效成分提取分离的一般步骤

天然药物化学成分经药理实验及临床疗效的验证后，可查阅参考现有文献资料提供的方法，对其中所含有效成分进行提取和分离，但如果没有现成的文献资料，天然药物化学成分的提取和分离，一般需要经过系统提取与部位分离、有效部位的确定、组分分离和单体分离等几个阶段。

一、提取与部位分离

（一）提取

当天然药物有效成分的提取方法没有文献报道时，为保证有效成分被有效提取出来，常采用系统溶剂提取法进行提取。这种方法可以较全面地提取各种极性成分，再根据预试验的结果和各种成分的理化性质进行分离。但是，这种方法也存在操作复杂、时间长和溶剂消耗大、提取所得化学成分复杂等问题，给后续分离实验带来较大的困难。

一般而言，系统溶剂提取法采用极性从小到大的溶剂依次对天然药物进行提取，而采用的具体提取方式则可根据预试验优化的结果进行确定。结合溶剂特性及公安管制的要求，系统溶剂提取法常采用的溶剂主要有石油醚（60~90℃）、二氯甲烷、乙酸乙酯、正丁醇、水等，每一种溶剂提取可获得相应极性的提取部位，常见的系统溶剂提取法操作流程如图14-5所示。需要注意的是，采用石油醚、二氯甲烷、乙酸乙酯、正丁醇等有机溶剂进行提取时常采用回流提取、连续回流提取、超声提取等方式，而采用水作溶剂时常采用煎煮法提取。

考点：系统溶剂提取法的概念

（二）部位分离

为了弥补系统溶剂提取法存在的不足，近年来有学者归纳得出现代分离系统模式，将其称为部位分离法。这种方法是将药材先用甲醇或乙醇提取后，浓缩得到提取物，按提取物中成分的极性不同分成若干部位，通常有七部位法、五部位法、三部位法等。例如，五部位法，即大致将提取物中所含成分的极性划成大、中大、中、中小、小五级不同极性类型，分别利用石油醚、三氯甲烷、乙酸乙酯、正丁醇和水将成分按极性由小到大提取出来，操作可按图14-6的流程进行。

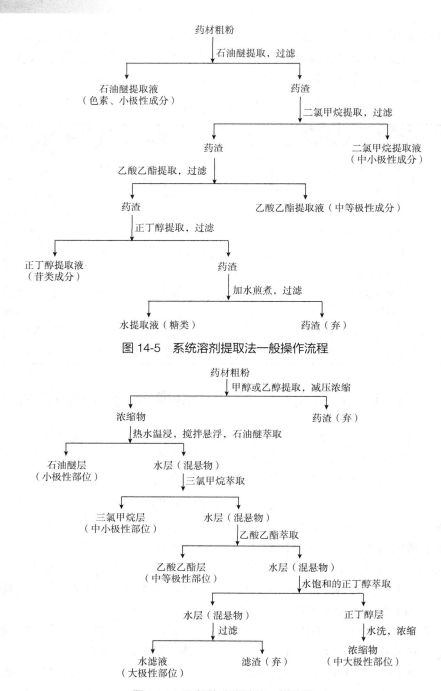

图 14-5　系统溶剂提取法一般操作流程

图 14-6　五部位分离法的一般流程

二、有效部位的确定

以系统溶剂提取法及部位分离法得到的提取部位作为研究对象，采用活性筛选的相关方法对得到的所有提取部位进行药理活性的筛选，根据药理活性的强弱，活性显著的提取部位即为药材的有效部位。值得关注的是，药材的有效部位有时不仅仅只有一个提取部位，可能存在多个提取部位都具有良好的药理活性。在此情况下，所有具有良好活性的提取部位都应作为后续组分分离和单体分离的研究对象。例如，民族药材猕猴桃根乙醇提取物的乙酸乙酯萃取部位、正丁醇萃取部位对 α-葡萄糖苷酶（糖尿病靶标之一）均具有良好的抑制作用。

三、组分分离与单体分离

将部位分离后的各部分分别再用适当的方法进一步细分称组分分离。在同组分中各成分性质比较接近，甚至有的已经是单体物质，只不过是纯度大小不同，所以组分分离常与单体分离结合进行。常用的分离方法有酸碱法、离子交换法、大孔树脂吸附法、结晶法、色谱法等，其中以制备型高效液相色谱法最为常用。

极性小的组分可分为强亲脂性和亲脂性两个部位，可直接做柱色谱分离，如果提取物含有大量脂肪油，应先用碱水皂化脱脂，再进行单体化合物分离，避免脂肪油的干扰。

中等极性的部位主要包括极性强弱不同的苷类成分，一般可用柱色谱进一步分离。强心苷类常用分配柱色谱，如含水硅胶柱，以氯仿-乙醇（2∶1）洗脱。乙酸乙酯提取部位中，可能含有黄酮苷或蒽醌苷，一般可采用聚酰胺柱色谱，用乙醇水溶液（醇浓度由低到高）分步洗脱。正丁醇部位常含有皂苷、黄酮苷，可利用丙酮将皂苷沉淀而黄酮苷溶于丙酮中加以分离，也可用聚酰胺柱色谱分离。

以水为溶剂的提取部位主要含有糖类、氨基酸、多肽、无机盐和某些大极性苷类，可以用水洗脱活性炭中的无机盐和单糖；用5%乙醇洗脱双糖；用10%以上浓度的乙醇洗脱苷类成分和多糖。

第4节 有效成分结构鉴定技术简介

天然药物化学成分经过提取、分离、精制成为单体化合物后，必须进行结构鉴定，确定其化学结构，才有可能深入探讨有效成分的生物活性、构效关系等内容。在确定结构时，成分的化学结构、分子式、结构类型等都是需要确定的信息。但在此之前，需要确定化学成分的纯度，只有纯度较高的化学成分才能采用四大光谱法进行结构信息的采集，否则会因为纯度较低产生很多干扰确定结构的信息，从而导致结构信息不能准确地被确定。

通过纯度检查的有效成分才能开始化学结构的确定工作。结构确定在早期主要依靠各种化学方法来进行，随着现代波谱学技术的快速发展，以四大波谱（UV、IR、MS、NMR）为核心的波谱学方法已逐步取代化学方法成为有效成分结构鉴定的主要方法。目前，用于确定有效成分化学结构的常用方法除了四大光谱法，还有旋光光谱（optical rotatory dispersion，ORD）、圆二色谱（circular dichroism，CD）、单晶X射线衍射法等。旋光光谱和圆二色谱都是利用电磁波和手性化合物相互作用的信息，研究有效成分立体结构及相关问题。单晶X射线衍射法是通过测定化合物单晶样品对X射线的衍射获取结构信息，主要解决有效成分空间形状（构型和构象）方面的问题，与旋光光谱和圆二色谱相比，单晶X射线衍射法获得的信息更可靠，但采用单晶X射线衍射法需要有效成分能培养形成单晶。鉴于各种鉴定技术的实用性，本节将重点介绍检测化合物纯度、测定分子式、结构类型及结构式相关方法的用途，而这些方法的相关理论因内容繁杂不作介绍，更多详细的介绍可参考《波谱解析》《波谱解析法》等相关教材。

考点：结构鉴定的方法有哪些

一、纯 度 检 查

有效成分纯度检查的方法很多，对固体物质可检查有无均匀一致的晶形，有无明确的熔点，熔距是否过大（通常在2℃以内可认为是纯品）；液体物质可通过测定沸点、沸程（通常在5℃以内可认为是纯品）、折光率及相对密度等方法判断其纯度。此外，无论是固体还是液体物质，只要有光学活性，比旋度也可作为纯度判断的一个指标。

一般而言，在天然药物化学成分的纯度检查中，以固体有机样品为主，液体有机样品和无机样品很少见。在固体样品纯度检查工作中，除了常用的熔距检测，薄层色谱（TLC）、纸色谱（PC）、气相色谱（GC）、高效液相色谱（HPLC）等色谱方法是最可靠最常用的方法。用TLC或PC时，需要使用三种或三种以上的展开系统进行展开，均呈现单一斑点时，方可确认为单一成分，必要时还可以结合HPLC和GC的分析结果综合判断。GC法只适用于在高真空和一定加热条件下能够气化却不被分解的化学成分，而HPLC则不受此限制。无论是GC还是HPLC，检测信号呈现一个尖锐的单峰，则可认为是单一化合物。

二、分子式的测定

确定化学成分的分子式,首先应采用元素分析技术进行定性分析,检查化学成分结构中含有哪几种元素。对于有机化合物,元素分析可确定 C、H、N 元素及其相应的含量,根据含量可以求出化合物的实验式,然后根据测定的分子量计算分子式。目前,质谱法是确定分子量最快速、最准确的方法,而且样品用量少,根据质谱图中的分子离子峰,可直接确定化合物的分子量或分子式。

三、结构类型的测定

主要通过测定化学成分的理化性质,如溶解性、光学活性及化学定性反应,并结合化合物的提取、分离方法综合分析,再结合四大波谱法(UV、IR、MS、NMR)采集的数据,确定化合物所含的官能团、基本母核和结构类型。

四、结构式的测定

确定化合物的结构式是一项复杂的工作。近年来,物理学方法成了化合物结构研究的主要工具,特别在综合运用紫外光谱、红外光谱、核磁共振谱和质谱等分析法后,结构式的测定效率大大提升。在实际工作中,常以核磁共振谱为主,紫外光谱、红外光谱和质谱法为辅进行结构确定。

(一)紫外光谱法(ultraviolet spectra,UV)

用一定波长(200~400nm)的紫外光照射化合物,化合物分子中的电子可因光线照射从基态跃迁到激发态,从而使透过化合物的光强度减弱,在不同波长下测定化合物的吸收度,即可得到紫外吸收光谱。紫外光谱主要提供化合物的共轭程度、发色团、助色团的种类、数目及位置等结构信息。

化合物结构中能吸收紫外-可见光引起电子跃迁的基团称为发色团,主要为不饱和键,如 C=C、C=O 等,在结构鉴定时,可根据产生的吸收峰反推得到相应的共轭信息,常见发色团的最大吸收峰见表 14-3。化合物结构中某些带有杂原子的饱和基团,如—OH、—NH_2、—OR 能使吸收峰向长波移动,称为助色团。若助色团与发色团相连,不仅可以使吸收向长波方向移动,而且还能增加吸收强度。

表 14-3 常见发色团的最大吸收峰

化合物	λ_{max}(nm)	强度(ε)
$H_2C=CH_2$	193	10 000
$H_2C=CH-CH=CH_2$	217	21 000
CH_3COCH_3	166,276	15
CH_3COOH	204	40

在采集紫外光谱时,应注意溶剂的影响。极性溶剂不仅影响溶质吸收波长的位移,还影响吸收峰吸收强度和形状。在记录紫外光谱时,应注明所用的溶剂。

目前,虽然核磁共振技术的发展已使紫外光谱成为结构鉴定的次要手段,但通过研究活性化合物的 UV 谱获得 λ_{max},再进行含量测定的方法仍然是制定药物质量标准的常用方法。换言之,紫外光谱目前主要用于有效成分含量测定,极少用于化合物结构鉴定。

(二)红外光谱法(infrared spectra,IR)

红外光谱是记录有机化合物分子吸收红外光产生化学键(即官能团或取代基)振动而形成的吸收光谱。化学键的振动频率用波数(ν 或者 σ)表示,其测定范围一般为 4000~400cm^{-1}。其中,4000~1300cm^{-1} 称为基团频率区,主要提供化合物官能团种类信息,是结构鉴定中需要重点关注的信号区域;1300~400cm^{-1} 称为指纹区,主要提供 C—C、C—N、C—P、C—S、P—O、Si—O 等单键伸缩振动和 C=S、S=O、P=O 等双键伸缩振动的信号,在结构鉴定中不作为重点关注区域。

由于不同化学键吸收红外光后产生的波数不同,在结构鉴定时可根据产生的波数反推得到相应的化学键信息,波数范围与常见官能团的关系见表 14-4。最方便的测定方法是将样品与溴化钾混合压片,能处理少至 5~10 μg 的样品。此外,红外光谱也常用于已知化合物的比对,当化合物与已知对照品的红外光谱所有吸收峰完全吻合时，则可确定为同一物质。如无对照品，也可检索有关红外光谱数据图谱文献进行比对。

表 14-4　红外光谱波数与化学键的关系

波数范围（cm^{-1}）	官能团
3650～3200	—OH（醇、酚、酸）
3500～3100	胺、酰胺等，可干扰—OH 信号
3000～2200	—CH_3、—CH_2、末端=CH、C≡C、C≡N、C=C=C、C=C=O
1800～1500	C=C、C=O、C=N 等双键区
1500～1300	C—C、C—O、C—N 等单键区

考点：紫外在结构鉴定中的作用；红外光谱对结构鉴定的作用

（三）质谱法（mass spectra，MS）

质谱法是记录有机化合物在质谱仪中高温（如 300℃）气化，在离子源受一定能量冲击产生离子，而后在稳定磁场中按质量和电荷之比（m/z）顺序进行分离并通过检测器表达的图谱。目前使用较普遍的质谱法有 LR-MS、HR-MS、LC-MS、LC-MS/MS、LC-ESI 等。

质谱在结构鉴定中的作用如下：

1. 低分辨质谱（LR-MS）只能确定分子量。
2. 高分辨质谱（HR-MS）由于能测出分子量的精确数字，可同时确定分子量和分子式。
3. 由于化合物在一定条件下的裂解具有一定的规律，分析裂解碎片可获得部分结构信息。分子离子易失去的碎片见表 14-5。

表 14-5　分子离子易失去的碎片

离子	可能失去的碎片结构	可能存在的结构或裂解类型
M-1	H	醛、某些醚及胺类
M-15	CH_3	甲基
M-17	OH	醇类
M-18	H_2O	醇类（包括糖）
M-28	CO，C_2H_4	从酮结构脱掉的 CO 和 C_2H_4
M-29	CHO，C_2H_5	醛类、乙基
M-43	CH_3CO，C_3H_7	乙酰基、丙基
M-45	COOH	羧酸类
M-60	CH_3COOH	乙酸酯类、羧酸类
M-91	$C_6H_5CH_2$	苄基
M-105	C_6H_5CO	苯甲酰基

4. 同位素丰度比法确定分子式或特殊元素的存在。例如，某化合物含有一个 Cl 原子的 $[M+2]^+$ 的丰度是 $[M]^+$ 的 1/3；含有一个 Br 原子的 $[M+2]^+$ 的丰度与 $[M]^+$ 几乎相同；含两个 Cl 原子的 $[M+4]^+$、$[M+2]^+$、$[M]^+$ 的丰度比为 1∶6∶9。

5. 常用于已知化合物的比对，当两个化合物的质谱主要峰吻合时，可确定两个化合物的结构完全一致。

考点：质谱在结构鉴定中的作用

（四）核磁共振波谱法（nuclear magnetic resonance，NMR）

核磁共振波谱是利用能量很低的电磁波照射暴露在强磁场中的分子，电磁波能与分子中的磁性核（^1H、^{13}C）相互作用，引起磁性核发生能级跃迁而产生吸收信号，记录吸收信号的强度，对应其吸收频率所得的波谱。

确定化学成分的平面结构必须要根据核磁共振氢谱（¹H-NMR）和核磁共振碳谱（¹³C-NMR）确定化合物中的C、H信号。根据化学成分的平面结构，如果化合物结构中含有手性中心，则需要采用二维核磁共振技术（2D-NMR）确定其空间构型或构象。常见的2D-NMR有同核相关谱（如¹H-¹H COSY）、碳-氢直接相关谱（HMQC或¹³C-¹H COSY）、碳-氢远程相关谱（HMBC或¹³C-¹H远程COSY）、二维NOE增强谱（NOESY）等。

一般而言，如果是已知化合物，只需测定¹H-NMR和¹³C-NMR，再进行文献数据比对即可。如果是未知化合物，则还需通过2D-NMR确定化合物的空间构型或构象。在实际工作中，采集核磁共振波谱数据需要使用氘代溶剂溶解样品，常用的氘代试剂主要有氘代甲醇、氘代氯仿、氘代丙酮、氘代二甲基亚砜、重水等。

1. 核磁共振氢谱（¹H-NMR） ¹H-NMR主要提供氢质子的信号，主要依靠化学位移、峰面积、耦合常数等三个参数进行确定。有机化合物¹H-NMR的常见形式如图14-7所示。

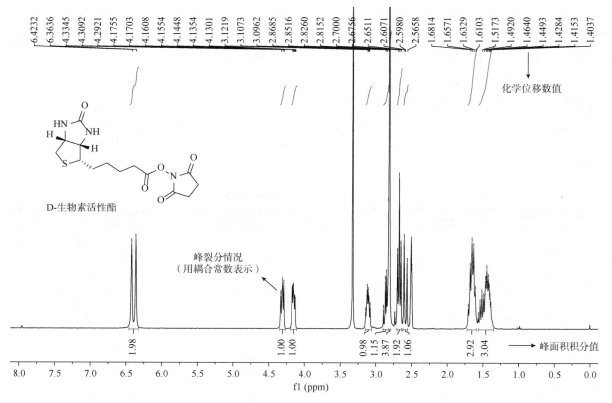

图14-7　D-生物素活性酯的¹H-NMR（氘代二甲基亚砜作溶剂）

（1）化学位移：主要是确定氢质子的种类，用δ表示，单位为ppm，如图14-7中最下端的横坐标，最上端的数值表示对应信号峰实际的化学位移值。不同种类的氢质子具有不同的化学位移，但还需要注意的是，即使是相同类型的氢质子，其化学位移也可以受周围化学环境的变化而产生波动，从而使同类型氢质子的化学位移呈现出一定的范围，常见各类氢质子的化学位移范围见图14-8。

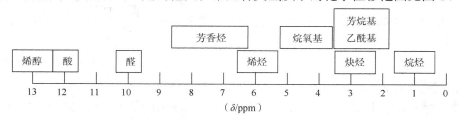

图14-8　常见各类氢质子的化学位移范围

（2）**峰面积**：在 ^{1}H-NMR 谱中，峰面积积分总值须与分子中的总氢质子数相同，即峰面积积分总值指示化合物结构中总的氢质子数量。根据分子式，可推算出每个积分信号所相当的氢质子数。需要注意的是，烯醇、羧酸等可电离形成氢离子的质子信号需用氘代二甲基亚砜作为溶剂才能在 ^{1}H-NMR 谱中出现。

（3）**耦合常数**：表示信号峰裂分强弱的参数即为耦合常数，用 J 表示，单位 Hz。耦合常数是由于质子与质子之间在一定距离内会产生自旋-自旋耦合，导致采集的核磁信号峰出现裂分，出现不同形态的峰。常见的裂分情况主要有单峰（s）、双峰（d）、三重峰（t）、四重峰（q）、多重峰（m）、双二重峰（dd）。在核磁共振谱中，氢质子之间的耦合对化合物的结构鉴定具有重要意义，其他质子的耦合则在结构鉴定中的意义不大。耦合常数的大小取决于相互作用质子核之间的间隔距离，间隔的键数越少，J 值越大，常见氢质子的耦合常数见表 14-6。

表 14-6 常见氢质子的耦合常数

结构类型	J（Hz）	结构类型	J（Hz）
R-CH$_2$-H (gem)	12～15	苯环 H	J_o 6～8；J_m 1～3；J_p 0～1
R-CH-CH-R	6～8		
CH=CH (cis)	6～12	环己烷 Ha/He	J_{aa} 9～13；J_{ae} 2～4；J_{ee} 2～4
CH=CH (trans)	13～18		

注：表中的"R"表示其他任意的取代基。

综上所述，分析 ^{1}H-NMR 的一般步骤是：先观察有几组信号峰，根据每组峰的化学位移推断可能的氢质子类型；再观察峰面积，确定每组峰所含的氢质子数；计算耦合常数，找出自旋耦合裂分的吸收峰，考察发生相互耦合的氢质子的数目和结构关系；接着观察峰形，确定基团与基团之间的关系，推测化合物结构。在观察信号峰时，需要排除化学位移为 0 的内标物信号与溶解样品的氘代试剂信号，内标物常用四甲基硅烷（TMS），常见氘代试剂在氢谱中的化学位移见表 14-7。

表 14-7 常见氘代试剂在氢谱中的化学位移

溶剂种类	残余溶剂峰	残留水峰
CDCl$_3$	7.26	1.56
（CD$_3$）$_2$CO	2.05	2.84
（CD$_3$）$_2$SO	2.50	3.33
CD$_3$OD	3.31	4.87
D$_2$O	4.79	4.79
C$_5$D$_5$N	7.20、7.57、8.72	4.96

注：表中的"D"表示"H"的同位素氘。

2. 核磁共振碳谱（^{13}C-NMR） ^{13}C-NMR 主要提供化合物分子中碳的信号，其原理与 ^{1}H-NMR 基本相同，但由于 ^{13}C 的天然丰度只有 1.1%，导致检测灵敏度只有 ^{1}H 的 1/6000，检测 ^{13}C-NMR 需要的样品量较大、耗时较长，但这一难题随着脉冲傅里叶变换核磁共振装置的出现而得到了解决。目前

常用的 ^{13}C-NMR 主要包括噪声去偶谱（proton noise decoupling spectrum）和 DEPT 谱（distortionless enhancement by polarization transfer）。

噪声去偶谱可以采集化合物结构中所有的 ^{13}C 化学位移值，也称为全碳谱，如图 14-9 所示。其化学位移值范围一般为 0～250ppm，由于化学位移变化范围约为氢谱的 20 倍，使碳谱的分辨率更高。与 ^{1}H-NMR 不同的是，全碳谱的信号不进行峰面积积分处理，即信号峰面积的大小不表示碳原子的数量。由于 ^{13}C 的化学位移与其所处的化学环境及碳核周围的电子云密度有关。因此，可通过分析全碳谱或 DEPT 谱中 ^{13}C 的化学位移推测化合物的结构，常见不同类型碳原子的化学位移范围见表 14-8。

表 14-8　几种不同类型碳原子的化学位移范围

化合物类型	结构中碳类型	δ（ppm）	化合物类型	结构中碳类型	δ（ppm）
烷烃	R_4C	0～60	芳香烃	C$_6$H$_5$—H	110～170
烯烃	$R_2C=CR_2$	80～165	羧酸衍生物	R—COX	150～185
炔烃	R—C≡C—R	60～90	氰	R—C≡N	110～125
醛和酮	$R_2C=O$	180～220			

注：表中"R"和"X"均为任意取代基。

在根据全碳谱解析化合物碳信号较为困难时，需要引入 DEPT 谱。DEPT 谱主要用于区别碳原子的类型，灵敏度高、信号之间重叠少，目前已成为 ^{13}C-NMR 谱的一种常规测定方法而得到广泛应用。在 DEPT 谱中，向上的信号表示 CH、CH_3，向下的信号表示 CH_2。把全碳谱与 DEPT 谱比较，在 DEPT 谱上不出现信号的就是季碳信号。例如，图 14-9 为雄甾-4-烯-3，6，17-三酮的噪声去偶谱和 DEPT 谱。通过对比它的全碳谱和 DEPT 谱可发现，在全碳谱 219.3，201.2，199.1，160.2，47.6，39.7 的信号在 DEPT 谱中均未出现信号，表明该化合物中含有 6 个季碳。全碳谱 45.4，35.6，35.5，33.9，30.9，21.6，20.2 等 7 个信号峰在 DEPT 谱中均向下，表明该化合物含有 7 个 CH_2 结构片段。在 DEPT 谱其余向上的信号则为 CH 或 CH_3 结构片段。

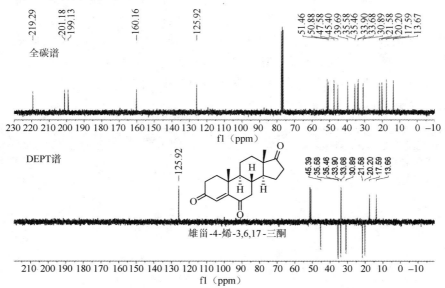

图 14-9　化合物雄甾-4-烯-3，6，17-三酮的碳谱（氘代氯仿作溶剂）

在解析核磁共振碳谱中，除了要根据各种碳原子种类具有不同化学位移的特点，还需要将化合物的信号与氘代溶剂信号进行区分，氘代溶剂信号峰在核磁共振碳谱中是最高的一组信号。常见氘代溶剂在核磁共振碳谱中的化学位移信号值见表 14-9。

表 14-9　常见氘代溶剂在核磁共振碳谱中的化学位移

溶剂种类	CDCl$_3$	(CD$_3$)$_2$CO	(CD$_3$)$_2$SO	CD$_3$OD	D$_2$O	C$_5$D$_5$N
溶剂峰	77.16	206.26	39.52	49.00	—	123.44
—	—	29.84	—	—	—	135.43
—	—	—	—	—	—	149.84

在确定化合物所有的碳信号后，如果不能将所有碳信号和化学结构一一对应地进行归属，则需要结合同核相关谱（如 ^{1}H-^{1}H COSY）、碳-氢直接相关谱（HMQC 或 ^{13}C-^{1}H COSY）、碳-氢远程相关谱（HMBC 或 ^{13}C-^{1}H 远程 COSY）、二维 NOE 增强谱（NOESY）等二维核磁共振谱给出的信息进行逐一分析。由此可见，核磁共振谱的应用价值越来越得到体现，关于化合物碳谱、氢谱数据的专著为研究人员的结构测定提供了快速、便捷之路，如由德全院士主编的《分析化学手册》（第二版）、美国《萨德勒标准光谱图集》、龚运淮主编的《天然产物核磁共振 ^{13}C-NMR 碳谱分析》都提供了大量化合物的碳谱、氢谱数据。

考点：核磁共振的概念；常用的氘代试剂；核磁共振氢谱的参数；化学位移的作用；峰面积的作用、耦合常数的作用；分析核磁共振氢谱的一般步骤；DEPT 谱中，不同类型基团的信号

第 5 节　天然化合物的结构修饰和结构改造

以天然药物有效成分为基础研制创新药物的研究工作，可分为发现先导化合物（lead compound）和先导化合物的结构修饰（structure modification）两个阶段。先导化合物是指结构独特且具有一定生物活性的化合物。先导化合物可能因为活性较弱、选择性不太强、药代动力学性质不够好、毒副作用较大等原因，不宜直接作为新药开发，但有进一步研究开发的价值。从天然药物中发现先导化合物的实例很多，如青蒿中发现青蒿素（artemisinin）、毛花洋地黄中发现的洋地黄毒苷（digitoxin）、萝芙木中发现的利血平（reserpine）、喜树中发现的喜树碱（camptothecin）、多种格木属植物中发现的卡洒因（cassaine）等。

先导化合物的结构修饰是用药物化学的理论和方法改造有效成分化学结构的一种研究方法。通常情况下，只对先导化合物进行取代基增加、减少或替换处理，且有效成分基本化学骨架不变的方法称为结构修饰。若需要改变中药有效成分基本骨架，使其化学结构产生较大改变的方法称为结构改造。结构修饰和结构改造没有明显的界限，本节统称为结构修饰。

一、结构修饰的目的意义

在全球临床使用的千余种单体药物中，大约有 48% 来源于天然药物的有效成分。而这 48% 的单体药物中，除了苦参碱（matrine）、芸香苷（rutin）、小檗碱（berberine）等大约 5% 的化学成分，因毒性小、活性强、生物利用度高可以直接从天然药物提取分离并制成制剂供临床使用，其他大部分单体药物都是对天然药物有效成分进行结构修饰以后才获得的。

对天然药物有效成分进行结构修饰，可以提高有效成分的活性、降低毒副作用，也可以改善它们在体内的吸收、分布、代谢和排泄，还能提高有效成分化学稳定性或溶解性、消除有效成分不良气味、消除对机体产生的刺激性、简化有效成分结构便于合成等。例如，香菇中的香菇嘌呤（eritadenine）具有降低胆固醇的作用，若将分子中的羧基转变为甲酯的结构，其降低胆固醇的活性可提高 10 倍。

香菇嘌呤　　　　　　香菇嘌呤甲酯

二、结构修饰的原则和方法

目前,我国已经发现了很多天然药物有效成分,对它们也进行了大量的结构修饰研究。在从事结构修饰的研究工作中,药学工作者形成了一些共同的原则和方法。下面重点介绍一些结构修饰的原则和方法。

(一) 原则

药物设计原则最初是由美国药物化学家 Christopher A. Lipinski 提出的"类药五原则"(即 Lipinski 规则)。Lipinski 指出,一个具有更好药代动力学性质和更高生物利用度的小分子药物,需要具备五个条件:①分子量小于 500;②氢键给体数目小于 5(即含 OH 和 NH 的数目不多于 5 个);③氢键受体数目小于 10(即 N、O 和 F 原子的总数不多于 10 个);④脂水分配系数小于 5;⑤可旋转键的数量不超过 10 个。经过长期的实践后,众多药学工作者从大量有效成分结构修饰的工作中总结出不同于 Lipinski 规则的经验规律,这也是目前先导化合物结构修饰遵循的主要原则。值得注意的是,这些经验规律并非在结构修饰中都会涉及,需要根据实际情况进行考虑。

1. 最少修饰原则 采用最小修饰原则一般可起到改变先导化合物的生物活性、毒性和选择性的作用。具体方法:通过设计与先导化合物结构相近的类似物,采用一些简单的化学反应(如水解、氧化、还原、烷基化、乙酰化、外消旋体拆分、电子等排体变换),对先导化合物的化学结构仅作微小的变换。

2. 生物学逻辑原则 根据先导化合物生物活性的研究结果,分析结构与活性关系的实验数据,推测其可能的结构-疗效关系(通常称为构效关系),用于指导结构修饰的具体实施。目前主要依靠计算机辅助药物设计(computer aided drug design,CADD)技术来完成,是结构修饰遵循的主要原则,也是新药研发更容易更有效的方式。

3. 立体构型原则 化合物的手性中心、电荷间距、E 或 Z 构型、直立键或平伏键取代基的构象等立体电性参数对生物活性具有重要的影响。在药物靶标蛋白结构已知时,可采用 CADD 进行模拟设计,根据设计结果直接指导结构修饰。若靶标蛋白结构未知时,应将先导化合物与已知的活性化合物进行结构比较,初步分析先导化合物化学结构与活性或选择性相关的参数,并根据这些参数来指导结构修饰。

4. 易合成原则 在进行结构修饰时,一般优先采用最简单的合成路线进行结构修饰,并优先合成可以从市面直接采购的中间体原料。因合成方法简便易行,容易合成先导化合物的衍生物,结构修饰效率较高。若通过该原则成功获得理想化合物,则由于成本较低将更易被开发成新药。

5. 药理学逻辑原则 药理学研究必须遵循量效关系、最佳剂量、对照物参比试验、达峰时间等准则。并提供具有类似活性的对照药品作为先导化合物活性研究的参照,以证实先导化合物药效的可信度。在合成化合物的同时,至少要合成一种根据准则研究结果推测为无活性或低活性的化合物,与活性化合物进行对比试验。

> **链接** 计算机辅助药物设计

计算机辅助药物设计(computer aided drug design,CADD)始于 20 世纪 80 年代,是利用计算机的快速计算功能,与药物化学、生物学、计算机图形学和信息学等学科交叉融合,形成一种强有力的药物设计工具,可用于结构修饰研究的各个环节。CADD 主要是基于药物或受体的三维结构进行药物设计,一般可分为直接药物设计和间接药物设计。

1. 直接药物设计 该法是在受体靶蛋白三维结构已知的情况下,根据受体受点的形状和性质,研究药物与受体的相互作用,设计新药。受体的三维结构可通过 X 射线单晶衍射或多维核磁共振得到。用计算机分子模拟技术研究受体与药物结合部位的性质,如静电场、疏水场和氢键作用,根据靶蛋白与药物分子结合部位的几何形状和化学特征,运用数据库搜寻设计与受体作用部位的形状和理化性质相匹配的分子。该法既能设计新的先导化合物,也能指导先导化合物的结构修饰。

2. 间接药物设计 该法是在受体靶蛋白三维结构未知的情况下,以小分子的构效关系研究为基础,通过研究一类小分子的结构和生物活性数据,研究结构与活性之间的关系规律,发现或优化先导化合物。主要采用 CADD 中的 QSAR(定量构效关系)功能,以活性好的受体拮抗剂或激动剂为依据，通过计算分子的优势构象代替药效构象，推测受体活性部位的形状及作用方式等信息，得到虚拟的受体模型，通过模拟药物与受体的结合，设计新的药物。

CADD 是一种高效的结构修饰工具，能对先导化合物的结构修饰起到很好的指导作用。但药物治疗疾病是一个很复杂的过程，涉及的影响因素很多，进行计算机辅助药物设计时，可能有很多影响因素没有涉及。因此，先导化合物结构修饰产物的活性必须以实际的生物活性数据为依据。

（二）方法

先导化合物结构修饰的方法主要有机化学合成法、生物转化法和组合化学。在实际工作中，以有机化学合成法的应用最为广泛，但生物转化、组合化学也有自身的优势。

1. 有机化学合成法

（1）取代基的变化：是最常见的结构修饰方法，主要包括取代基的增加、减少或变化、电子等排体、扩环、缩环、开环等具体情况。值得一提的是，无论是取代基的增减，还是进行开环处理，应尽量采用计算机辅助药物设计作为指导进行，这样不仅可以提高效率，更容易获取高效低毒的候选化合物。

（2）环结构改造：对先导化合物进行扩环、缩环和开环。化合物结构中环的多少或环的大小有时对生物活性具有显著的影响。开环又称为环剖裂，先导化合物有时因结构复杂、环系较多，需要对其环结构进行简化，以便合成，这种结构修饰的方法称为剖裂。例如，对具有成瘾性的镇痛药吗啡（morphine）进行结构优化时，将其五个环逐步剖裂，最终得到成瘾性低的镇痛药美沙酮（methadone）。

吗啡　　　　　　美沙酮

（3）药物立体构型对活性的影响：药物靶蛋白对药物的代谢过程具有立体选择性，当药物与靶蛋白的三维结构能更好地互补匹配时，药物三维结构与靶蛋白三维结构则具有更好的契合性，药物表现出来的生物活性则越强。药物与靶蛋白的互补匹配性在很大程度上是受药物立体构型的影响。而药物立体构型主要体现为几何异构体、官能团间的距离、光学异构体。

例如，顺式氯普噻吨（chlorprothixene）的构象比反式结构更接近于多巴胺的受体底物多巴胺，导致顺式结构用于精神分裂症的作用比反式结构强 5～10 倍。

顺式氯普噻吨　　　　　　反式氯普噻吨

在光学异构体中，影响生物活性类型的情况相对较少。最典型的例子是麻黄碱（ephedrine）与光学异构体伪麻黄碱（pseudoephedrine），麻黄碱具有收缩血管的作用，常作为血管收缩药和平喘药使用，而伪麻黄碱几乎没有收缩血管的作用，只有支气管扩张作用，常用作支气管扩张药。

麻黄碱　　　　　　伪麻黄碱

（4）前体药物（pro-drug）：是指一类体外无活性或活性较弱，在体内经酶或其他作用，释放出活性物质而产生药效的药物，通常简称为前药。将药物制备为前药主要是为了提高药物对靶部位作用的选择性、改善药物在体内的药代动力学过程、延长作用时间、提高生物利用度、降低毒副作用、提高化学稳定性等。

前药的制备需要根据原药和载体分子的结构而定。一般来说，前药设计中常将羟基修饰为酰化、缩醛或缩酮、醚的形式以达到延长药物半衰期，改善药物的溶解度及生物利用度的目的。具有羧基的药物常修饰形成羧酸酯、酰胺、亚胺、偶氮、氨甲基化等形式；羰基类则可通过席夫碱、肟、缩醛或缩酮等的形式来制备前药。例如，姜黄素（curcumin）具有水溶性差、结构不稳定、体内吸收少和生物利用度低等缺点，将其制备为前药后，其结构稳定性及水溶性均大幅提升，尤其是水溶性比姜黄素提高了300倍。

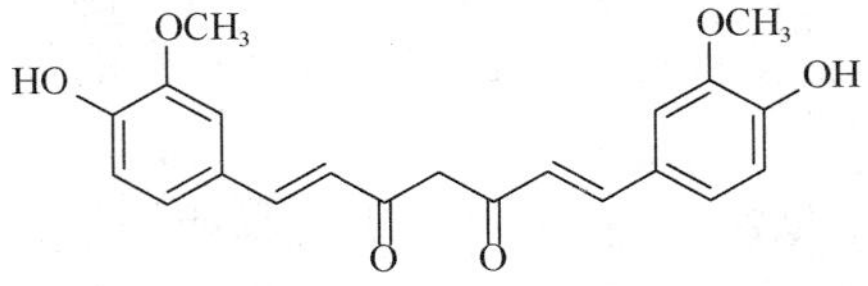

姜黄素

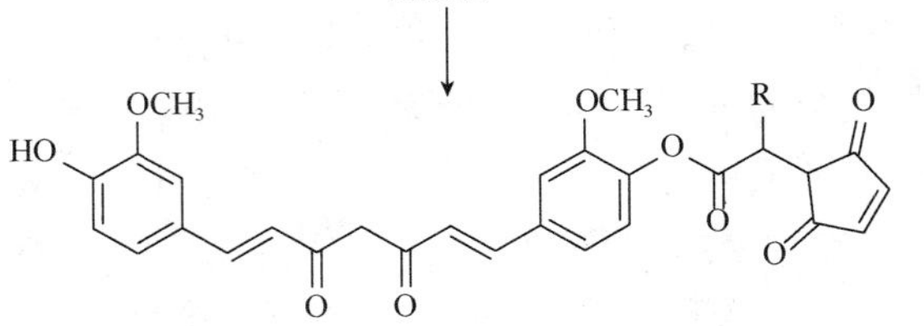

↓

R: —H, —CH$_3$, —CH(CH$_3$)$_2$, —CH$_2$CH(CH$_3$)$_2$, —CH(CH$_3$)CH$_2$CH$_3$

姜黄素前体药物

（5）孪药（twin drug）：是指将两个药物经共价键连接合成的新药物，在体内代谢生成前两种药物而产生协同作用、增强活性、产生新的药理活性或者提高选择性。一般采用分子拼接原理进行孪药设计。

孪药的设计方法有两种，一种是将两个作用类型相同的药物或同一药物的两个分子拼合在一起，以产生更强的作用，或降低毒性、改善药代动力学性质等。例如，阿司匹林（aspirin）和对乙酰氨基酚（paracetamol）均具有解热镇痛作用，二者通过酯化反应合成的贝诺酯（benorilate）既解决了阿司匹林对胃酸的刺激，又增强了药效。

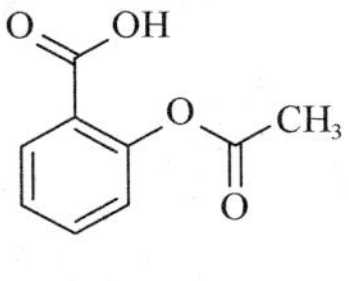

阿司匹林 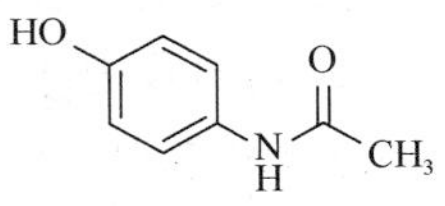　　对乙酰氨基酚 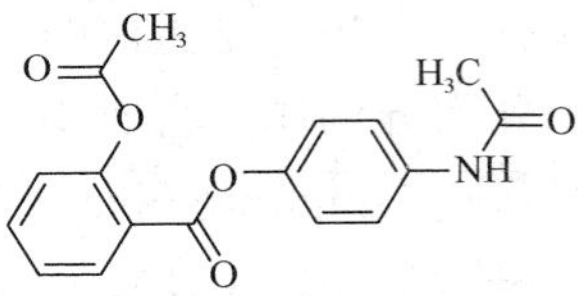　　贝诺酯

另一种方法是将两个不同药效的药物拼合在一起，产生新的联合作用。例如，毒性较大的抗肿瘤药物苯丁酸氮芥（chlorambucil）与肾上腺皮质激素类药物泼尼松（prednisone）拼接形成新的抗肿瘤药物泼尼莫司汀（prednimustine），既增强了药物在肿瘤部位的亲和性，又降低了苯丁酸氮芥的毒性。

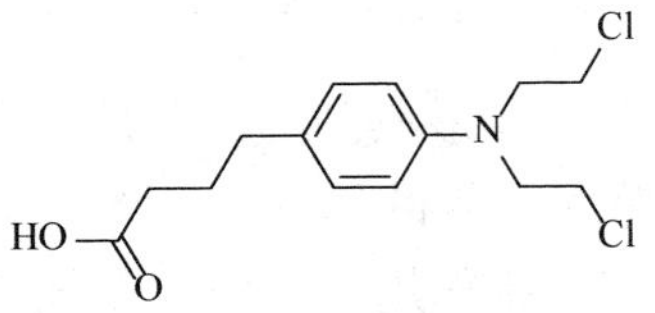

苯丁酸氮芥 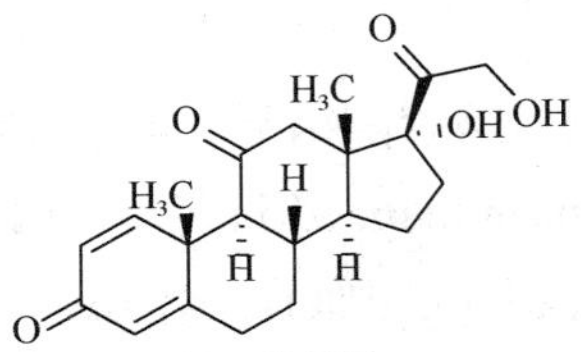　　泼尼松

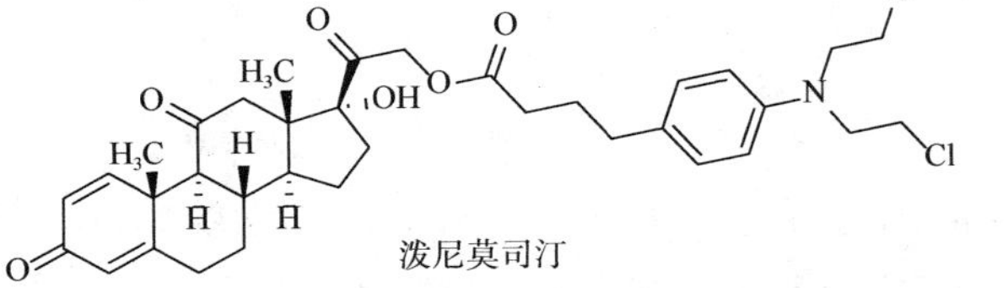

泼尼莫司汀

2. 生物转化法　生物转化（biotransformation）是指应用生物反应器（如酶及多酶系统包括微生物、动植物细胞等）对先导化合物进行结构修饰和改造，合成新型的有机化合物。生物转化的实质是利用生物细胞中的酶催化反应，因此具有酶催化的高度专一性，包括底物专一性、键专一性和基团专一性等，这是化学方法无法比拟的。采用生物转化进行结构修饰不仅可以保持或增强原药的药效，还可以克服原药的缺点，改善药物在体内的药物动力学过程，提高对靶部位的作用选择性，降低毒副作用，改善药物的稳定性等。

3. 组合化学　组合化学（combinatorial chemistry）是20世纪80年代中期发展起来的一项新型化学合成技术，它将有机化学、药物化学、生物化学、分子生物学、计算机辅助药物设计、固相合成、高通量合成、高通量筛选、高通量识别等学科和技术融为一体。从共同的结构模块出发，选择具有相同功能的多种基团组建模块，通过同种键反应实现的分子多样性，根据活性筛选结果研究其构效关系，进行先导化合物优化，从而获得目标化合物。

与传统化学合成方法每次只能合成一个化合物相比，组合化学能在短时间内合成数目庞大的有机化合物库（compound library），并经活性筛选，发现一批具有活性的目标化合物。组合化学可大幅度提高新化合物的合成和筛选效率，减少时间和资金的消耗。目前，组合化学已应用于药物和农药研发、功能材料的开发、催化剂筛选等诸多领域，成为化学范畴最活跃的领域之一。

考点： 结构修饰的概念；结构修饰的原则；结构修饰的方法；有机化学合成法的种类；前体药物的概念；孪药的概念、设计方法；生物转化的概念、组合化学的概念

第6节　中药标准提取物简介

一、概　述

中药经过长期发展后逐步形成了中药材、中药饮片和丸散膏丹等传统中药产品，而丸、散、膏、丹等是传统中成药制剂的主要剂型，但由于中药产地和制法不同会导致有效成分含量的差异，造成中药质量和疗效难以实现有效控制和保证，这些缺陷一直是传统中药制剂发展的制约因素。中草药标准提取物可以在一定程度上实现产品质量的有效控制并保证疗效。

中药标准提取物是指采用现代科学技术对传统中药材进行提取加工得到的一种相对药效物质明确及严格质量标准的中药产品。其化学组成是多种药理活性物质按特定比例组成的混合物，继承了中药多成分协同增效的特点，能体现原中药材特定的临床疗效，无论作为单味药还是组成复方，都可以代替原生药使用。也可作为保健品、功能性食品、化妆品的原料产品。其技术特征表现为：相对明确的物质基础、特定的药理活性、科学合理的质量标准和产品质量的均一性和稳定性。

中药标准提取物有利于提高中药产业的技术发展水平，推动中药产业结构调整。中药现代化要求中药制剂从以传统中药饮片或浸膏为原料向有效成分组方发展，使其化学性质、药理作用和质量控制都能明确表达。原料药生产的规范化和质量标准化是整个现代中药产业的基础和关键。采用中药标准提取物作为中药制剂的原料，既能适应当前中药产业技术发展的迫切要求，又能为有效成分组方建立基础。

近二十年，中药标准提取物产业发展迅速。植物提取物是美国草药市场的主要产品形态，占95%以上，而生药材等产品不到5%。在我国，中药标准提取物也形成了一定规模，每年以20%的速度递增，目前我国已有800多家植物提取物出口企业。近几年，乳香、山楂叶、银杏叶、连翘、番泻叶、灵芝、水飞蓟、黄芩、缬草、白柳皮等多种中药标准提取物已分别被《中国药典》《欧洲药典》《美国药典》《日本药局方》收录。由此可见，中药标准提取物作为中药制剂的原料已经越来越受到人们的关注。

二、分　类

根据不同的目的或要求，中药标准提取物可分为以下不同的类别：

1. **按用途分类** 包括药用提取物、食用提取物、日化用提取物等。
2. **按提取溶媒分类** 包括水提取物、乙醇提取物等。
3. **按溶解性能分类** 包括水溶性提取物、脂溶性提取物。
4. **按组方分类** 包括单味药提取物、复方提取物。目前国际上普遍应用的是单味药提取物，但由于单一药材提取物临床效果的局限性，近年来复方提取物发展迅速。
5. **按形态分类** 受提取物含水或溶媒量的影响，分为固体提取物、液体提取物、流浸膏或软提取物。
6. **按活性物质的纯化程度分类** 包括粗提取物、有效部位、有效部位群、有效成分。
7. **按作用与功效分类** 包括抗氧化剂、免疫调节剂、镇静剂、运动营养类、护肝类、改善心脑血管系统功能类、抗病原微生物类、男性保健类、抗肿瘤类。

三、制备方式

中药标准提取物的质量受原材料、生产工艺、贮存和运输等因素的影响，其质量均一性难以得到保证。为此，对中药提取物生产的全过程进行标准化的质量监控是必要的。中药标准提取物的制备必须全过程实施标准化控制，要注意它是由药学数据和临床功效支持的、要控制中药材生产和提取物生产的每一个环节之后所得的提取物才能称为标准提取物。

1. **原药材** 由于中药材质量受植物基源、产地、生长时间、采收方法、药用部位、贮存方法和时间等因素直接影响。因此，中药标准提取物质量控制必须首先加强原药材的质量控制，规范药材的质量是保证中药提取物质量的前体。欧洲生产标准化中药提取物时，已明确要求把原药材纳入"第一车间"进行生产和管理，即对药材来源质量进行严格把控，对种植地域、种子选择、种植方法、采收时间和方法、田间管理均建立规范化的程序，对药材建立与提取物相应的标准。

2. **制备技术与设备** 中药标准提取物生产过程涉及的各种提取、分离、纯化和干燥技术与设备，是规范和控制产品质量的重要环节。目前，许多高新技术已广泛应用于中药提取物的生产，如超临界萃取技术、连续逆流提取技术、大孔吸附树脂分离技术、膜分离技术等，这些技术及其装备的应用大大地提高了中药制药工程技术和装备水平。表14-10列举了一些高新技术在中药提取物生产中的应用。

表14-10 高新技术在中药提取物生产中的应用

工艺技术	应用举例
超声波提取技术	芸香苷、罗汉果皂苷
大孔吸附树脂分离技术	银杏叶提取物、大豆异黄酮
离子交换树脂分离技术	石杉碱甲、辛弗林
吸附色谱技术	紫杉醇、白果内酯
高速逆流分配色谱技术	儿茶素
膜分离、膜浓缩技术	绿茶提取物
超临界萃取技术	芳香油类、天然维生素E
冷冻干燥技术	大蒜提取物
微囊化包合技术	当归提取物
酶解技术	白藜芦醇

3. **包装贮存** 中药提取物性质多不稳定，如茶叶提取物中的儿茶素类成分、贯叶连翘提取物中的贯叶金丝桃素、葡萄籽提取物中的原花色素类等。它们的质量受光照、温度、湿度、酸碱度和时间的影响而发生变化。由此可见，确定具体的包装方法和包装材料、贮存条件是保证中药提取物质量不可或缺的一个环节。

4. 质量控制标准化 中药提取物的质量标准或质量要求一般包括两个方面：一是常规质量控制指标，如水分、灰分、农药残留、重金属和砷盐、溶剂残留等；二是标志性成分指标，如有效成分限量控制。具体控制内容及流程如图14-10所示：

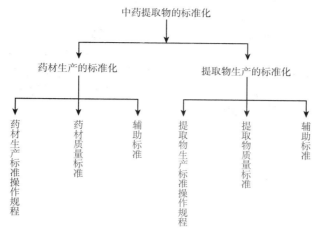

图14-10 中药提取物标准化控制的内容

考点：中药标准提取物的概念；中药标准提取物的分类；中药标准提取物制备中用到的技术

自 测 题

一、选择题

（一）A型题（最佳选择题）。每道题的备选项中，只有一个最佳答案。

1. 用于研究天然化合物立体结构问题的物理分析技术是（   ）
   A. UV   B. IR   C. MS
   D. NMR   E. ORD
2. 以下哪个化合物不是先导化合物（   ）
   A. 青蒿素   B. 紫杉醇   C. 对乙酰氨基酚
   D. 水杨酸   E. 乙酰苯胺
3. 固体化合物的纯度检查方法不包括（   ）
   A. 熔距   B. 沸点   C. TLC检查
   D. PC检查   E. HPLC检查
4. 在NMR中，J表示（   ）
   A. 耦合常数   B. 波数   C. 化学位移
   D. 峰面积   E. 波长
5. 可给出化学成分分子式的方法是（   ）
   A. DEPT   B. ^{1}H-NMR   C. LC-MS
   D. HR-MS   E. UV
6. 采用系统溶剂提取法提取有效成分时，溶剂使用顺序正确的是（   ）
   A. 乙醇、二氯甲烷、乙酸乙酯、正丁醇、水
   B. 石油醚、乙酸乙酯、二氯甲烷、正丁醇、水
   C. 石油醚、三氯甲烷或二氯甲烷、乙酸乙酯、正丁醇、水
   D. 三氯甲烷、二氯甲烷、乙酸乙酯、正丁醇、水
   E. 石油醚、丙酮、乙酸乙酯、正丁醇、水
7. 在红外光谱中，波数在3650~3200cm^{-1}处有强吸收，表明化学成分结构中含有（   ）
   A. 羟基   B. 氨基   C. 羧基
   D. 羰基   E. 醛基
8. 下列标准提取物中，按用途分类的提取物是（   ）
   A. 脂溶性提取物   B. 乙醇提取物
   C. 固体提取物   D. 药用提取物
   E. 复方提取物
9. 在进行成分检查时，可用于区别挥发油和油脂的试剂或试验是（   ）
   A. 乙酸镁   B. 溶血试验   C. 泡沫试验
   D. 碘化铋钾   E. 油斑试验
10. 下列核磁共振技术，不是二维核磁共振技术的是（   ）
    A. ^{1}H-^{1}H COSY   B. ^{13}C-NMR   C. HMBC
    D. HMQC   E. NOESY

（二）X型题（多项选择题）。每道题的备选项中至少有两个正确答案。

1. 文献调研在天然药物有效成分研究中的作用是（   ）
   A. 了解国内外相关内容的研究水平和进展
   B. 了解前人是否有过此类研究，避免重复
   C. 了解是否有可借鉴的研究方法
   D. 了解分离获得的化合物是否为已知化合物
   E. 研究过程中发现问题，随时查找文献帮助解决
2. 在进行化学成分预试验时，水提取液（不含酸水提取液）可以用于检查的成分有（   ）

A. 生物碱 B. 皂苷 C. 蛋白质
D. 多糖 E. 强心苷
3. 在测定化学成分结构时,下列哪些方法可用于立体构型的鉴定（　　）
A. 红外光谱 B. 圆二色谱
C. 旋光光谱 D. 二维核磁共振
E. 单晶X射线衍射法
4. 对有效成分进行结构修饰的原则有（　　）
A. 最少修饰原则 B. 立体构型原则
C. 生物学逻辑原则 D. 药理学逻辑原则
E. 易合成原则
5. 文献调研的资料应包括（　　）
A. 已出版的图书 B. 期刊论文
C. 学位论文 D. 专利
E. 技术标准

二、问答题

1. 简述天然药物研究开发的一般程序。
2. 简述有效成分结构式的测定方法及用途。
3. 简述天然化合物结构修饰的目的和方法。

（梁光平）

实训指导

天然药物化学实训是天然药物化学课程的重要组成部分。通过实训使学生掌握天然药物有效成分回流提取、提取液浓缩、有效成分结晶、两相溶剂萃取（分液漏斗法）、薄层色谱鉴别和高效液相色谱分析等基本技能；熟练地进行化学成分预试验和成分鉴别等基本操作。通过实训深化学生对基本理论知识的理解，培养学生科学严谨的工作态度，以及观察问题、分析问题和解决问题的能力。

本教材共设10个实训项目，其中实训四水蒸气蒸馏法提取牡丹皮挥发油与实训五八角茴香中挥发油的提取和鉴别，各学校可根据实训条件选做其一；实训六防己中总生物碱的提取、纯化和鉴别与实训七三颗针中小檗碱的提取、精制与鉴别，各学校可根据实训条件选做其一；实训九天然药物化学成分预实验与实训十各类成分鉴别实验，各学校可根据实训条件选做其一。

实训室守则

天然药物化学实训中，所用溶剂和试剂多具有挥发性、毒性、腐蚀性、刺激性和易燃易爆性等特点；实训操作过程中需要各种电器和加热装置等设备，操作不慎易造成火灾和触电等事故。所以每个实训操作者均应提高警惕，严格遵守操作规程。为了消除安全隐患，预防事故发生，特制订实训室守则如下：

1. 遵守实训室规章制度，不违章操作。严防火灾、爆炸、中毒、触电、漏水等事故发生。若发生事故，应立即报告指导教师。

2. 实训前必须认真预习，明确实训目的和要求，了解本次实训的有关原理和操作步骤，做到心中有数。实训时要认真倾听指导教师讲解实训内容，在完全明白实训原理和操作方法的基础上，方可进行实训。

3. 实训过程中应养成及时记录的习惯，凡是观察到的现象如温度、体积、颜色、结晶形状等变化及其他数据，应立即如实记录。实训所得的最终产品，应仔细保存好，注明名称、数量、实训人姓名等，连同实训报告交给指导老师审查。

4. 实训时要保持安静，不得高声喧哗、打闹、说笑，不得擅自离开自己的实训台或委托他人照看自己的实训。所有实训药品及仪器，均须仔细爱护，节约使用。如有损坏仪器情况发生，应填写破损报告单。公用药品及仪器使用完毕后应及时放回原处，不可乱丢乱放，以免影响他人使用。

5. 有毒气或腐蚀性药品应妥善保管，产生毒气或腐蚀性气体发生时应在通风橱中进行操作，必要时可戴好防护用具；实训过程万一不慎着火，要沉着冷静积极抢救，应立即切断室内电源和火源，用实训室备用的灭火器材迅速扑灭，对于易燃性溶剂，必须随时密封容器，不得存放于明火旁边。

6. 实训结束，应做好实训室卫生，清点仪器，关好水、电、煤气、门、窗后方可离开。

实训项目

实训一 两种有效成分混合物的薄层色谱分离与鉴别

一、实训目的

1. 掌握薄层色谱法的基本操作。
2. 熟悉薄层色谱鉴别有效成分的方法。
3. 学习记录实验结果,撰写实验报告。

二、实训原理

薄层色谱法利用吸附剂对混合物中各种成分吸附能力差异来实现不同成分的分离,是一种微量、快速、简便、灵敏的分离鉴别方法。复方磺胺甲噁唑片为复方制剂,每片含磺胺甲噁唑0.4g与甲氧苄啶80mg。应用薄层色谱法可实现复方制剂中磺胺甲噁唑与甲氧苄啶的分离,与磺胺甲噁唑、甲氧苄啶对照品进行标准对照可鉴别出两种有效成分。

三、实训器材

1. **仪器** 玻璃板(10cm×7cm)、玻璃棒、硅胶GF_{254}、层析缸、微量注射器、研钵、烧杯、玻璃漏斗、紫外光灯。
2. **试剂** 复方磺胺甲噁唑片、磺胺甲噁唑对照品、甲氧苄啶对照品、羧甲基纤维素钠、氯仿、甲醇、N,N-二甲基甲酰胺。

四、实训内容

(一)薄层板的制备

称取色谱用硅胶GF_{254} 2~3g,加羧甲基纤维素钠水溶液(0.5%~0.7%)6~9ml,在小烧杯中混合成糊状,去除表面气泡后,均匀涂布于洁净玻璃板上,置水平台上于室温下晾干,在110℃活化30分钟,取出放入干燥器内备用。

(二)供试品溶液和对照品溶液的制备

1. **供试品溶液的制备** 复方磺胺甲噁唑片研磨成细粉,取细粉适量(约相当于磺胺甲噁唑0.2g),加甲醇10ml,振摇,滤过,取滤液作为供试品溶液。
2. **对照品溶液的制备** 分别取磺胺甲噁唑对照品0.2g与甲氧苄啶对照品40mg,加甲醇10ml溶解,作为对照品溶液。

(三)点样

用微量注射器吸取上述三种溶液各5μl,分别点于硅胶GF_{254}薄层板上。点样基线距底边10~15mm,样点直径不超过3mm,两点间距离为1.5~2.0cm。

(四)展开

以氯仿-甲醇-N,N-二甲基甲酰胺(20∶2∶1)为展开剂,将点好样品的薄层板放入装有适量展开剂饱和后的层析缸中,浸入展开剂的深度距底边5mm为宜,密封缸盖,用倾斜上行法展开,待展开剂前沿距基线6~7cm时,取出薄层板,在前沿处作好标记,晾干。

(五)显色

将薄层板置紫外光灯(254nm)下检视,供试品溶液所显两种成分的主斑点的位置和颜色应与对照品溶液的主斑点相同。

五、注意事项

1. 制薄层板所用的玻璃板要求光滑、平整,洗净后不附水珠,晾干,否则涂布的硅胶易脱落。
2. 硅胶GF_{254}和黏合剂的取量随玻璃板大小而异(一般比例为1∶3),薄层板厚度达到0.2~0.3mm

即可。

3. 若展开后自然晾干时间较长，可用热风吹加速烘干。

六、思 考 题

1. 磺胺甲噁唑与甲氧苄啶能在薄层色谱中分离的原因是什么？
2. 薄层色谱法在分离和鉴别混合物中有何优缺点？

（杨光丽）

实训二　槐花中芦丁的提取、精制和鉴别

一、实 训 目 的

1. 掌握煎煮法和碱溶酸沉法提取芦丁的操作技术。
2. 熟悉结晶法精制芦丁的原理及由芦丁水解制备槲皮素的方法。
3. 学会运用化学法、色谱法鉴别芦丁和槲皮素。

二、实 训 原 理

槐花为豆科植物槐（*Sophora japonica*）的干燥花及花蕾，花蕾又称槐米，具有凉血止血、清肝泻火的作用。槐花含有芦丁（又称芸香苷，rutin），槲皮素，槐米甲、乙、丙素及皂苷，鞣质，黏液质，树脂等，其中芦丁为主要有效成分，含量高达12%～20%。药理实验证明芦丁有维生素P样作用，有助于保持和恢复毛细血管正常弹性，调节毛细血管渗透性，临床上用作毛细血管性止血药，并用于高血压的辅助治疗。芦丁广泛存在于植物中，目前发现有70多种植物中含有芦丁，如槐米、荞麦叶、蒲公英和烟叶等。

槐花中的主要化学成分、结构与性质：

（一）芦丁

芦丁的结构式是槲皮素-3-*O*-芸香糖苷，其为浅黄色粉末或细针状结晶，熔点176～178℃，$[\alpha]_D^{23}$ +13.82°（乙醇），$[\alpha]_D^{23}$ -39.43°（吡啶）。在各种溶剂中的溶解度为：难溶于冷水（1∶8000～10 000），可溶于热水（1∶200）、热甲醇（1∶7）、冷甲醇（1∶100）、热乙醇（1∶60）、冷乙醇（1∶650），可溶于吡啶及碱性溶剂，几乎不溶于苯、乙醚、氯仿及石油醚等溶剂。

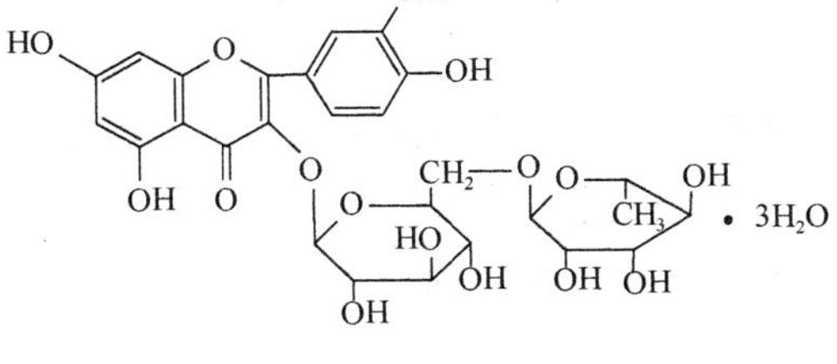

芦丁

（二）槲皮素

槲皮素（quercetin）可由芦丁水解得到，其为黄色针状结晶，熔点314℃。能溶于冷乙醇（1∶290），易溶于沸乙醇（1∶23），可溶于甲醇、丙酮、乙酸乙酯、冰醋酸及吡啶等溶剂，不溶于水、苯、乙醚、氯仿及石油醚等溶剂。

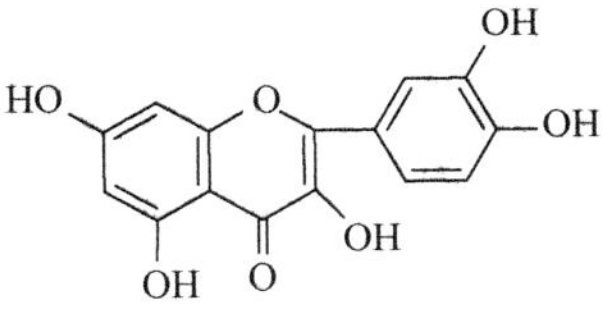

槲皮素

利用芦丁分子结构中含有多个酚羟基，显弱酸性，能与碱作用生成盐而溶于碱水，加酸酸化后又能沉淀析出的性质，采用碱溶酸沉法进行提取；芦丁的精制根据其在热水中溶解度大，冷水中溶解度小的差异来进行。

芦丁分子中含有邻二酚羟基结构，在空气中久置可被缓慢氧化变色，在碱性溶液中更易氧化分解。硼酸盐能与芦丁中邻二酚羟基结合，起保护作用，因此碱性溶液中加热提取芦丁时，常加入少量硼砂。

三、实训器材

1. **仪器** 紫外光分析仪、水泵、试管、烧杯、三角烧瓶、回流提取器、抽滤瓶、玻璃漏斗、布氏漏斗、色谱缸等。

2. **材料和试剂** 槐花、石灰乳、0.4%硼砂水溶液、盐酸、正丁醇、乙酸、氨水、乙醇、1%醋酸镁乙醇溶液、1%氢氧化钠溶液、1%三氯化铝乙醇溶液、2%二氯氧锆甲醇溶液、2%枸橼酸甲醇溶液、10% α-萘酚乙醇溶液、硫酸、碳酸钡、氨制硝酸银试液、葡萄糖、鼠李糖、芦丁和槲皮素标准品等。

四、实训内容

（一）芦丁的提取（碱溶酸沉法）

称取槐花 20g（压碎），加 0.4%硼砂水溶液 200ml，在搅拌下加石灰乳调节 pH8~9，加热煮沸 20 分钟，随时补充失去的水分和保持 pH8~9，倾出上清液，用四层纱布趁热过滤，滤渣同法再提取一次，过滤，合并两次滤液，放冷，用浓盐酸调节 pH2~3，放置析晶，待全部结晶析出后，抽滤，用纯化水洗涤结晶，抽干，室温干燥，得芦丁粗品，称重，计算收得率。

（二）芦丁的精制

称取芦丁粗品 2g，充分研细后置于烧杯中，加纯化水 400ml，煮沸至全部溶解，趁热抽滤，冷却析出结晶，抽滤，得芦丁精制品，置空气中晾干或于 60~70℃下干燥，称重，计算收得率。

（三）芦丁的水解

取精制芦丁 1g，研细后置于 250ml 圆底烧瓶中，加入 2%硫酸水溶液 80ml，加热回流（微沸）30 分钟，待出现的鲜黄色沉淀不再增加为止。放冷，抽滤，保存滤液用于制备糖的色谱鉴别的供试液，沉淀物用纯化水洗至中性，晾干，得粗制槲皮素。再用 70%乙醇重结晶得黄色小针状槲皮素结晶，晾干，称重，计算收得率。

（四）鉴别

1. 化学鉴别

（1）盐酸-镁粉反应：分别取芦丁和槲皮素少许，分别用 1~2ml 乙醇水浴微热溶解，加入镁粉适量，浓盐酸数滴，观察并记录实验现象。

（2）三氯化铝反应：将芦丁和槲皮素的乙醇溶液分别点在滤纸片上，滴加 1%三氯化铝乙醇溶液 1 滴，于紫外灯下观察荧光变化，并记录实验现象。

（3）乙酸镁反应：将芦丁和槲皮素的乙醇溶液分别点在滤纸片上，滴加 1%乙酸镁乙醇溶液 1 滴，于紫外灯下观察荧光变化，并记录实验现象。

（4）锆-枸橼酸反应：取芦丁和槲皮素少许，分别用 1~2ml 乙醇水浴加热溶解，加入 2%二氯氧锆甲醇溶液 3~4 滴，观察现象，然后各加入 2%枸橼酸甲醇溶液 3~4 滴，观察并记录实验现象。

（5）Molish 反应（α-萘酚-浓硫酸试验）：取芦丁和槲皮素少许，分别用 1~2ml 乙醇溶解，加 10% α-萘酚乙醇溶液 1ml，振摇后倾斜试管，沿试管壁缓缓加入约 1ml 浓硫酸，静置，观察二液界面颜色变化，并记录实验现象。

2. 色谱鉴别

（1）芦丁和槲皮素的薄层色谱

色谱材料：硅胶 G-CMC-Na 薄层板。

展开剂：乙酸乙酯-甲酸-水（8:1:1）。

供试品：实验产品 1%芦丁乙醇溶液与实验产品 1%槲皮素乙醇溶液。

对照品：1%芦丁标准品乙醇溶液与 1%槲皮素标准品乙醇溶液。

显色剂：喷洒 1%三氯化铝乙醇溶液前后，置日光及紫外光（365nm）下观察斑点的颜色。

观察记录：记录图谱及斑点颜色，分别计算各斑点的 R_f 值。

（2）芦丁和槲皮素的纸色谱

色谱材料：新华中速色谱滤纸（4cm×15cm）。

展开剂：正丁醇-乙酸-水（4∶5∶1，上层）。

供试品：实验产品 1%芦丁乙醇溶液与实验产品 1%槲皮素乙醇溶液。

对照品：1%芦丁标准品乙醇溶液与 1%槲皮素标准品乙醇溶液。

显色剂：喷洒 1%三氯化铝乙醇溶液前后，置日光及紫外光（365nm）下观察斑点的颜色。

观察记录：记录图谱及斑点颜色，分别计算各斑点的 R_f 值。

（3）糖的纸色谱鉴别

色谱材料：新华中速色谱滤纸（4cm×15cm）。

展开剂：正丁醇-乙酸-水（4∶5∶1，上层）。

供试品：取水解芦丁之后的滤液，置水浴上加热，在搅拌下加适量碳酸钡细粉中和至中性（pH=7），过滤，滤除沉淀物，滤液浓缩至 1ml 左右，放冷后供纸色谱点样用。

对照品：1%葡萄糖标准品溶液与 1%鼠李糖标准品溶液。

显色剂：喷洒氨制硝酸银试液后，先用电吹风冷风吹干，然后再用热风吹至出现棕褐色斑点为止。

观察记录：记录图谱及斑点颜色，分别计算各斑点 R_f 值。

五、注意事项

1. 提取液加入硼砂的目的是保护结构中的邻二酚羟基不被氧化，又避免邻二酚羟基与钙离子络合（因钙盐络合物不溶于水），使芦丁不受损失，提高收率。

2. 加入石灰乳既可以调节提取液的 pH，使提取过程在碱性条件下进行，又可以与槐花中共存的多糖类成分（黏液汁、果胶等）生成钙盐沉淀而使之除去。实验过程中应严格控制溶液的 pH 和加热煮沸的时间，以保证收率。

3. 用浓盐酸酸化时，调节溶液 pH 不能过低（一般为 pH3～4），否则会使析出的芦丁沉淀与酸生成锌盐而重新溶解，使收得率下降。

4. 芦丁、槲皮素和糖的纸色谱，也可用圆形滤纸，用径向展开，一次就能完成。展开后，将滤纸剪开，芦丁、槲皮素用三氯化铝显色，糖用氨制硝酸银试液显色。

5. 槲皮素以乙醇重结晶时，如所用的乙醇浓度过高（90%以上），一般不易析出结晶。此时可在乙醇溶液中滴加适量纯化水，使呈微浊状态，放置，槲皮素即可析出。

六、思考题

1. 试述从槐花中提取、精制芦丁的方法及原理。
2. 用碱溶酸沉法提取芦丁为什么用石灰乳而不用氢氧化钠调节溶液的 pH？

（张天超）

实训三　大黄中羟基蒽醌的提取与鉴别

一、实训目的

1. 掌握 pH 梯度萃取法提取分离大黄蒽醌苷元的原理及实验方法。
2. 熟悉蒽醌类化合物的颜色反应及色谱鉴定方法。

二、实训原理

1. **大黄的主要成分** 大黄主要含有游离蒽醌及其苷类,蒽醌苷元成分主要有大黄酸、大黄素、芦荟大黄素、大黄酚和大黄素甲醚等。

苷类物质有大黄酸葡萄糖苷、大黄素葡萄糖苷、芦荟大黄素葡萄糖苷、大黄酚葡萄糖苷、大黄素甲醚葡萄糖苷、番泻苷等。

2. **提取依据** 大黄中的蒽醌类苷元均能溶于三氯甲烷,但由于羟基取代位置不同,其酸性强弱各有不同。采用三氯甲烷提取蒽醌类苷元,然后用 pH 梯度法进行分离。具有羧基或多个 β-酚羟基的蒽醌可溶于 5%碳酸氢钠溶液;具有一个 β-酚羟基的蒽醌可溶于 5%碳酸钠溶液;只具有 α-酚羟基的蒽醌,酸性弱,只溶于氢氧化钠溶液。

三、实训器材

1. **仪器** 圆底烧瓶,分液漏斗,冷凝管,冷凝管夹,铁架台,水浴锅,烧杯,布氏漏斗,抽滤瓶,滤纸,真空泵等。

2. **材料和试剂** 大黄粗粉,冰醋酸,盐酸,20%H_2SO_4 溶液,5%$NaHCO_3$ 溶液,5%Na_2CO_3 溶液,0.25%NaOH 溶液,5%NaOH 溶液,乙酸镁-甲醇溶液,三氯甲烷,乙酸乙酯等。

四、实训内容

(一)大黄中蒽醌苷元的提取分离

1. **大黄中蒽醌苷元的提取** 取大黄粗粉 50g,置于 1000ml 圆底烧瓶中,加 20%H_2SO_4 溶液 30ml,三氯甲烷 200ml,水浴回流 1 小时,过滤,收集滤液。过滤后的残渣再加 20%H_2SO_4 溶液 30ml,三氯甲烷 200ml,水浴回流 45 分钟,过滤,合并两次滤液。回收三氯甲烷,至剩余三氯甲烷约 100ml,用蒸馏水洗至 pH 为 6。

2. **大黄酸的分离** 将三氯甲烷提取液置分液漏斗中,一次性加入 pH 8 的缓冲溶液 70ml,振摇萃取,静置,充分分层后,分取缓冲液于烧杯中,保留三氯甲烷溶液。缓冲盐溶液用盐酸调 pH 至 3,析出黄色大黄酸沉淀,静置,过滤,沉淀用蒸馏水洗至近中性,低温干燥,再用冰醋酸重结晶,得大黄酸黄色针晶。

3. **大黄素的分离** 分离大黄酸后的三氯甲烷溶液,再加入 pH 9.9 的缓冲溶液 100ml,振摇萃取,静置,充分分层后,分取缓冲液于烧杯中,保留三氯甲烷溶液。缓冲溶液用盐酸调 pH 至 3,析出大黄素沉淀,静置,过滤,沉淀用蒸馏水洗至近中性,低温干燥,再用吡啶重结晶,得大黄素橙色针晶。

4. **芦荟大黄素的分离** 分离大黄素后的三氯甲烷溶液,再加入 5%Na_2CO_3-5%NaOH(9:1)的碱性溶液 200ml,振摇萃取,静置,充分分层后,分取碱溶液于烧杯中。碱液用盐酸调 pH 到 3,可析出芦荟大黄素沉淀,静置,过滤,沉淀用蒸馏水洗至近中性,低温干燥,再用乙酸乙酯重结晶,得芦荟大黄素橙色针晶。

(二)鉴定

1. 取以上各产物少量置不同试管中,分别于试管中加 5%NaOH 溶液数滴,观察颜色变化。

2. 取以上各产物少量置不同试管中,分别于试管中加浓 H_2SO_4 数滴,观察颜色变化。

3. 取以上各产物少量置不同试管中,分别于试管中加少量甲醇溶解,再滴加乙酸镁-甲醇溶液数滴,观察颜色变化。

4. 色谱检查

固定相:硅胶 GF_{254} 板。

展开剂:三氯甲烷-乙酸乙酯-乙酸(4:1:0.2)。

检品:各产物的乙醇溶液。

取 10cm×10cm 的薄层板一张,在距离薄层板底边 1.0~1.5cm 处画一直线,用毛细管分别吸取各种产物的乙醇溶液在直线上点样，相邻两点之间距离至少 0.5cm。将已点样的薄层板置于展开缸中展开，溶剂前沿距离薄层板上端 0.5~1cm 时取出。在可见光下观察色斑，在紫外灯下观察荧光斑点。

五、注 意 事 项

1. 大黄中蒽醌的存在形式以结合状态的苷为主，游离状态的苷元仅占小部分，为了提高游离蒽醌的得率，在提取过程中采取酸水解和萃取相结合的方法。
2. 两相萃取时，不可猛力振摇，只能轻轻旋转摇动，时间可长一些，以免造成严重乳化现象而影响分层，三氯甲烷液用水洗时，尤其易乳化，可酌情加入氯化钠盐析，使两层分离。

六、思 考 题

1. 在使用碱液萃取时如何选择 pH？碱液的 pH 是逐渐升高还是逐渐降低？
2. 试验中涉及的蒽醌类化合物其酸性大小规律是什么？试探讨酸性大小和结构的关系。

（李子静）

实训四　水蒸气蒸馏法提取牡丹皮挥发油

一、实 训 目 的

1. 掌握用水蒸气蒸馏法从牡丹皮中提取丹皮酚的原理及操作方法。
2. 掌握丹皮酚的色谱鉴别和定性鉴定方法。
3. 熟悉基本操作过程及注意事项。

二、实 训 原 理

挥发油与水不相混合，当受热后，二者蒸气压的总和与大气压相等时，溶液即开始沸腾。继续加热，则挥发油可随水蒸气蒸馏出来。丹皮酚具有挥发性，可随水蒸气蒸馏，又因在冷水中难溶，故放冷后会析出结晶。

三、实 训 器 材

1. **仪器**　直形冷凝管、蒸馏弯头、研钵、500ml 或 1000ml 圆底烧瓶，量筒，真空泵，滤纸，布氏漏斗，层析缸、锥形瓶等。
2. **材料和试剂**　氯化钠、三氯化铁乙醇溶液、盐酸、乙醇、环己烷、乙酸乙酯等。

四、实 训 内 容

1. **丹皮酚的提取**　称取牡丹皮药材 50g，在研钵内研碎后为乳白色粉末，置 500ml 圆底烧瓶中，加 300ml 水、5ml 乙醇和 20g 氯化钠，振摇混合后浸润 10 分钟，连接水蒸气蒸馏装置，收集蒸馏液，将蒸馏液放冷，静置过夜，有白色针状结晶析出，滤取结晶（抽滤），即得（若采用 1000ml 圆底烧瓶，药材与各试剂量同时加倍）。若结晶纯度欠佳，可采用 95%乙醇全部溶解（95%乙醇加入量约为粗结晶的 15 倍），真空泵抽滤，滤液中加入 4 倍量蒸馏水，使溶液呈乳白色，静置一定时间，白色结晶析出。

2. **丹皮酚的鉴定**

（1）三氯化铁反应：取产品结晶少许于试管中，滴加 5%三氯化铁乙醇溶液，显红褐色。

（2）薄层色谱鉴定

吸附剂：硅胶 GF_{254} 薄层板。

对照品溶液：取适量丹皮酚标准品，用适量乙醇溶解，制得丹皮酚对照品乙醇溶液。

供试品溶液：取自制丹皮酚样品适量，加适量乙醇，溶解，即得。

展开剂：环己烷-乙酸乙酯（3∶1）。

点样：用 2 根点样毛细管分别吸取对照品溶液、供试品溶液，在同一硅胶 GF_{254} 薄层板上点样，晾干或吹干。

荧光观察：在三用紫外光灯 254nm 波长下观察荧光，拍照留存。

显色：观察荧光后的薄层板，喷三氯化铁乙醇溶液或盐酸酸化的三氯化铁乙醇溶液，样品处色深，热风显清晰红褐色斑点，拍照留存。

五、注意事项

提取过程中，加热时先选择大功率，待达到微沸前，减小加热设备功率，避免冲液，提取液气泡稳定后，适量加大加热功率，直至提取结束。

六、思考题

1. 采用本法提取时，为什么在水中加入乙醇和氯化钠？
2. 水蒸气蒸馏法选用冷凝管时，为什么选用直形冷凝管而非蛇形或球形冷凝管？

（韩忠耀）

实训五　八角茴香中挥发油的提取与鉴别

一、实训目的

1. 掌握水蒸气蒸馏法或含量测定器测定法提取药材中挥发油的方法。
2. 熟悉化学法、薄层色谱法鉴别挥发油。
3. 熟悉基本操作过程及注意事项。

二、实训原理

八角茴香为木兰科植物八角茴香 *Iuicium verum* 干燥成熟的果实，含挥发油约 5%。主要成分是茴香脑（anethole），为总挥发油的 80%～90%。此外，尚有少量甲基胡椒酚、茴香醛、茴香酸等。

茴香脑为白色结晶，熔点 21.4℃，溶于苯、乙酸乙酯、丙酮、二硫化碳及石油醚，几乎不溶于水。

依据挥发油具有挥发性，能随水蒸气蒸馏的性质，利用水蒸气蒸馏法提取挥发油，实验时可采用挥发油含量测定器或一般水蒸气蒸馏装置提取挥发油。

挥发油的组成成分复杂，常含有烷烃、烯烃、醇、酚、醛、酮、酸等官能团。因此，可选择适宜的鉴别试剂在薄层板上进行点滴试验，从而了解组成挥发油的结构类型；挥发油中各类成分的极性不相同，一般不含氧的烃类和萜类化合物极性小，在薄层板上可被石油醚较好地展开；而含氧的烃类和萜类化合物极性较大，可被石油醚与乙酸乙酯的混合溶剂较好地展开，为了使挥发油中各成分能在同一块薄层板上进行分离，可采用单向二次色谱法展开。

三、实训器材

1. **仪器**　挥发油含量测定器、回流冷凝管、烧瓶、烧杯、色谱展开缸、毛细管、试管、电热套等。
2. **材料与试剂**　石油醚、乙酸乙酯、乙醇、三氯化铁、2,4-二硝基苯肼、高锰酸钾、香草醛、浓硫酸、溴酚蓝、硝酸铈铵等。

四、实 验 内 容

1. 挥发油的提取 取八角茴香 50g,捣碎,置挥发油含量测定器烧瓶中,加适量的水,连接挥发油含量测定器与回流冷凝管,见实训图 5-1,自冷凝管上端加水使充满挥发油测定器的刻度部分,并使溢流入烧瓶时为止,缓缓加热至沸,至测定器中油量不再增加,停止加热,放冷,分取油层计算得率。也可将八角茴香粗粉置烧杯中加适量水润湿浸泡,按一般水蒸气蒸馏法提取。

2. 挥发油的鉴定

(1) 油斑试验:取适量八角茴香油,滴于滤纸片上,常温(或加热烘烤)观察油斑是否消失。

(2) 色谱点滴反应:取硅胶 G 薄层板(8cm×20cm)1 块,将八角茴香挥发油用 95%乙醇稀释成 5~10 倍溶液,点样,然后,将各种试剂分别滴加于各挥发油样品斑点上,观察颜色变化,初步推测每种挥发油可能含有化学成分的类型。

(3) 挥发油单向二次展开薄层色谱:取硅胶 G 薄层板(8cm×20cm)一块,在距底边 1.5cm、9cm 及 17cm 处分别用铅笔画出起始线、中线及前沿。将八角茴香挥发油点在起始线上,先在石油醚-乙酸乙酯(85:15)展开剂中展开,展开至薄板中线时取出,挥去展开剂,再放入石油醚中展开,至薄层板前沿时取出,挥去展开剂,用香草醛-浓硫酸显色剂显色,喷后 105℃加热数分钟,观察斑点的数量、位置及颜色,推测每种挥发油中可能含有化学成分的数量。

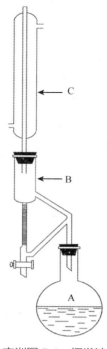

实训图 5-1 挥发油含量测定器

五、注 意 事 项

1. 挥发油含量测定器一般分为两种。一种适用于测定相对密度大于 1.0 的挥发油;另一种适用于测定相对密度小于 1.0 的挥发油。《中国药典》2020 年版规定,测定相对密度大于 1.0 的挥发油,也可在相对密度小于 1.0 的测定器中进行,其法是在加热前,预先加入 1ml 二甲苯于测定器内,然后进行水蒸气蒸馏,使蒸出的相对密度大于 1.0 的挥发油溶于二甲苯中,由于二甲苯的相对密度为 0.8969,一般能使挥发油与二甲苯的混合溶液浮于水面。计算挥发油的含量时,扣除加入二甲苯的体积即可。

2. 提取完毕,须待油水完全分层后,再将油放出。

3. 挥发油易挥发逸失,因此进行层析鉴别时,操作应及时,不宜久放。

4. 喷香草醛-浓硫酸显色剂时,应于通风橱内进行。

5. 进行单向二次展开时,在第一次展开后,应将展开剂完全挥去,再进行第二次展开,否则将改变第二次展开剂的极性,从而影响分离效果。

六、思 考 题

1. 用挥发油含量测定器提取挥发油应注意什么问题?
2. 挥发油的提取除了水蒸气蒸馏法提取外,还可以用哪些方法提取?
3. 挥发油的单向二次展开时,为什么先用石油醚与乙酸乙酯的混合溶剂进行第一次展开,再用石油醚进行第二次展开?

(项贵贤)

实训六 粉防己中生物碱类成分的提取、分离与鉴别

一、实 训 目 的

1. 掌握粉防己中生物碱类成分提取、分离与鉴别的操作技术。

2. 熟悉粉防己中生物碱类成分提取、分离的原理。
3. 正确书写实训记录及实训报告。

二、实训原理

粉防己又称汉防己，为防己科千金藤属植物石蟾蜍（*Stephania tetrandra*）的根，主产于浙江、安徽、江西、湖北等地。味苦、辛，性寒，具有解热镇痛作用，中医认为其具有祛风、止痛、利水、消肿及治疗毒蛇咬伤等功效。其有效成分为生物碱。粉防己中的总生物碱含量高达 1.5%～2.3%，其中主要为汉防己甲素（又称汉防己碱、粉防己碱，含量约 1%），汉防己乙素（又称防己诺林碱，去甲粉防己碱，含量约 0.5%）；轮环藤酚碱（又称汉己素，含量为 0.2%）；以及其他多种微量生物碱。

R=CH₃ 汉防己甲素
R=H 汉防己乙素

轮环藤酚碱

根据大多数生物碱或生物碱盐均能溶于乙醇的通性，用乙醇回流提取法提取总生物碱；根据季铵型生物碱易溶于水、不溶于亲脂性有机溶剂的性质，用溶剂萃取法分离脂溶性生物碱和水溶性生物碱；利用汉防己甲素和汉防己乙素结构上的差异，用吸附柱色谱分离两种成分，或汉防己甲素的极性小于汉防己乙素，在冷苯中溶解度比汉防己乙素大而加以分离；利用季铵型生物碱可与雷氏铵盐产生沉淀的性质，使季铵型生物碱与其他水溶性成分分离。

三、实训器材

1. **仪器** 熔点测定仪、硅胶 G 薄层板、抽滤装置、色谱柱等。
2. **材料和试剂** 粉防己根（粗粉）、柱色谱用硅胶（100～200 目）、色谱用氧化铝、乙醇、盐酸、氢氧化钠、10%氯化钡、碘化铋钾、苦味酸、硅钨酸、碘-碘化钾、浓氨水、甲醇、丙酮、苯、无水硫酸钠、14%雷氏铵盐水溶液等。

四、实训内容

（一）总生物碱的提取

称取防己根粗粉100g，置于500ml圆底烧瓶中，加入95%乙醇浸没药材（约需300ml），水浴上加热回流1小时后，过滤，滤液置于锥形瓶中，药渣再用95%的乙醇200ml同法提取2次，每次30分钟，合并3次滤液。如有絮状物析出，再过滤一次，澄清溶液浓缩至无醇味，成糖浆状，得到总生物碱。

（二）亲脂性生物碱和亲水性生物碱的分离

将上述糖浆状总提取物置于锥形瓶中，逐渐加入1%盐酸100ml左右，同时充分搅拌，促使生物碱溶解，不溶物呈树脂状析出下沉。静置，滤出上清液，再用1%盐酸少量多次洗涤不溶物，直至洗液对生物碱沉淀试剂反应微弱为止。

将盐酸提取液置于分液漏斗中，用氯仿萃取3次，每次用酸水液的1/3量，合并氯仿洗液，再用1%盐酸洗1～2次。将洗涤氯仿的酸液和酸水提取液合并，留取10ml作沉淀反应，其余的移至分液漏斗中，加入75ml氯仿，并滴加浓氨水调至pH9～10，振摇萃取，静置分层后放出氯仿层，碱水层再用新的氯仿萃取4～5次，每次用氯仿40ml，直至氯仿萃取液对生物碱沉淀试剂反应微弱为止（取氯仿液滴在滤纸上喷碘化铋钾试剂显色不明显）。氨性碱水液留待分离水溶性生物碱。氯仿液置于分液漏斗中，先以1%的氢氧化钠溶液洗两次，每次30ml，再用水洗2～3次，碱水液和水洗液合并，为含酚性生物碱部分。氯仿液用无水硫酸钠脱水，回收氯仿至干，抽松，得脂溶性粗总碱（粉防己碱和防己诺林碱的混合物）。

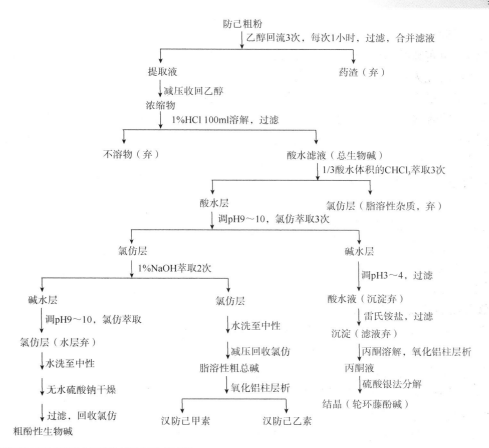

（三）粉防己碱和防己诺林碱的分离

硅胶柱色谱分离

（1）碱性硅胶的制备：称取色谱用硅胶（100～200目）20g，加入0.4%氢氧化钠75ml，轻轻搅拌，抽滤至干，放置于搪瓷盘中，自然干燥，待用。

（2）装柱：将碱性硅胶干法装柱后，打开下口，轻轻加入氯仿至下口有氯仿液流出，并在柱头上端保留氯仿与柱头相切，将0.15g脂溶性生物总碱氯仿溶液（1～3ml）湿法上样。

（3）洗脱及收集：先加50ml氯仿洗脱，然后用氯仿-甲醇（99∶1）50ml或（98∶2）50ml进行洗脱，至浅黄色到达底端时开始收集洗脱液，每份约10ml，至无生物碱反应停止洗脱，TLC鉴别，相同成分合并，回收溶剂至干，用丙酮重结晶，可得粉防己碱和防己诺林碱精品。

（四）季铵型生物碱的分离纯化

取氯仿萃取后的碱水液，加20%盐酸调至pH3～4，过滤，然后在水浴上把滤液加热至60℃，滴加温度为60℃雷氏铵盐的饱和水溶液（14%）至不再产生沉淀为止（10～15ml），滤取沉淀，用少量水洗，在空气中晾干。加40ml丙酮溶解沉淀，过滤，用少量丙酮洗不溶物，然后在丙酮溶液中加入1%硫酸银溶液至沉淀完全，溶液由红变黄，记录硫酸银溶液用量。抽滤，用少量丙酮洗涤沉淀。减压回收滤液中的丙酮，放冷，在浓缩液中加入与硫酸银等量的10%氯化钡水溶液至不再生成白色沉淀为止。过滤，滤液转入蒸发皿中，在水浴上浓缩至5ml，趁热转移到小三角瓶中，放置，待结晶析出后，抽滤，结晶用热水重结晶，所得固体为季铵型轮环藤酚碱盐酸盐，照《中国药典》2020年版测定其熔点，并进行色谱鉴别。

（五）鉴别

1. 衍生物的制备

（1）粉防己碱盐酸盐的制备：取粉防己0.2g，悬浮在2ml水中，滴加5%盐酸，使结晶全部溶解，此时pH约为3，然后在水浴上蒸干，残留物用丙酮洗，抽滤，干燥，得粉防己碱盐酸盐，照前测定熔点，与文献值对照。

（2）粉防己碱苦味酸盐的制备：取粉防己碱 0.2g，加丙酮 2ml 使之溶解，滴加苦味酸饱和水溶液至不再产生黄色沉淀为止，抽滤，收集沉淀，顺次以少量水、乙醇、丙酮、乙醚洗涤，再经乙醇重结晶，得黄色的粉防己苦味酸盐。照前测定熔点，与文献值对照。

（3）防己诺林碱碘甲烷盐（汉肌松）的制备：取防己诺林碱 0.2g，加 10ml 乙醇使之溶解，用 10% 氢氧化钾溶液调 pH 至 11，再加新蒸的碘甲烷 1ml，回流 15 分钟，回流甲醇至干，残渣用乙醇重结晶，得到白色结晶，为防己诺林碘甲烷盐，照前测定熔点，与文献值对照。

2. 沉淀反应 取留作沉淀反应用的酸水液，分别置于 4 支试管中，加下列试剂 1~3 滴，观察现象。

（1）苦味酸试剂（先将酸水液调至中性，再滴加试剂）。

（2）碘-碘化钾试剂。

（3）硅钨酸试剂。

（4）碘化铋钾试剂。

3. 叔胺生物碱的薄层色谱鉴定

色谱材料：硅胶 G 薄层板（5cm×15cm）。

展开剂：氯仿-丙酮-甲醇（6∶1∶1）。

供试品：实验提取的粉防己碱、防己诺林碱的乙醇溶液。

对照品：粉防己碱和防己诺林碱的每 1ml 各含 1mg 的混合溶液。

显色剂：改良碘化铋钾试剂。

观察记录：记录图谱及斑点颜色，并分别计算各斑点的 R_f 值。

五、注 意 事 项

1. 提取总生物碱时，回收乙醇至稀浸膏状即可，过干时，当加入 1%盐酸后会结成胶状团块，影响提取效果。

2. 酸水液用氯仿洗涤，是为了去除非碱性脂溶性杂质。pH=2 时，生物碱全部成盐，一般不被氯仿提取。

3. 用 1%氢氧化钠溶液洗氯仿液的目的是分出酚性生物碱。汉防己乙素结构中的酚羟基由于空间效应和氢键的形成，呈隐性酚羟基性质，酸性减弱，不溶于强碱溶液中，在此步骤中仍留在氯仿液中。

4. 氧化铝柱纯化可选用 1cm×20cm，氧化铝用量约 5g，采用干法装柱。干法装柱要均匀，装柱后要用一定的洗脱剂排除柱内气泡，气泡排除后要保持柱面溶液不干，防止气泡又重新进入柱内，湿法上样时，样品溶液不宜过稀。

5. 检查生物碱是否萃取完全的方法，通常采用纸上斑点试验方法比较方便。即取最后一次氯仿萃取液 1~2 滴，滴在滤纸上，待氯仿挥尽后，喷洒改良碘化铋钾试剂，观察有无红棕色斑点出现，若无红棕色斑点时，表示已萃取完全。

六、思 考 题

1. 粉防己碱和防己诺林碱在结构与性质上有何异同点？在实验过程中，我们应怎样利用它们间的共性与差异，采用什么方法进行提取？

2. 两相溶剂萃取操作中如果出现乳化现象应用什么方法破乳？

3. 雷氏铵盐纯化季铵碱有何优缺点？解释雷氏铵盐分离水溶性生物碱的原理。

4. 分离水溶性生物碱与脂溶性生物碱的常用方法有哪些？

（刘　亮）

实训七　三颗针中小檗碱的提取、精制与鉴别

一、实训目的

1. 掌握从三颗针中提取、精制小檗碱的方法。
2. 熟悉小檗碱的化学与色谱鉴别方法。

二、实训原理

小檗科小檗属多种植物的根俗名三颗针，品种很多，约200余种，全国各地均有分布。该科植物多含异喹啉型生物碱，如小檗属（Berberis）、十大功劳属（Mahonia）、鲜黄连属（Jeffersonia）等均含小檗碱（berberine）。从三颗针的根中已分离出20多种的生物碱，主要为小檗碱，其次为巴马亭（palmatine）、药根碱（jatrorrhizine）、小檗胺（berbamine）、非洲防己胺碱（columbamine）及氧化小檗碱（oxyberberine）等。其结构如下：

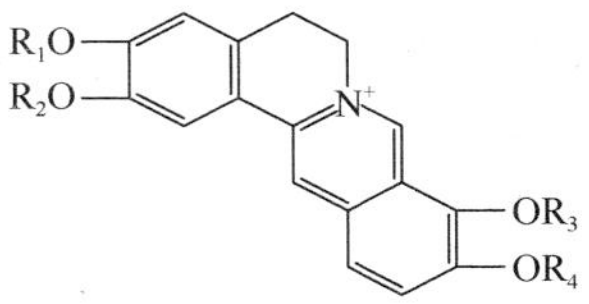

小檗碱：　$R_1=R_2=CH_2$；$R_3=R_4=CH_3$

药根碱：　$R_2=R_3=R_4=CH_3$；$R_1=H$

巴马亭：　$R_1=R_2=R_3=R_4=CH_3$

非洲防己胺碱：　$R_1=R_3=R_4=CH_3$；$R_2=H$

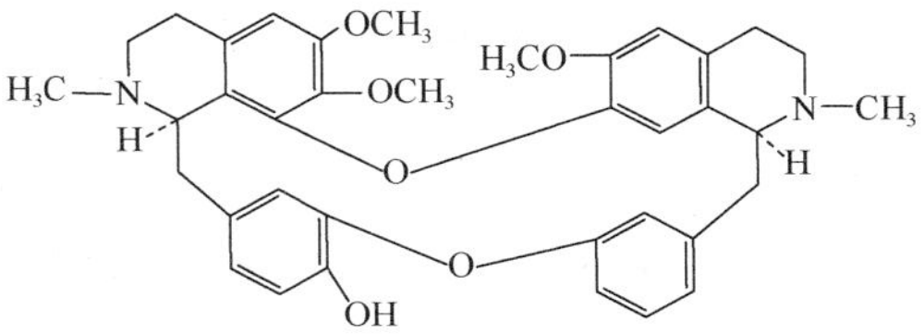

小檗胺

游离小檗碱能缓缓溶于水，在热水及热乙醇中易溶，而在冷乙醇中溶解度为1∶100，但难溶于苯、氯仿、丙酮等溶剂。醇式和醛式小檗碱则具有一般生物碱的通性，难溶于水，易溶于有机溶剂。

小檗碱的盐类除中性硫酸盐、磷酸盐外，一般在水中的溶解度均较小。小檗碱及其盐类在水、乙醇中的溶解度如实训表7-1所示。

实训表7-1　小檗碱及其盐类的溶解度

名称	水	乙醇
小檗碱	1∶20	1∶100
盐酸小檗碱（B.Cl）	1∶500	几乎不溶
酸性硫酸小檗碱（$B.HSO_4$）	1∶100	微溶
中性硫酸小檗碱（$B_2.SO_4$）	1∶30	可溶
中性磷酸小檗碱（$B_3.PO_4$）	1∶15	可溶

小檗碱还能与苯、氯仿、丙酮等溶剂结合成分子缩合物，有完好的结晶状态，可作为小檗碱的识别之用。如用过量的氢氧化钠处理小檗碱盐类，使其转变为醇式小檗碱，就能与丙酮缩合成结晶型的丙酮小檗碱。

利用小檗碱的硫酸盐在水中的溶解度较大，而盐酸盐几乎不溶于水的性质，先将药材中的小檗碱

转变为硫酸盐用水提出；再使其转化为盐酸盐，结合盐析法降低其在水中的溶解度，制得盐酸小檗碱。

三、实训器材

1. 仪器 渗漉筒；螺旋止水夹；烧杯；硅胶 G 薄层板等。
2. 材料与试剂 氯化钠、0.2%或 0.3%硫酸水（提前配制）、浓盐酸、广泛 pH 试纸、石灰乳、苯、乙酸乙酯、甲醇、氨水、新鲜漂白粉等。

四、实训内容

（一）提取

1. 润湿 取三颗针粗粉 50g 置烧杯中，加 0.2%或 0.3%硫酸约 10 ml 润湿，放置 15 分钟。
2. 装筒 选好位置后，用铁架台固定渗漉筒，下层用剪刀剪取一片厚度适宜且与渗漉筒内径大小相当的脱脂棉，加入润湿后的药材，压紧，使上层药材面呈同一圆形平面。上层用剪刀剪取一片与渗漉筒内径大小相当的定性滤纸或纱布，平铺在上层药材上后，用玻璃球或玻璃珠或软胶塞压住。
3. 渗漉 加入 0.2%或 0.3%硫酸溶液，超过药材面约 2cm，浸泡 10 分钟；调节流速为 5～8ml/min，待上层黄色液体面全部渗漉后，用玻璃棒引流加入 7～10 倍量 0.2%或 0.3%硫酸溶液（350～500ml），收集 7～10 倍量的渗漉液，当渗漉液的黄色变浅，渗漉结束。

（二）分离

取渗漉液，加石灰乳调 pH 至 9～12，抽滤，将滤液加浓盐酸调至 pH2～3，加入 10% NaCl（按盐酸调 pH 后的体积计算），搅拌均匀，放置过夜；抽滤（尽量抽干），滤取结晶（在抽滤后的滤纸上），即得盐酸小檗碱粗品。

（三）精制

将上述粗品放入 25 倍量沸水中，于水浴上加热使溶解，趁热过滤，在 65℃时加浓盐酸调至 pH2～3，放置过夜；抽滤（尽量抽干），滤取结晶，即得盐酸小檗碱精品。

（四）鉴别

1. 取自制精制盐酸小檗碱少许，加入稀硫酸 2ml 温热溶解，搅拌均匀，加入试管中，加漂白粉少量，即显樱红色。
2. 取自制精制盐酸小檗碱少许，加稀硫酸适量使溶解，分置于 3 支试管中，分别加入碘化汞钾试剂、碘化铋钾试剂及硅钨酸试剂，观察其产生的现象。
3. 盐酸小檗碱的薄层层析

吸附剂：硅胶 G 薄层板（5cm×10cm 或 10cm×10cm）。

对照品溶液：盐酸小檗碱标准品乙醇溶液。

供试品溶液：自制精制盐酸小檗碱乙醇溶液。

展开剂：苯-乙酸乙酯-甲醇-异丙醇-氨水（6∶3∶1.5∶1.5∶0.5）。

显色剂：先置于紫外光灯（365nm）下检视，再喷雾改良碘化铋钾试剂，观察斑点颜色，并与标准品对照，记录图谱并计算 R_f 值。

五、注意事项

1. 提取用稀硫酸的浓度以在 0.2%～0.3%为宜，若加大稀硫酸浓度，小檗碱将会从硫酸盐转变成硫酸氢小檗碱（$B \cdot HSO_4$）酸式盐的形式，后者的溶解度（1∶100）明显地较硫酸盐（1∶30）为小，导致小檗碱的溶出量减少，降低提取效率。
2. 精制盐酸小檗碱过程中，煮沸后的溶液应趁热迅速抽滤，以免溶液冷却而析出盐酸小檗碱结晶，造成滤液中盐酸小檗碱含量减少，提取率降低。

六、思考题

1. 小檗碱属于哪一类生物碱？可以用盐酸溶液提取么？为什么？

2. 精制中加入氯化钠的目的是什么？

（韩忠耀）

实训八　苦参碱的高效液相色谱法鉴别

一、实训目的

1. 掌握高效液相色谱法利用保留时间进行定性鉴别的方法。
2. 掌握高效液相色谱仪的基本构造及操作方法。
3. 了解高效液相色谱仪基本结构，加深对色谱分离原理的理解。

二、实训原理

中药苦参为豆科植物苦参（*Sophora flavescens*）的干燥根，性寒，味苦。具有清热燥湿、杀虫、利尿等功效，主要临床用途有以下几点：①用于湿热泻痢，便血，黄疸；②用于湿热带下，阴肿阴痒，疥癣；③用于湿热小便不利。苦参中含有20多种生物碱，主要为苦参碱、氧化苦参碱，由于苦参药材中主要含有生物碱和黄酮两大类化学成分，其中生物碱中以苦参碱的含量较高，多作为控制质量的有效成分。

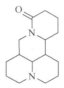

苦参碱

采用高效液相色谱法（HPLC）进行鉴别，主要是采用保留时间比较法，即在同一色谱条件下，供试品应呈现与对照品保留时间相同的色谱峰，对样品进行鉴别。保留时间（t_R）系指从进样开始，到该组分色谱峰顶点的时间间隔。HPLC法不受样品挥发性、热稳定性等的限制，流动相、固定相可选择的种类多，检测手段多样，具有高效快速、微量、自动化程度高等优点。

三、实训器材

1. **仪器**　高效液相色谱仪、十八烷基硅烷键合硅胶色谱柱（C_{18}）、微孔滤膜（0.45μm）、微量注射器、托盘天平、量筒、漏斗、容量瓶等。
2. **材料和试剂**　药材苦参、苦参碱对照品、甲醇、氯仿、氨水溶液等。

四、实训内容

1. **对照品溶液的制备**　取经五氧化二磷减压干燥至恒重的苦参碱对照品，精密称定，置10ml容量瓶中，加甲醇溶解并稀释到刻度，摇匀，得到浓度约为0.4024mg/ml的苦参碱对照品溶液，然后精密吸取1ml对照品溶液至100ml容量瓶中，加甲醇溶解并稀释到刻度，摇匀，最终得到浓度约为4.024μg/ml的苦参碱对照品溶液。

2. **供试品溶液的制备**　称取苦参块约50g，加入8倍量pH=4.5的酸水，置于50℃的恒温水浴内浸泡15分钟，电炉加热至沸，微沸30分钟，取出滤液；药渣再分别煎煮两次，每次加入8倍量的酸水，煎煮30分钟，合并三次滤液，浓缩至250ml左右，转移到250ml容量瓶中，加水稀释到刻度，摇匀，量取10ml水提液倒入分液漏斗中，加入氨水调pH至10，用60ml氯仿分三次萃取，合并氯仿层，挥干，加入10ml甲醇溶解，作为供试品溶液。

3. **测定**　照高效液相色谱法（《中国药典》2020年版）测定。

（1）色谱条件与系统适用性试验：以十八烷基硅烷键合硅胶为填充相；甲醇-水（75：25）为流动

相;检测波长为210nm;流速1.0ml/min;理论塔板数按苦参碱峰计算不低于3000。

(2)测定:分别吸取苦参碱供试品和对照品20μl,注入色谱仪,测定并记录其色谱图。

4. 结果判断 比较供试品和对照品色谱图,若供试品色谱中呈现与苦参碱对照品色谱峰保留时间一致的色谱峰,说明供试品中含有苦参碱。

五、注意事项

1. 进样前,色谱柱应用流动相充分冲洗平衡,待压力基线稳定后方可进样。
2. 流动相需经脱气并用微孔滤膜(0.45μm)滤过方可使用。
3. 测试溶液需用微孔滤膜(0.45μm)滤过。
4. 使用键合硅胶柱,流动相的pH应控制在2~8,否则色谱柱易损坏。
5. 操作完毕,应先后用水和甲醇充分冲洗液路系统,尤其是使用了含盐的流动相,更应充分冲洗。

六、思考题

1. 高效液相色谱定性分析的基本原理是什么?
2. 高效液相色谱法为什么要进行系统适用性试验?

(张天超)

实训九 天然药物化学成分预试验

一、实训目的

1. 掌握天然药物化学预试验操作基本方法。
2. 熟悉预试验化学成分鉴别结果的判断方法。
3. 正确书写预试验记录及实验报告。

二、实训原理

利用天然药物各类化学成分的溶解度不同,分别用不同极性的溶剂对药材进行提取以制备预试验供试液,再选用简便、快速的化学鉴别试剂对预试验供试液进行化学成分类型鉴别,达到大致了解药材中所含成分类型的目的,为进一步选择适当的提取和分离方法提供依据。

三、实训器材

1. 仪器 烧杯、锥形瓶、回流装置、抽滤装置、分液漏斗、表面皿、试管、试管架、紫外灯、水浴锅、点滴板等。

2. 试剂 蒸馏水、乙醇、乙酸乙酯、石油醚、滤纸、pH试纸、碘化铋钾、硅钨酸、苦味酸、雷氏铵盐、HCl、浓H_2SO_4、NaOH、KOH、$AlCl_3$、$FeCl_3$、氨水、醋酐、氨基安替比林、铁氰化钾、盐酸羟胺、溴甲酚绿、3,5-二硝基苯甲酸、α-萘酚、镁粉、乙酸镁、硫酸铜、酒石酸钾钠、茚三酮、明胶、磷钼酸等。

四、实训内容

(一)供试液的制备

根据各类成分对不同极性溶剂的溶解度不同划分为水溶性、醇溶性和石油醚溶性几个部分,分别用水、乙醇和石油醚提取制得供试液。

1. 水供试液的制备 取药材粗粉5g,加水50ml,室温浸泡24小时或于50~60℃水浴上温浸1小时,过滤,得水供试液。

2. 醇供试液的制备 取药材粗粉10g,加100ml乙醇,沸水浴上回流提取1小时,过滤,滤液回收乙醇得浸膏,取1/3量,加入20ml乙醇溶解,作甲项醇供试液。剩余2/3量加入5%盐酸20ml溶解,充分搅拌，过滤，滤液作乙项醇供试液。酸水不溶部分，加 10ml 乙酸乙酯溶解，用 50%氢氧化钠萃取 2 次，每次 2～3ml，取乙酸乙酯层，用蒸馏水洗涤至中性，将乙酸乙酯溶液置蒸发皿中，蒸干乙酸乙酯，残留物用 15ml 乙醇溶解，作丙项醇供试液。

3. 石油醚供试液的制备 取供试品粗粉 2g，加石油醚 10ml，浸渍 2～3 小时，过滤，滤液分置于白瓷反应板中，自然挥去溶剂后作Ⅰ项石油醚供试液、剩余滤液作Ⅱ项中的石油醚供试液使用。

（二）各类成分的鉴别反应

1. 水供试液的鉴别 用于检测糖和苷、氨基酸、蛋白质、多肽、酚类、鞣质、有机酸和皂苷的鉴别。

（1）糖类、苷类

1）α-萘酚反应（Molish 反应）：取试液 1ml，加试剂 1～2 滴，摇匀，稍倾试管沿试管壁滴加浓硫酸 0.5ml（勿摇），竖立试管，若两液交界面呈紫红色环，则供试液中含有糖类或苷类。

2）斐林反应（Fehling 反应）：取试液 1ml，加新配试剂 5 滴，沸水浴加热 5 分钟，若有砖红色沉淀说明具有还原糖，多糖和苷类可比较水解前后的现象。

（2）氨基酸、多肽和蛋白质

1）茚三酮反应：取试液 1ml，加试剂 5～8 滴，如果含有氨基酸、肽类和蛋白质则显蓝紫色。

2）双缩脲反应：取试液 1ml，加新配试剂 2ml，摇匀，多肽和蛋白质成分呈紫红色阳性反应。

（3）酚类和鞣质

1）三氯化铁反应：取试液 1ml，用乙酸酸化，加试剂 3～5 滴后，酚类成分显紫、蓝、绿、黑等颜色。

2）明胶-氯化钠反应：取试液 1ml，加试剂 5～8 滴，鞣质能与之反应生成白色沉淀。

（4）有机酸：利用 pH 试纸检查可得。

（5）皂苷

1）泡沫反应：取试液 2ml，置试管中，剧烈振摇 1 分钟后，产生大量持久性泡沫，经加热后泡沫无明显减少。

2）溶血试验：取试液滴于滤纸片上，干燥后，喷洒红细胞混悬液，数分钟后红色背景出现淡黄色斑点。

3）醋酐-浓硫酸试验：取试液 1ml 置蒸发皿蒸干，加入冰醋酸 1ml，加醋酐-浓硫酸（20∶1）2～3 滴，可产生黄、红、蓝、紫、绿等颜色变化（三萜皂苷颜色变化较慢，且不出现肪绿色）。

2. 醇供试液的鉴别

（1）甲项鉴别

1）蒽醌类

A. 碱液试验：取试液 1ml，加入 10%的氢氧化钠溶液 2 滴，溶液呈红色，加稀盐酸使呈酸性，红色褪去。

B. 乙酸镁试验：取试液 1ml，加 1%乙酸镁试液数滴，溶液呈橙红、紫等颜色。

2）黄酮类

A. 盐酸-镁粉或锌粉：取试液 1ml，镁粉少量与浓盐酸 2～3 滴，必要时水浴加热数分钟，溶液变成红至紫红色。

B. 三氯化铝试验：取试液滴于滤纸片上，晾干，喷洒 1%三氯化铝试液，可显黄色斑点，于紫外灯下观察，显黄绿色荧光。

C. 氨熏试验：取试液滴于滤纸片上，置氨气中熏片刻，呈亮黄或深黄色，置紫外灯下观察呈黄色荧光。该反应可逆。

3）酚类和鞣质（同上）。

4）有机酸（同上）。

（2）乙项鉴别

生物碱

A. 碘化铋钾试验：取试液 1ml，加碘化铋钾试液 1～2 滴，立即产生红棕色沉淀。

B. 碘-碘化钾试验：取试液 1ml，加碘-碘化钾试液 1～2 滴，立即产生棕色或褐色沉淀。

C. 硅钨酸试验：取试液 1ml，加硅钨酸试液 2～3 滴，立即产生浅黄色或灰白色沉淀。

D. 碘化汞钾试验：取试液 1ml，加碘化汞钾试液 2～3 滴，立即产生类白色沉淀。

（3）丙项鉴别

1）香豆素和内酯类

A. 异羟肟酸铁试验：取试液 1ml，加 7%盐酸羟胺试液 2～3 滴与 10%氢氧化钠甲醇试液 2～3 滴，沸水浴加热数分钟，放冷，加稀盐酸调至 pH3～4，继续加 1%三氯化铁乙醇试液 1～2 滴，溶液呈橙红或紫红色。

B. 荧光试验：取试液 1 滴于滤纸片上，晾干，在日光或紫外灯下观察，显天蓝色荧光。再喷雾 1%氢氧化钾试液，荧光加强。

2）强心苷类

A. 碱性 3，5-二硝基苯甲酸试验：取试液 1ml，加新配制的碱性 3，5-二硝基苯甲酸试液数滴，产生紫红色。

B. 乙酐-浓硫酸试验：试验步骤同上，最后可产生黄、红、蓝、紫、绿等颜色变化。最后褪色。

C. 三氯化铁-冰醋酸试验：取试液 1ml，水浴上蒸干，残留物用 0.5ml 含三氯化铁的冰醋酸试液溶解，沿管壁加 1ml 的浓硫酸，两液层的交界面呈红棕色或其他颜色（随苷元不同而异），冰醋酸层呈蓝色或绿色。

3. 石油醚供试液的鉴别

（1）甾体和三萜类：同上。

（2）挥发油和脂肪油

1）一般检查：取试液 1 滴于滤纸片上，挥去溶剂后观察有无油迹和嗅之有无气味。

2）显色反应：取试液数滴，滴加香草醛-浓硫酸试液后观察，若是挥发油则呈现不同颜色。

五、注意事项

1. 鉴别反应时，如反应液颜色较深难以判断，可将反应液用适当溶剂稀释后再观察，或将反应液滴于滤纸上观察。

2. 成分的鉴别，最好做三种以上的检出反应。分析判断可能含有的化学类型成分时，不能仅凭一个方面的反应下结论，应结合提取分离方法等多方面进行综合分析。

3. 若因成分间相互干扰，难以正确判断检出反应结果时，可进一步处理供试液，使各成分尽量分离。如反应液中成分含量太低时，可加大供试液用量，并适当浓缩，再做鉴别反应，必要时可做色谱鉴别。

4. 试验结果只能作为参考，因为有些反应是几类成分共有的，有时由于成分间的相互干扰结果不显著或不正确。这可通过该成分的溶解度及色谱行为给予综合判断。

5. 要注意鉴别反应的假阳性或假阴性现象，必要时做对照实验。

六、思 考 题

1. 预试验供试液制备的原理是什么？
2. 药材化学成分预试验有何意义？
3. 在判断预试验结果时应注意哪些问题？
4. 在预试验过程中，如何避免一些假阳性反应？

（梁光平）

实训十　几类常见天然药物化学成分的鉴别

一、实训目的

1. 掌握常见天然药物化学成分的鉴别方法和操作技术。
2. 正确判断不同类型成分的鉴别反应结果。

二、实训原理

根据各类成分的理化性质不同，选用适宜的鉴别反应，对各成分进行化学鉴别，并观察反应现象。

三、实训器材

1. **仪器**　试管、滴管、水浴锅、紫外灯、蒸发皿、酒精灯等。
2. **材料和试剂**　广泛 pH 试纸、滤纸、多糖（或苷）供试液、蛋白质供试液、黄酮供试液、蒽醌类供试液、香豆素供试液、内酯类供试液、强心苷类供试液、碘化铋钾试液、碘化汞试液、硅钨酸试液、单糖供试液、斐林试液、10%氢氧化钠、10% α-萘酚、浓硫酸、茚三酮、40%氢氧化钠、0.5%硫酸铜、镁粉、浓盐酸、1%三氯化铝、10%苛性碱、稀盐酸、1%乙酸镁、7%盐酸羟胺、10%氢氧化钠甲醇、1%三氯化铁乙醇、1%氢氧化钾、3,5-二硝基苯甲酸、皂苷类试液、单宁类试液、红细胞混悬液、挥发油、油脂、三氯化铁的冰醋酸试液、冰醋酸、浓硫酸-醋酐（1∶20）试剂、1%三氯化铁、明胶-氯化钠试液、0.1%溴酚蓝、氨水、香草醛-浓硫酸试液等。

四、实训内容

（一）生物碱类鉴别

1. **碘化铋钾试验**　取供试液 1ml，加碘化铋钾试液 1～2 滴，立即产生红棕色沉淀。
2. **碘化汞钾试验**　取供试液 1ml，加碘化汞钾试液 2～3 滴，立即产生类白色沉淀。
3. **硅钨酸试验**　取供试液 1ml，加硅钨酸试液 2～3 滴，立即产生浅黄色或灰白色沉淀。

（二）糖和苷类鉴别

1. **斐林试验**　取单糖供试液 1ml，加入新配制的斐林试液（甲、乙液等量混合液）4～8 滴，置沸水浴上加热数分钟，产生砖红色沉淀。

    取多糖（或苷）供试液 1ml，做斐林试验无砖红色沉淀生成。另取多糖（或苷）供试液 1ml，加 10%盐酸溶液 1ml，置沸水浴上加热数分钟，放冷后加 10%氢氧化钠溶液调 pH 至中性或微碱性，再做斐林实验可产生砖红色沉淀。

2. **α-萘酚试验**　取糖或苷类供试液 1ml，加入 10%的 α-萘酚试液 2～3 滴，摇匀，倾斜试管，沿试管壁滴加浓硫酸 1ml（勿振摇），溶液分两层，两层交界面产生紫红色环。

（三）氨基酸、蛋白质类鉴别

1. **茚三酮试验**　取供试液 1ml，加入 0.2%的茚三酮试液 2～3 滴，摇匀，水浴中加热 5 分钟，冷却，溶液显蓝或蓝紫色。该实验也可在滤纸片上做。
2. **双缩脲试验**　取蛋白质供试液 1ml，加入 40%的氢氧化钠试液 2 滴，振摇，再加 0.5%的硫酸铜试液 3 滴，边加边振摇，溶液呈现紫、红或紫蓝色。

（四）黄酮类鉴别

1. **盐酸-镁粉或锌粉试验**　取供试液 1ml，加镁粉少量与浓盐酸 2～3 滴，即产生剧烈反应，溶液变为红至紫红色。
2. **三氯化铝试验**　取供试液滴于滤纸片上，晾干，喷洒 1%三氯化铝试液，可显黄色斑点，于紫外灯下观察，显黄绿色荧光。
3. **氨熏试验**　取供试液滴于滤纸片上或硅胶薄层板上，置氨气中熏片刻，呈亮黄或深黄色，置紫外灯下观察呈黄色荧光。该反应是可逆的。

（五）蒽醌类鉴别

1. 碱液试验　取供试液 1ml，加入 10%的苛性碱试液 2 滴，溶液呈红色，加稀盐酸使呈酸性，则红色褪去。

2. 乙酸镁试验　取供试液 1ml，加 1%乙酸镁试液数滴，溶液呈橙红、紫等颜色。此反应也可在滤纸片或薄层板上进行。

（六）香豆素和内酯类鉴别

1. 异羟肟酸铁试验　取供试液 1ml，加 7%盐酸羟胺试液 2～3 滴与 10%氢氧化钠甲醇试液 2～3 滴，沸水浴加热数分钟，放冷，加稀盐酸调至 pH3～4，继续加 1%三氯化铁乙醇试液 1～2 滴，溶液呈橙红或紫红色。

2. 荧光试验　滴香豆素供试液于滤纸片上，晾干，在日光或紫外光下观察，显天蓝色荧光。再喷雾 1%氢氧化钾试液，荧光加强。

（七）强心苷类鉴别

1. 碱性 3，5-二硝基苯甲酸试验　取供试液 1ml，加新配制的碱性 3，5-二硝基苯甲酸试液数滴，产生紫红色。此反应可在滤纸片上或薄层板上进行。

2. 三氯化铁-冰醋酸试验　取供试液 1ml，水浴上蒸干，残留物用 0.5ml 含三氯化铁-冰醋酸试液溶解，沿管壁加 1ml 的浓硫酸，两液层的交界面呈色（其色随苷元而不同，如毛地黄毒苷呈草绿色，羟基毛地黄毒苷呈洋红色，异羟基毛地黄毒苷呈黄棕色），冰醋酸层呈蓝色或绿色。

3. 醋酐-浓硫酸试验　供试液 1ml 置蒸发皿中蒸干，加入冰醋酸 1ml，使残渣溶解，加浓硫酸-醋酐（1∶20）试剂 2～3 滴，可产生黄→红→蓝→紫→绿等颜色变化，最后褪色。

（八）皂苷类鉴别

1. 泡沫试验　供试液 2ml，置试管中，密塞后猛力振摇 1 分钟，产生大量持久性泡沫。

2. 溶血试验　取供试液滴于滤纸片上，干燥后，喷洒红细胞混悬液，数分钟后在红色背景中出现淡黄色斑点。本试验也可在试管中进行。

3. 醋酐-浓硫酸试验　操作同强心苷，甾体皂苷颜色变化快，最后出现污绿色，三萜皂苷颜色变化稍慢，且不出现污绿色。

（九）单宁类鉴别

1. 三氯化铁试验　取供试液 1ml，加入 1%三氯化铁试液 2～3 滴，溶液呈现绿、蓝绿、蓝黑或暗紫色。可水解单宁显蓝黑色并有沉淀产生；缩合单宁多显墨绿色或沉淀。

2. 明胶-氯化钠试验　取供试液 1ml，加明胶-氯化钠试液 1～2 滴，单宁产生白色浑浊或沉淀。

（十）有机酸类鉴别

1. 溴酚蓝试验　取供试液 1 滴于滤纸片上，晾干，再滴 0.1%的溴酚蓝试液，在蓝色背景上有黄色斑点。若斑点不明显，再喷洒氨水，并置于盐酸气雾中，则背景逐渐由蓝变黄，斑点仍为蓝色。

2. pH 试纸检查　用广泛 pH 试纸检查，显酸性。

（十一）挥发油与油脂类鉴别

1. 油斑检查　滴供试液于滤纸片上，室温晾干，应有油斑。稍加热，挥发油的油斑消失，油脂的油斑不消失。

2. 香草醛-浓硫酸试验　取供试液滴于薄层板上，喷香草醛-浓硫酸试液，应显红、蓝、紫等颜色。

五、注意事项

碘化汞钾试验时碘化汞钾试液不能过量。实验时仔细观察实验现象，认真记录实验结果。

六、思考题

除了显色反应可以鉴别上述各类天然药物的化学成分，还可以使用哪些方法进行鉴别？

（舒　阳）

附录
常用检识试剂的配制和应用

一、糖 类

（一）α-萘酚-浓硫酸（Molish）试剂
检查糖结构。
【配制】 试剂Ⅰ：10% α-萘酚乙醇溶液。
　　　　 试剂Ⅱ：浓硫酸。
【应用】 取 1ml 样品的稀乙醇溶液或水溶液，加入试剂Ⅰ2～3 滴，混匀，沿试管壁缓缓加入少量试剂Ⅱ，二液面交界处产生紫红色环为阳性反应。

（二）斐林（Fehling）试剂
检查还原糖。
【配制】 试剂Ⅰ：6.3g 结晶硫酸铜溶于 100ml 水中。
　　　　 试剂Ⅱ：34.6g 酒石酸钾钠、10g 氢氧化钠溶于 100ml 水中。
【应用】 取 1ml 样品热水提取液，加入 4～5 滴临用时配制的溶液Ⅰ、Ⅱ等量混合液，在沸水浴中加热数分钟，产生砖红色沉淀为阳性反应。如检查多糖和苷，取 1ml 样品水提液，加入 1ml 10%盐酸溶液，在沸水浴上加热 10 分钟，过滤，再用 10%氢氧化钠溶液调至中性，按上述方法检查还原糖。

（三）氨性硝酸银（Tollen）试剂
检查还原糖。
【配制】 硝酸银 1g 加水 20ml 溶解，小心滴加适量氨水，边加边搅拌，至开始产生的沉淀将近全部溶解为止，过滤。
【应用】 取 1ml 样品的水溶液，加入 1ml 试剂，混匀后，40℃微热数分钟，管壁析出银镜或产生黑色沉淀为阳性反应。本试剂也可作为色谱显色剂，喷洒后于 110℃加热数分钟，显棕黑色斑点为阳性反应。还原性物质如醛类、邻二酚类等有干扰。

（四）苯胺-邻苯二甲酸（Aniline-Phthalic acid）试剂
检查糖类化合物。
【配制】 苯胺 0.93g 和邻苯二甲酸 1.66g 溶于 100ml 水饱和的正丁醇中。
【应用】 作色谱显色剂用，喷后于 105℃烤 5 分钟。显红棕色斑点。

（五）茴香醛-硫酸试剂
检查糖类化合物。
【配制】 0.5ml 茴香醛加入 50ml 乙酸溶液中，混合后加入 1ml 硫酸，需临用前配制。
【应用】 喷洒于薄层板上，105℃加热至显示色斑，不同糖显不同颜色。

（六）1,3-二羟基萘酚-磷酸试剂
检查酮糖、醛糖。
【配制】 0.2% 1,3-二羟基萘酚乙醇溶液 50ml 与 85%磷酸 50ml 混合均匀后使用。
【应用】 喷后 105℃烤 5～10 分钟，酮糖呈红色，醛糖显淡黄色。

（七）苯胺-二苯胺-磷酸试剂
检查糖类化合物。

【配制】 苯胺 4ml，二苯胺 4g 及 85%磷酸 20ml 溶于 200ml 丙酮中。
【应用】 喷洒于薄层板上，85℃加热 10 分钟，不同糖显不同颜色。

（八）2,3,5-三苯基氯化四氮唑（TTC）试剂
检查还原糖。
【配制】 试剂Ⅰ：4%TTC 甲醇溶液。
　　　　　试剂Ⅱ：4%氢氧化钠溶液。
【应用】 临用时将试剂Ⅰ和Ⅱ等体积混合。喷洒后，100℃加热 5~10 分钟，显红色斑点为阳性反应（醛类无干扰）。

（九）三氯化铁-冰醋酸（Keller-Killiani）试剂
检查 α-去氧糖，常用于强心苷。
【配制】 试剂Ⅰ：1%三氯化铁溶液 0.5ml，加冰醋酸至 100ml。
　　　　　试剂Ⅱ：浓硫酸。
【应用】 取样品乙醇提取液 1ml，置试管中，水浴上蒸去乙醇，残渣用 0.5ml 试剂Ⅰ溶解，沿试管壁缓缓加入试剂Ⅱ 1ml，静置分层，上层渐显蓝色，下层显红色或棕色为阳性反应（其颜色随苷元羟基和双键的位置和个数不同而不同）。

（十）呫吨氢醇（Xanthydrol）试剂
检查 α-去氧糖，常用于强心苷。
【配制】 10mg 呫吨氢醇溶于 100ml 冰醋酸中，再加入 1ml 硫酸混合。
【应用】 取 1ml 样品，加入试剂 1ml，置水浴上加热 30 分钟，显红色为阳性反应。

（十一）Gregg-Gisvold 试剂
检查 2,6-二去氧糖。
【配制】 试剂Ⅰ：10%三氯化铁溶液。
　　　　　试剂Ⅱ：1%盐酸甲醇溶液（97.2ml 甲醇中含 2.8ml 盐酸）。
【应用】 0.5ml 试剂Ⅰ与 100ml 试剂Ⅱ混合。将样品的乙醇溶液点于滤纸片上，晾干后，喷洒上述混合试剂，110℃加热 5 分钟，显蓝色为阳性反应。

（十二）3,5-二氨基苯甲酸-磷酸试剂
检查 2-去氧糖。
【配制】 3,5-二氨基苯甲酸二盐酸盐 1g 溶于 25ml 80%磷酸，加水稀释至 60ml。
【应用】 喷洒后，100℃加热 15 分钟，2-去氧糖在日光下显棕色，在紫外光下显黄绿色荧光。

（十三）对硝基苯胺-过碘酸试剂
检查去氧糖。
【配制】 试剂Ⅰ：饱和偏高碘酸溶液 1 份加水 2 份混匀。
　　　　　试剂Ⅱ：1%对硝基苯胺乙醇溶液 4 份与盐酸 1 份混合。
【应用】 先喷试剂Ⅰ，放置 10 分钟，再喷试剂Ⅱ，去氧糖显黄色，紫外光下显强荧光，再喷 5%氢氧化钠甲醇溶液，颜色转绿，乙二醇同样显色。

二、黄 酮 类

（一）盐酸-镁粉试剂
检查黄酮（醇）、二氢黄酮（醇）类化合物。
【配制】 浓盐酸、镁粉。
【应用】 取 1ml 样品的乙醇溶液，加入数毫克镁粉，滴加数滴浓盐酸，必要时水浴上微热，显红-紫色为阳性反应。

（二）盐酸-锌粉试剂

检查黄酮类化合物。

【配制】 浓盐酸、锌粉。

【应用】 操作同盐酸-镁粉试剂，此反应对黄酮类化合物呈橙黄色至红色，但对 3-羟基黄酮不呈色。

（三）三氯化铝试剂

检查具有邻二酚羟基或 3-羟基、4-酮基或 5-羟基、4-酮基的黄酮类化合物。

【配制】 1%三氯化铝乙醇溶液或 5%三氯化铝乙醇溶液。

【应用】 喷洒前、后将薄层板置日光下和紫外光灯下观察，呈黄色或黄绿色荧光为阳性反应。也可在滤纸上和试管中进行。

（四）中性乙酸铅或碱式乙酸铅试剂

检查具有邻二酚羟基或酚羟基的黄酮类化合物。

【配制】 饱和中性乙酸铅或碱式乙酸铅溶液。

【应用】 取 1ml 样品的乙醇溶液，加 1~2 滴试剂，产生黄色沉淀。

（五）锆-枸橼酸试剂

检查具有 3-羟基或 5-羟基的黄酮类化合物。

【配制】 试剂Ⅰ：2%二氯氧锆甲醇溶液。

试剂Ⅱ：2%枸橼酸甲醇溶液。

【应用】 取 1mg 样品，用甲醇溶解，加入试剂Ⅰ1ml，呈鲜黄色示有 3-羟基或 5-羟基；再加入试剂Ⅱ1ml，黄色不褪，示有 3-羟基；黄色褪去，加水稀释后变为无色，示无 3-羟基，但有 5-羟基。也可在滤纸上进行，得到的锆盐络合物多呈黄绿色，并具荧光。

（六）氨性氯化锶试剂

检查具有邻二酚羟基结构的黄酮类化合物。

【配制】 试剂Ⅰ：1%氯化锶甲醇溶液。

试剂Ⅱ：氨蒸气饱和的甲醇溶液。

【应用】 取 1mg 样品的甲醇溶液，加入 3 滴试剂Ⅰ，再加入 3 滴试剂Ⅱ，产生绿—棕—黑色沉淀为阳性反应。

（七）乙酸镁试剂

检查黄酮类、二氢黄酮类化合物及羟基蒽醌类衍生物。

【配制】 1%乙酸镁甲醇溶液。

【应用】 在滤纸或薄层板上，点 1 滴样品醇溶液，挥去醇后，点 1 滴 1%乙酸镁试剂于样品斑点边缘，加热干燥，于紫外灯下观察，黄酮类显黄色荧光，二氢黄酮类呈天蓝色荧光。显橙红色为大黄素型蒽醌，显紫色为茜草型蒽醌。

（八）硼氢化钾试剂

检查二氢黄酮类化合物。

【配制】 2%四氢硼钾的甲醇溶液。

【应用】 取样品 1~2mg 溶于甲醇中，加等量试剂 1 分钟后，加数滴盐酸，呈红~紫红色为阳性反应。薄层色谱上喷试剂，5 分钟后放入盐酸蒸气槽内呈色。

三、醌类化合物

（一）Bornträger 试剂

检查羟基蒽醌衍生物。

【配制】 2%氢氧化钠或 2%碳酸钠溶液（或甲醇溶液）。

【应用】 取 1ml 样品的乙醇溶液，加 1ml 试剂，呈红色为阳性反应。在薄层色谱上喷洒试剂，显橙黄或红色斑点。黄酮类化合物遇碱也能发生呈色反应，显黄、橙、红色等。

（二）菲格尔（Feigl）试剂

检查醌类衍生物。

【配制】　试剂Ⅰ：25%碳酸钠溶液。

试剂Ⅱ：4%甲醛的苯溶液。

试剂Ⅲ：5%邻二硝基苯的苯溶液。

【应用】　取1滴样品的苯溶液，加入上述3种试剂各一滴，混匀，置水浴上加热1～4min，呈显著的紫色为阳性反应。

（三）硼氢化钠-二甲基甲酰胺试剂

检查蒽醌及其衍生物。

【配制】　20g硼氢化钠溶于100ml二甲基甲酰胺中。

【应用】　作色谱显色剂用。喷洒试剂后，于紫外光灯下观察，显强的黄、绿或蓝色荧光为阳性反应。

（四）硼酸试剂

检查羟基蒽醌类化合物。

【配制】　1%硼酸试剂。

【应用】　作色谱显色剂用，喷洒后，置紫外光灯下观察，呈黄、橙、红色荧光为阳性反应。

（五）对亚硝基二甲基苯胺试剂

检查蒽酮类衍生物。

【配制】　0.1%对亚硝基二甲基苯胺的吡啶溶液。

【应用】　取1ml样品的乙醇溶液，置水浴上蒸干，残渣用吡啶溶解，再滴试剂数滴，显紫色或绿色为阳性反应。

（六）活性次甲基试剂

检查苯醌及萘醌类衍生物。

【配制】　1g活性次甲基试剂（如丙二酸酯、乙酰乙酸酯等）溶于30ml氨与乙醇的等体积混合溶液中。

【应用】　取5ml样品的乙醇溶液，加入3ml试剂，显蓝、紫或红色为阳性反应，萘醌分子中具羟基，可使反应减慢或不起反应。

（七）缓冲溶液

实训三大黄中羟基蒽醌的提取与鉴别中的缓冲溶液。

【配制】　pH 8缓冲溶液：取0.2mol/L磷酸氢二钠溶液194.5ml与0.1mol/L枸橼酸溶液5.5ml混合，即得。

【配制】　pH 9.9缓冲溶液：取0.1mol/L碳酸钠溶液50ml与0.1mol/L碳酸氢钠溶液50ml混合，即得。

四、酚　类

（一）三氯化铁（ferric chloride）试剂

检查酚类化合物、鞣质。

【配制】　1%～5%三氯化铁水溶液或乙醇溶液，加盐酸酸化。

【应用】　取1ml样品的乙醇溶液，加入上述试剂1～2滴，显绿、蓝绿或暗紫色为阳性反应。作色谱显色剂用，喷洒后，显绿或蓝色斑点为阳性反应。

（二）4-氨基安替匹林-铁氰化钾（Emerson）试剂

检查酚羟基对位无取代基的化合物。

【配制】　试剂Ⅰ：2% 4-氨基安替匹林乙醇溶液。

试剂Ⅱ：8%铁氰化钾水溶液。

或用 0.9% 4-氨基安替匹林和 5.4%铁氰化钾水溶液。

【应用】 作色谱显色剂用，先喷洒试剂Ⅰ，再喷洒试剂Ⅱ，用氨气熏，显橙红或深红色斑点为阳性反应。

（三）Gibbs 试剂

检查酚羟基对位无取代基的化合物。

【配制】 试剂Ⅰ：0.5% 2，6-二溴（氯）苯醌氯亚胺的乙醇溶液。

试剂Ⅱ：1%氢氧化钾乙醇溶液。

【应用】 取 1ml 样品的乙醇溶液，滴加试剂Ⅱ，使 pH9～10，再加入 1～2 滴试剂Ⅰ，显深蓝色为阳性反应。

（四）铁氰化钾-三氯化铁试剂

检查酚类、芳香胺类及还原性物质。

【配制】 试剂Ⅰ：1%铁氰化钾溶液。

试剂Ⅱ：2%三氯化铁溶液。

临用前等体积混合。

【应用】 喷洒试剂后酚性成分呈蓝色斑点，再喷 20%盐酸，能使颜色加深。纸色谱可用稀盐酸洗去喷洒液。

（五）重氮化（Pauly）试剂

检查酚羟基对位无取代基的化合物。

【配制】 试剂Ⅰ：0.35g 对硝基苯胺溶于 5ml 盐酸中，加水稀释至 50ml。

试剂Ⅱ：5g 亚硝酸钠溶于 70ml 水中。

【应用】 取 1ml 样品的乙醇溶液，加入 1ml 3%碳酸钠溶液，在沸水浴中加热 3 分钟，再在冰水浴中冷却后，加入 1～2 滴试剂Ⅰ与Ⅱ的混合液（临用时，在冰水浴中等量混合），显红色为阳性反应。作色谱显色剂用，将试剂Ⅰ与Ⅱ各 10ml 混合，再加 20ml 1%碳酸钠溶液（均临用时在冰水浴中混合），喷洒后，显黄、红、紫等色斑点为阳性反应。

（六）牢固蓝 B 盐试剂

检查酚类化合物。

【配制】 试剂Ⅰ：新配的 0.5%牢固蓝 B 盐的溶液。

试剂Ⅱ：0.5%氢氧化钠溶液。

【应用】 先喷洒试剂Ⅰ，再喷洒试剂Ⅱ，呈棕、紫、或绿色者为阳性反应。能偶合的芳香胺类有干扰。

五、内酯、香豆素类

（一）开环-闭环试剂

检查内酯环。

【配制】 试剂Ⅰ：1%氢氧化钠溶液。

试剂Ⅱ：2%盐酸溶液。

【应用】 取 1ml 样品的乙醇溶液，加 2ml 试剂Ⅰ，置水浴上加热 3～4 分钟，溶液比未加热时澄清。再加试剂Ⅱ酸化（pH 2），放置，溶液又变为浑浊。酚性化合物和有机酸有干扰，但可用下法予以区别。取样品乙醇溶液数毫升，置水浴上蒸干溶剂，用乙酸乙酯溶解后置分液漏斗内，用 5%氢氧化钠溶液萃取酚性及有机酸成分，乙酸乙酯溶液用水洗至中性后按上法检测。

（二）异羟肟酸铁试剂

检查内酯环。

【配制】　试剂Ⅰ：7%盐酸羟胺甲醇溶液（新鲜配制）。
　　　　　试剂Ⅱ：10%氢氧化钾甲醇溶液。
　　　　　试剂Ⅲ：1%三氯化铁甲醇溶液。

【应用】　取1ml样品的甲醇溶液，加入试剂Ⅰ、Ⅱ各5滴，置沸水浴上加热3～4分钟，冷却后，用稀盐酸调至pH3～4，再加入试剂Ⅲ 1～2滴，显橙红或紫红色为阳性反应。作色谱显色用时，将试剂Ⅰ、Ⅱ等量混合，喷洒后空气中干燥10分钟，再喷洒于1%盐酸中的三氯化铁溶液，显橙红或紫红色斑点。

（三）稀氢氧化钠溶液

检查香豆素荧光变化。

【配制】　稀氢氧化钠溶液

【应用】　将检样点于滤纸片或薄层上，试样边缘点上碱液，晾干，置紫外灯光下观察，多数羟基香豆素有强的荧光。

配合酚类鉴定试剂检查，以确定游离酚羟基的存在及取代位置。

六、强心苷鉴定试剂

（一）碱性3,5-二硝基苯甲酸（Kedde）试剂

检查强心苷的 α,β-不饱和内酯环。

【配制】　试剂Ⅰ：2% 3,5-二硝基苯甲酸甲醇溶液。
　　　　　试剂Ⅱ：5%氢氧化钾溶液。

临用时按1：1混合。

【应用】　取1ml样品的甲醇溶液，加入3～4滴试剂，显紫红色为阳性反应，几分钟后褪色。也适用于薄层色谱。

（二）碱性苦味酸（Baljet）试剂

检查强心苷的 α,β-不饱和内酯环。

【配制】　试剂Ⅰ：1%苦味酸乙醇溶液。
　　　　　试剂Ⅱ：10%氢氧化钠溶液。

临用时，9ml试剂Ⅰ与1ml试剂Ⅱ混合。

【应用】　用1ml样品的乙醇溶液，加入1滴试剂，放置15分钟左右，显橙红色或红色为阳性反应。

（三）碱性亚硝酰铁氰化钠（Legal）试剂

检查不饱和内酯、甲基酮或活性亚甲基（常用于强心苷）。

【配制】　试剂Ⅰ：0.5%亚硝酰铁氰化钠乙醇溶液。
　　　　　试剂Ⅱ：10%氢氧化钠溶液。

【应用】　取1ml样品的甲醇溶液，置水浴上蒸干，冷却后加1ml吡啶溶解残渣，加入4～5滴试剂Ⅰ和1～2滴试剂Ⅱ，溶液显红色并逐渐消失为阳性反应。用于薄层色谱检查，将1g亚硝酰铁氰化钠溶于10%氢氧化钠-乙醇（1：1）的溶液中，喷洒后，显红色或紫色斑点。

（四）磷酸-溴试剂

检查强心苷。

【配制】　试剂Ⅰ：10%磷酸乙醇溶液。
　　　　　试剂Ⅱ：溴化钾的饱和水溶液。
　　　　　试剂Ⅲ：溴酸钾的饱和水溶液。
　　　　　试剂Ⅳ：25%盐酸水溶液。

用时将Ⅱ、Ⅲ、Ⅳ按（1：1：1）混合。

【应用】　先喷试剂Ⅰ，125℃加热12分钟（薄层太湿时，加热时间可适当延长），紫外灯下观察，

再将薄层烤热，趁热喷洒混合液，不同的强心苷显出不同的颜色斑点。

（五）氯胺T-三氯乙酸试剂

检查强心苷。

【配制】　试剂Ⅰ：3%氯胺T水溶液（临用时配制）。

　　　　　试剂Ⅱ：25%三氯乙酸乙醇溶液。

【应用】　显色剂，临用前试剂Ⅰ与Ⅱ以1∶4混合，喷洒后在100℃加热数分钟，于紫外灯下观察，显蓝色或黄色荧光为阳性反应。

七、萜类、甾体类

（一）香草醛-浓硫酸试剂

检查挥发油。

【配制】　5%香草醛浓硫酸液[或0.5g香草醛溶于100ml硫酸-乙醇（4∶1）中]。

【应用】　喷洒后120℃加热，挥发油各成分可呈现各种颜色。

（二）五氯化锑试剂

检查甾体、萜类、皂苷。

【配制】　五氯化锑-氯仿（或四氯化碳）1∶4，临用前新鲜配制。

【应用】　显色剂，喷洒上述试剂，120℃加热至斑点出现，于紫外灯下观察，呈黄色或紫蓝色荧光为阳性反应（甾体化合物显黄色荧光，三萜化合物显紫蓝色荧光）。

（三）醋酐-浓硫酸试剂

检查甾体、甾体皂苷、三萜类及强心苷。

【配制】　试剂Ⅰ：醋酐。

　　　　　试剂Ⅱ：浓硫酸。

【应用】

（1）取试样0.1～0.2mg，置于白色反应瓷板上，加醋酐0.3ml，再在其旁边加入浓硫酸数滴（用毛细管），先在两界面出现红色，渐渐变为紫→蓝→绿色，最后褪色为阳性反应。

（2）取试样0.1～0.2mg，溶于少量氯仿中，加醋酐：浓硫酸（1∶20）混合液数滴，呈色同上。

此反应的颜色变化随分子中的双键数目及位置而定。甾体、甾体皂苷、三萜类及强心苷，此反应都能呈色。

（四）间二硝基苯试剂

检查甾体化合物。

【配制】　试剂Ⅰ：2%间二硝基苯乙醇液。

　　　　　试剂Ⅱ：14%氢氧化钾甲醇液。

临用前，试剂Ⅰ与试剂Ⅱ等体积混合。

【应用】　显色剂，喷洒后80℃加热1分钟，17-甾酮类可产生紫色斑点。

（五）三氯化锑（Carr-Price）试剂

检查甾体、萜类及皂苷。

【配制】　25g三氯化锑溶于15g氯仿中（亦可用氯仿或四氯化碳的饱和溶液）。

【应用】　显色剂，喷洒上述试剂，100℃加热5分钟，于紫外灯下观察，呈黄色或紫蓝色荧光为阳性反应（甾体化合物显黄色荧光，三萜化合物显紫蓝色荧光）。

八、氨基酸、多肽、蛋白质

（一）双缩脲（Biuret）试剂

检查多肽、蛋白质。

【配制】　试剂Ⅰ：1%硫酸铜水溶液。

试剂Ⅱ：10%氢氧化钠水溶液。

【应用】 取样品试液 0.5ml，加入 2ml 试剂Ⅰ和试剂Ⅱ的等体积混合液（临用时配制），摇匀后呈紫红色为阳性反应。

（二）茚三酮试剂

检查氨基酸、多肽、蛋白质。

【配制】 0.3g 茚三酮溶于 100ml 正丁醇中，加乙酸 3ml（或 0.2g 茚三酮溶于 100ml 乙醇或丙酮中）。

【应用】 取样品试液 0.5ml，加上述试剂 1~2 滴，摇匀后在沸水浴上加热数分钟，呈现蓝色、紫色或红紫色为阳性反应。或将样品试液 1~2 滴点在滤纸上，于 100℃左右烘干后，喷洒上述试剂，再在相同温度下加热 2~5 分钟，即呈上述颜色。

注：进行此反应时，应避免氨气存在。

九、有 机 酸 类

（一）吖啶试剂

检查有机酸类。

【配制】 0.005%吖啶乙醇液。

【应用】 显色剂，喷洒上述试剂后，于紫外灯下观察，显黄色荧光为阳性反应。

（二）芳香胺-还原糖试剂

检查有机酸类。

【配制】 苯胺 5g，木糖 5g 溶于 50%乙醇溶液中。

【应用】 显色剂，喷洒后，125~130℃加热数分钟，显棕色斑点为阳性反应。

（三）溴甲酚绿-溴酚蓝-高锰酸钾试剂

检查有机酸类。

【配制】 试剂Ⅰ：0.075g 溴甲酚绿和 0.025g 溴酚蓝溶于 100ml 无水乙醇中。

试剂Ⅱ：0.25g 高锰酸钾和 0.5g 碳酸钠溶于 100ml 水中。

【应用】 显色剂，临用时将试剂Ⅰ和试剂Ⅱ以 9∶1 体积混合后，立即喷洒（本试剂仅能保持 5~10 分钟），显紫、紫红色等不同颜色斑点为阳性反应。

十、生 物 碱

（一）碘化铋钾（Dragendorff）试剂

检查生物碱。

【配制】 取碱式硝酸铋 3g 溶于 30%硝酸（相对密度 1.18）17ml 中，在搅拌下慢慢加碘化钾浓水溶液（27g 碘化钾溶于 20ml 水），静置一夜，取上层清液，加蒸馏水稀释至 100ml。

改良的碘化铋钾试剂：

【配制】 试剂Ⅰ：0.85g 碱式硝酸铋溶于 10ml 冰醋酸，加水 40ml。

试剂Ⅱ：8g 碘化钾溶于 20ml 水中。

目前市场上碘化铋钾试剂可直接供配制：7.3g 碘化铋钾，冰醋酸 10ml，加蒸馏水 60ml。

【应用】 取 1ml 样品的稀水液，加入 1~2 滴试剂Ⅰ与试剂Ⅱ的等体积混合液，产生橘红色浑浊或沉淀为阳性反应；显色剂：取试剂Ⅰ与试剂Ⅱ的等体积混合液 1ml 与乙酸 2ml、10ml 水混合后喷洒，显橘红色斑点为阳性反应。

（二）碘-碘化钾（Wagner）试剂

检查生物碱。

【配制】 1.5g 碘化钾溶于 25ml 水，加入 0.5g 碘，搅拌溶解，加 2ml 乙酸，再用水稀释至 100ml。

【应用】 取 1ml 样品的稀水液，加入 1~2 滴上述试剂，产生棕色或褐色沉淀为阳性反应。

（三）碘化汞钾（Mayer）试剂

检查生物碱。

【配制】 取氯化汞 1.36g 和碘化钾 5g 溶于 20ml 水中，混合后加水稀释至 100ml（混合时将氯化汞慢慢倒入碘化钾溶液中）。

【应用】 取 1ml 样品的稀酸水液，加入 1～2 滴上述试剂，产生白色沉淀为阳性反应。

（四）硅钨酸试剂

检查生物碱。

【配制】 5g 硅钨酸溶于 100ml 水中，加盐酸少量至 pH=2 左右。

【应用】 取 1ml 样品的稀酸水液，加入 1～2 滴上述试剂，产生白色至褐色沉淀为阳性反应。

（五）苦味酸试剂

检查生物碱。

【配制】 1g 苦味酸溶于 100ml 水中。

【应用】 取 1ml 样品的稀酸水液，加入 1～2 滴上述试剂，产生黄棕色沉淀为阳性反应。

注：此试剂在中性溶液及稀酸溶液中与生物碱生成黄色沉淀，如果酸性较强时，苦味酸本身亦会析出。

（六）鞣酸试剂

检查生物碱。

【配制】 鞣酸 1g 加乙醇 1ml 溶解后再加水至 10ml。

【应用】 取 1ml 样品的稀酸水液，加入 1～2 滴上述试剂，产生黄棕色沉淀为阳性反应。

（七）硫酸铈–硫酸试剂

检查生物碱及含碘化合物。

【配制】 0.1g 硫酸铈混悬于 4ml 水中，加入 1g 三氯乙酸，加热至沸，逐滴加入浓硫酸至澄清。

【应用】 110℃加热数分钟至斑点出现为阳性反应（不同生物碱显不同颜色）。

十一、通 用 试 剂

（一）碘试剂

检查一般有机化合物。

【配制】

（1）碘蒸气：预先将盛有碘结晶的小杯置于密闭的玻璃容器内，使容器空间被碘蒸气饱和，将薄层板置于容器内数分钟即可显棕色斑点。于容器中加放一小杯水，增加容器内的湿度，可提高显色的灵敏度。

（2）0.5%碘的氯仿溶液：喷洒试剂，置空气中待过量的碘挥发后，喷 1%淀粉溶液，斑点由棕色转为蓝色。

（二）硫酸试剂

检查一般有机化合物。

【配制】 5%硫酸乙醇溶液。

【应用】 喷洒后，置空气中干燥 15 分钟，100℃烤至斑点呈色（不同化合物呈不同颜色）。

（三）重铬酸钾–硫酸试剂

检查一般有机化合物。

【配制】 5g 重铬酸钾溶于 100ml 40%硫酸中。

【应用】 喷该试剂后，150℃加热至斑点出现（不同化合物呈不同颜色）。

（四）磷钼酸试剂

检查还原性成分。

【配制】 5%磷钼酸乙醇溶液。

【应用】 喷洒后，120℃加热至呈蓝色斑点。

（五）磷钨酸试剂

检查还原性成分。

【配制】 20%磷钨酸乙醇溶液。

【应用】 喷洒后，120℃烤，至还原性物质呈蓝色斑点。

（六）硝酸银-氢氧化铵试剂

检查还原性成分。

【配制】 试剂Ⅰ：0.1mol/L 硝酸银溶液。
　　　　 试剂Ⅱ：10%氢氧化铵溶液。

临用前试剂Ⅰ和试剂Ⅱ以 1∶5 混合。

【应用】 喷洒后 105℃加热 5～10 分钟，至深黑色斑点出现。

（七）中性高锰酸钾试剂

检查易还原成分。

【配制】 0.05%高锰酸钾溶液。

【应用】 喷洒后粉红色背景上显黄色斑点。

（八）碱性高锰酸钾试剂

检查还原性成分。

【配制】 试剂Ⅰ：1%高锰酸钾溶液。
　　　　 试剂Ⅱ：5%碳酸钠溶液。

试剂Ⅰ和试剂Ⅱ等量混合使用。

【应用】 喷洒后，粉红背景上显黄色斑点。

（九）四唑蓝试剂

检查还原性成分。

【配制】 试剂Ⅰ：0.5%四唑蓝甲醇溶液。
　　　　 试剂Ⅱ：25%氢氧化钠溶液。

临用前两液等量混合。

【应用】 喷洒后，微热或室温放置显紫色斑点。

（十）荧光素-溴试剂

检查不饱和化合物。

【配制】 试剂Ⅰ：0.1g 荧光素溶于 100ml 乙醇中。
　　　　 试剂Ⅱ：5g 溴溶于 100ml 四氯化碳中。

【应用】 先喷洒试剂Ⅰ，然后将薄层板放入盛有试剂Ⅱ的缸内，黄色斑点出现后，于紫外光灯下检视，红色底板上显黄色荧光斑点。

（十一）荧光显色试剂

检查一般有机化合物。

【配制】

（1）0.2% 2,7-二氯荧光素乙醇溶液。

（2）0.01%荧光素乙醇溶液。

（3）0.1%桑色素乙醇溶液。

（4）0.05%罗丹明 B 乙醇溶液。

【应用】 喷洒任一溶液，不同的化合物在荧光背景上可显黑色或其他荧光斑点。

参 考 文 献

陈娇，2015. 青蒿素二聚体的合成及生物活性研究进展. 化工中间体，（2）：31-32.

甘柯林，徐玉琳，2015. 天然药物化学基础. 北京：人民卫生出版社.

国家药典委员会，2020. 中华人民共和国药典. 北京：中国医药科技出版社.

匡海学，2017. 中药化学. 3版. 北京：中国中医出版社.

李端，陈斌，2014. 中药化学技术. 3版. 北京：人民卫生出版社.

吕华瑛，王英，2018. 中药化学技术. 4版. 北京：人民卫生出版社.

裴月湖，娄红祥，2016. 天然药物化学. 7版. 北京：人民卫生出版社.

石任兵，邱峰，2016. 中药化学. 2版. 北京：人民卫生出版社.

陶春，刘浩，陈刚，等，2017，水溶性紫杉醇衍生物的合成. 精细化工，34（5）：544-549.

汪亚楠，李思齐，岳一强，等，2019. 基于网络药理学的苓桂术甘汤治疗阿尔茨海默病的潜在作用机制研究. 中草药，50（23）：5812-5822.

王晓琪，孟爱国，孙泽林，等，2017. 姜黄素前体药物的制备及抗肿瘤活性评价. 中国煤炭工业医学杂志，20（7）：815-817.

魏红，王宁，孙兆华，2007. 复方丹参片中丹参酮ⅡA的胶束 RP-HPLC 法测定. 中国医药工业杂志，38（06）：438-439.

吴剑峰，2018. 天然药物化学. 3版. 北京：人民卫生出版社.

吴剑峰，2015. 天然药物化学. 北京：高等教育出版社.

吴立军，2011. 天然药物化学. 6版. 北京：人民卫生出版社.

向晓龙，杨文，刘惠芳，等，2019. 香茅醇不同旋光异构体对抑制茶炭疽病病菌活性的比较及其协同作用. 茶叶科学，39（4）：425-430.

杨宏健，徐一新，2015. 天然药物化学. 2版. 北京：科学出版社.

张桂秋，李丹，杨昇卉，2017. 胡椒碱衍生物的化学合成及生物活性研究进展. 中国临床药理学杂志，33（14）：1374-1378.

张鹏伟，唐红进，田海妍，等，2014. Synthesis, Crystal Structure and Na$^+$/K$^+$-ATPase Inhibitory Activity of $\Delta^{14,15}$-anhydro-24-thiocarbonylbufalin. 结构化学，33（8）：1123-1128.

张首国，王林，朱晓伟，等，2018. 葛根素衍生物的合成及抗缺氧活性研究. 中国药物化学杂志，18（2）：90-95.

De Munari S, Cerri A, Gobbini M, et al, 2003. Structure-based design and synthesis of novel potent Na$^+$/K$^+$-ATPase inhibitors derived from a 5α, 14α-androstane scaffold as positive inotropic compounds. Journal of Medicinal Chemistry，46（17）：3644-3654.

Nie C, Yang J, Wu D, et al, 2019. Inhibitory Activities on α-Glucosidase and Composition Analysis of Different Fractions of Ethanol Extracts from Actinidia chinensis Radix. Chemical Research in Chinese Universities，35（5）：823-829.

Yuan X F, Tian H Y, Li J, et al, 2014. Synthesis of bufalin derivatives with inhibitory activity against prostate cancer cells. Natural Product Research，28（11）：843-847.

教学基本要求

一、课程性质和课程任务

天然药物化学是药学及药学相关类专业的一门专业基础课程。本课程是运用现代科学理论和方法研究天然药物中的生物活性成分的一门学科。主要内容和任务包括研究天然药物中的生物活性成分的结构特点、理化性质、提取分离方法及结构鉴定等,为探索和发现安全高效的新型药物打下基础。

本课程以有机化学、分析化学和天然药物学等课程为基础。重点掌握天然产物中具有生物活性物质的化学结构、理化性质、提取分离方法和一般化学鉴别方法的基本原理和实验技能;了解结构鉴定、活性成分的研究和开发等方面的内容。培养学生从事天然药物方面生产和开发的能力,为我国药学事业的发展输送人才。

二、课程教学目标

(一)知识教学目标

1. 掌握天然药物化学的基本概念。
2. 掌握各类化学成分的结构特征和主要性质。
3. 掌握各类化学成分的化学鉴别方法。
4. 理解天然药物化学中常用提取与分离方法的基本原理。
5. 了解主要结构类型化学成分的结构鉴定的一般方法。
6. 了解天然药物有效成分研究的一般途径。

(二)能力培养目标

1. 能运用所学知识从天然药物中提取分离主要化学成分。
2. 能利用各类化学成分的典型反应进行鉴别实验。
3. 学会利用薄层色谱法、高效液相色谱法、红外光谱法和紫外光谱法初步鉴别天然药物化学成分。
4. 能利用天然药物化学的基本知识解决实际问题。

(三)素质教育目标

1. 具有良好的职业道德和伦理观念,热爱本课程,养成实事求是、严肃认真的科学态度和爱岗敬业、勇于实践、不断创新的精神。
2. 具有科学的人生观、世界观,增强对我国药学事业发展的责任感和使命感。
3. 具备天然药物研究的基本知识和整体观念,能够胜任天然药物的提取、分离、纯化和结构初步鉴定工作,具备解决实际工作中常见问题的能力。
4. 具有健康的体魄、健康的心理、积极进取的心态、终身学习的理念和科学严谨、勤于实践的工作态度。

三、教学内容和要求

教学内容	了解	熟悉	掌握	教学活动参考
一、天然药物化学的概念和内容				
（一）概述				
1. 天然药物化学的有关概念		√		
2. 天然药物化学研究的主要内容		√		
（二）天然药物化学在天然药物发展中的作用				
1. 开辟扩大药源、促进新药开发		√		
2. 探索天然药物防治疾病原理		√		
3. 控制天然药物及其制剂的质量，促进中药的现代化进程		√		
4. 改进药物剂型，提高临床疗效		√		理论讲授 多媒体
5. 为中药炮制提供现代科学依据		√		
（三）天然药物化学发展简史				
1. 古代"本草化学"的经验阶段	√			
2. 天然药物化学的建立与形成阶段	√			
3. 现代天然药物化学的衰败和迅速发展阶段	√			
（四）天然药物中各类化学成分简介				
1. 常见的有效成分及其溶解性		√		
2. 常见无效成分及其溶解性		√		
二、天然药物化学成分提取方法				
（一）溶剂提取法				
1. 基本原理和影响因素		√		
2. 溶剂的性质与选择			√	
3. 提取方法分类			√	理论讲授 多媒体 操作技能 展示
4. 提取液的浓缩		√		
（二）其他提取法简介				
1. 超临界流体萃取法	√			
2. 水蒸气蒸馏法		√		
3. 升华法	√			
4. 微波提取法	√			
三、分离与精制的一般方法				
（一）两相溶剂萃取法				
1. 基本原理			√	理论讲授 多媒体 操作技能 展示
2. 萃取溶剂选择原则			√	
3. 操作技术		√		
（二）沉淀法				
1. 酸碱沉淀法			√	
2. 水提醇沉法和醇提水沉法			√	
3. 铅盐沉淀法	√			
4. 其他试剂沉淀法	√			
（三）结晶法				理论讲授 多媒体 操作技能 展示
1. 结晶法的原理		√		
2. 操作技术		√		
（四）其他方法简介				
1. 透析法	√			
2. 盐析法	√			
3. 分馏法		√		
四、色谱分离法与结构鉴定				
（一）吸附色谱法				
1. 方法原理			√	
2. 吸附薄层色谱			√	
3. 吸附柱色谱法		√		
4. 聚酰胺色谱法		√		
（二）分配色谱法				
1. 原理			√	
2. 分类与应用		√		
（三）离子交换色谱法				理论讲授 多媒体 操作技能 展示
1. 离子交换树脂的分类与选择		√		
2. 离子交换原理			√	
3. 操作技术		√		
（四）凝胶色谱法和大孔吸附树脂法				
1. 凝胶色谱法	√			
2. 大孔吸附树脂法	√			
（五）高效液相色谱和气相色谱法				
1. 高效液相色谱法			√	
2. 气相色谱法		√		
（六）结构鉴定简介				
1. 结构鉴定的一般步骤		√		
2. 四大光谱在结构测定中的作用		√		
五、糖和苷类				
（一）糖类				
1. 糖的分类和结构表示方法		√		理论讲授 多媒体
2. 糖的理化性质与鉴别		√		
3. 糖的提取	√			
（二）苷类				

续表

教学内容	了解	熟悉	掌握	教学活动参考
1. 苷的结构与分类			√	理论讲授 多媒体
2. 苷的理化性质			√	
3. 苷的提取与分离	√			
六、黄酮类				
（一）概述	√			
（二）结构与分类				
1. 黄酮类和黄酮醇类			√	
2. 二氢黄酮类和二氢黄酮醇类			√	
3. 异黄酮类与二氢异黄酮类			√	
4. 查耳酮类与二氢查耳酮类			√	
5. 橙酮类	√			
6. 花色素类		√		
7. 黄烷醇类		√		
8. 其他黄酮类	√			
（三）理化性质				
1. 性状	√			理论讲授 多媒体
2. 溶解性			√	
3. 酸碱性			√	
（四）提取与分离				
1. 黄酮类化合物的提取			√	
2. 黄酮类化合物的分离			√	
（五）鉴别与结构测定				
1. 化学鉴别			√	
2. 色谱鉴别		√		
3. 结构测定	√			
（六）提取分离实例				
1. 黄芩中黄芩苷的提取		√		
2. 银杏叶中银杏总黄酮的提取		√		
七、蒽醌类				
（一）概述	√			
（二）结构与分类				
1. 结构母核			√	
2. 结构类型与实例			√	理论讲授 多媒体
（三）理化性质				
1. 性状	√			
2. 升华性		√		
3. 溶解性			√	
4. 酸碱性			√	
5. 显色反应			√	

教学内容	了解	熟悉	掌握	教学活动参考
（四）提取与分离				理论讲授 多媒体
1. 提取		√		
2. 分离		√		
（五）鉴定与结构测定				
1. 鉴定	√			
2. 结构测定	√			
（六）提取分离实例		√		
八、苯丙素类				
（一）香豆素类				
1. 概述	√			
2. 结构类型			√	
3. 理化性质			√	
4. 提取分离		√		
5. 鉴别			√	理论讲授 多媒体
6. 提取分离实例 秦皮中香豆素的提取分离		√		
（二）木脂素类				
1. 概述	√			
2. 结构与分类	√			
3. 理化性质	√			
4. 提取分离	√			
5. 鉴别	√			
九、萜类和挥发油				
（一）萜类				
1. 概述	√			
2. 结构与分类		√		
3. 萜类化合物理化性质		√		
（二）挥发油				
1. 概述	√			理论讲授 多媒体
2. 挥发油的组成			√	
3. 挥发油的性质			√	
4. 提取与分离		√		
5. 挥发油的鉴定		√		
6. 提取分离实例 薄荷挥发油的提取分离		√		
十、强心苷类				
（一）概述	√			理论讲授 多媒体
（二）结构与分类				
1. 强心苷元部分			√	

续表

教学内容	教学要求 了解	教学要求 熟悉	教学要求 掌握	教学活动参考	教学内容	教学要求 了解	教学要求 熟悉	教学要求 掌握	教学活动参考
2. 糖部分		√			1. 有机胺类生物碱			√	
3. 糖与苷元的连接方式		√			2. 氮杂环衍生物类生物碱			√	
（三）理化性质					3. 其他类生物碱	√			
1. 性状	√				（三）理化性质				
2. 溶解性		√			1. 性状		√		
3. 水解性			√		2. 旋光性		√		
（四）提取与分离					3. 溶解性			√	
1. 提取	√				4. 碱性			√	
2. 分离	√			理论讲授 多媒体	（四）提取分离				理论讲授 多媒体
（五）强心苷的鉴别					1. 生物碱的提取			√	
1. 化学鉴别			√		2. 生物碱的纯化			√	
2. 色谱鉴别	√				3. 生物碱的分离		√		
（六）提取分离实例 西地兰的提取分离					（五）鉴别				
1. 毛花洋地黄中强心苷类化学成分的结构、性质	√				1. 化学鉴别			√	
2. 提取工艺流程	√				2. 色谱鉴别		√		
十一、皂苷类					（六）提取分离实例				
（一）概述	√				1. 麻黄生物碱的提取、分离和鉴别	√			
（二）结构与分类					2. 颠茄生物碱的提取、分离和鉴定	√			
1. 甾体皂苷		√			十三、其他类成分				
2. 三萜皂苷		√			（一）鞣质				
（三）理化性质					1. 概述	√			
1. 性状	√				2. 结构分类			√	
2. 溶解性		√			3. 理化性质与鉴别反应			√	
3. 水解性	√				4. 提取与分离		√		
4. 表面活性			√		5. 除去鞣质的方法			√	
5. 溶血性			√		（二）有机酸				
（四）提取与分离					1. 结构分类	√			
1. 提取		√			2. 理化性质		√		
2. 皂苷的精制与分离		√		理论讲授 多媒体	3. 提取与分离		√		理论讲授 多媒体
（五）鉴别					4. 鉴别			√	
1. 化学鉴别			√		5. 应用实例——金银花	√			
2. 色谱鉴别		√			（三）氨基酸				
（六）提取分离实例 穿山龙中薯蓣皂苷元的提取					1. 概述	√			
1. 概述	√				2. 理化性质		√		
2. 提取流程	√				3. 提取与分离		√		
十二、生物碱类					4. 色谱鉴别		√		
（一）概述		√		理论讲授 多媒体	（四）蛋白质				
（二）结构类型					1. 概述	√			
					2. 理化性质	√			
					3. 提取与分离	√			
					（五）海洋天然药物简介	√			

教学内容	教学要求			教学活动参考	教学内容	教学要求			教学活动参考
	了解	熟悉	掌握			了解	熟悉	掌握	
十四、天然药物化学成分的研究方法				理论讲授 多媒体	3. 组分分离与单体分离	√			理论讲授 多媒体
（一）天然药物研究开发的一般程序					（四）有效成分结构鉴定技术简介				
1. 确定研究目标		√			1. 纯度检查	√			
2. 文献调研		√			2. 分子式的测定	√			
3. 活性筛选		√			3. 结构类型的测定	√			
4. 有效成分的确定	√				4. 结构式的测定	√			
（二）天然药物化学成分预试验					（五）天然化合物的结构修饰和结构改造				
1. 供试液的制备			√		1. 结构修饰的目的意义	√			
2. 各类成分的检查			√		2. 结构修饰的原则和方法	√			
（三）天然药物有效成分提取分离的一般步骤					（六）中药标准提取物简介				
					1. 概述	√			
1. 提取与部位分离	√				2. 分类		√		
2. 有效部位的确定	√				3. 制备方式		√		

四、学时分配建议（72学时）

教学内容	学时数		
	理论	实践	小计
一、绪论	2	0	2
二、天然药物化学成分提取方法	4	2	6
三、分离与精制的一般方法	3	0	3
四、色谱分离法与结构鉴定	4	4	8
五、糖和苷类	2	0	2
六、黄酮类	4	4	8
七、蒽醌类	3	2	5
八、苯丙素类	2	0	2
九、萜类和挥发油	4	2	6
十、强心苷类	2	0	2
十一、皂苷类	2	0	2
十二、生物碱类	6	8	14
十三、其他类成分	4	0	4
十四、天然药物化学成分的研究方法	4	2	6
机动	2	0	0
合计	48	24	72

五、教学基本要求的说明

（一）教学方法

1. 教学中运用现代化教学手段，如多媒体教学、翻转课堂、操作视频等丰富多彩的教学方式，激发学生对课程的兴趣，增强学生的感性认识，同时培养学生的逻辑思维能力、分析解决问题的能力及知识迁移能力。

2. 教学中融入对学生学习方法的指导，科学素养的养成，以及自主学习能力的培养。

3. 注意学做一体，使学生身临其境，加深对天然药物的研究全过程的理解和掌握。实验中重视学生观察、思考、动手能力的培养。

(二)评价方法

1. **理论考核**(单列) 总成绩建议由30%的形成性评价(提问、课堂发言、课堂活动、期中考试等)和70%的终结性评价(期末考试)组成,满分共100分。

2. **实验考核**(单列) 总成绩建议由50%的形成性评价(平时实验的参与情况、实验设计等)和50%的终结性评价(实验考试)组成,满分共100分。

(三)教学条件

1. **理论教学** 教室应具有多媒体教学设备。

2. **实验教学** 天然药物化学专用实验室和各类仪器室。应配备紫外荧光分析仪、红外分光光度计、旋光仪、回流提取装置、索氏提取器、旋转蒸发仪、真空泵、高效液相色谱仪、熔点测定仪、干燥箱和真空干燥箱等。

自测题（选择题）参考答案

第1章 绪 论

（一）A型题（最佳选择题）
1. D 2. B 3. B 4. E 5. D 6. A 7. C

（二）X型题（多项选择题）
1. ABCDE 2. ABCDE 3. ABDE 4. ACDE 5. ABCD 6. ABCE

第2章 提取方法

（一）A型题（最佳选择题）
1. B 2. C 3. D 4. D 5. E 6. D 7. C 8. D 9. C 10. E

（二）X型题（多项选择题）
1. BDE 2. BCDE 3. ABCDE 4. BE 5. BDE

第3章 分离与精制的一般方法

（一）A型题（最佳选择题）
1. B 2. B 3. D 4. D 5. A

（二）X型题（多项选择题）
1. ACD 2. ABCE

第4章 色谱法分离与结构鉴定

（一）A型题（最佳选择题）
1. A 2. A 3. D 4. E 5. D 6. D 7. B 8. C 9. C 10. E 11. D 12. B 13. B

（二）X型题（多项选择题）
1. ABCD 2. ABD 3. ABCDE

第5章 糖和苷类

（一）A型题（最佳选择题）
1. C 2. E 3. E 4. E 5. E 6. D 7. C 8. B

（二）X型题（多项选择题）
1. ABD 2. ABDE 3. ACD 4. AD 5. ABE

第6章 黄酮类

（一）A型题（最佳选择题）
1. B 2. A 3. C 4. A 5. D 6. C 7. B 8. C 9. A 10. B 11. A 12. A 13. D 14. B 15. D 16. A

（二）X型题（多项选择题）
1. ABCDE 2. ABCDE 3. ABCD 4. ABCE 5. ACE 6. ABC 7. ABDE 8. AD 9. ABD

第7章 蒽醌类

（一）A型题（最佳选择题）
1. B 2. B 3. D 4. C 5. C 6. B 7. D 8. D 9. D 10. A 11. C 12. B 13. B 14. E 15. B

16. C　17. C　18. B　19. E　20. E
(二) X 型题（多项选择题）
1. ABCD　2. ABCE　3. ACDE　4. BDE　5. BD

第 8 章　苯 丙 素 类

(一) A 型题（最佳选择题）
1. D　2. A　3. C　4. A　5. C　6. C　7. A　8. C　9. C　10. D　11. C　12. B
(二) X 型题（多项选择题）
1. ADE　2. ABCD　3. BD　4. ACDE　5. ACD　6. AE

第 9 章　萜类和挥发油

(一) A 型题（最佳选择题）
1. B　2. E　3. B　4. A　5. D　6. C　7. E　8. C　9. D　10. C　11. D
(二) X 型题（多项选择题）
1. ABDE　2. ABCD　3. ABCDE　4. ABD　5. ABD　6. ACDE

第 10 章　强 心 苷 类

(一) A 型题（最佳选择题）
1. D　2. B　3. D　4. C　5. A　6. A　7. B　8. B　9. E　10. B
(二) X 型题（多项选择题）
1. ABCD　2. CDE　3. BCD　4. ABE

第 11 章　皂 苷 类

(一) A 型题（最佳选择题）
1. E　2. A　3. C　4. E　5. B　6. B　7. C
(二) X 型题（多项选择题）
1. AD　2. ABCE　3. ABC　4. .BCD　5. ACE　6. AD　7. ABD

第 12 章　生 物 碱 类

(一) A 型题（最佳选择题）
1. B　2. C　3. D　4. D　5. E　6. D　7. C　8. D　9. B　10. A　11. C　12. D　13. E　14. D　15. C
(二) X 型题（多项选择题）
1. BE　2. ABCDE　3. BCD　4. BCE　5. ABC　6. DE　7. ABCD　8. CE

第 13 章　其他类成分

(一) A 型题（最佳选择题）
1. C　2. C　3. E　4. A　5. E　6. B　7. B
(二) X 型题（多项选择题）
1. ACDE　2. ABCE　3. ABCE　4. AB　5. ABCDE　6. ABCDE

第 14 章　天然药物化学成分的研究方法

(一) A 型题（最佳选择题）
1. E　2. C　3. B　4. A　5. D　6. C　7. A　8. D　9. E　10. B
(二) X 型题（多项选择题）
1. ABCDE　2. BCDE　3. BCDE　4. ABCDE　5. ABCDE